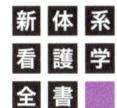

新体系看護学全書

別巻
臨床検査

メヂカルフレンド社

◎編集

池 田　　斉　　前埼玉医科大学総合医療センター中央検査部教授

◎執筆（執筆順）

池 田　　斉　　前埼玉医科大学総合医療センター中央検査部教授　　第1章,
　　　　　　　　第2章, 第7章, 第10章
菊 池　春 人　　慶應義塾大学医学部講師　　第3章
小 池　由佳子　　虎の門病院臨床検体検査部・臨床生理検査部部長　　第4章
矢 冨　　裕　　東京大学大学院医学系研究科・医学部教授　　第4章
野 村　文 夫　　千葉大学大学院医学研究院教授　　第5章
〆 谷　直 人　　国際医療福祉大学熱海病院検査部長　　第6章
菅 野　治 重　　髙根病院副院長　　第8章
水 口　國 雄　　帝京大学医学部附属溝口病院臨床検査科科長　　第9章
来住野　　修　　埼玉医科大学国際医療センター中央検査部係長　　第10章
松 尾　収 二　　天理医療大学医療学部教授　　第11章

まえがき

　新体系看護学全書-別巻4として，本書『臨床検査』が刊行される運びとなった．
　現在，看護師にとって，臨床検査の知識なしに看護業務を行うことは困難である．たとえば，糖尿病患者の指導を行うときに，HbA1c（グリコヘモグロビン）がどのようなものか，どのような意味をもつのか，どのように測定されるのか，あるいは，術後の大腸癌患者の看護を行うとき，腫瘍マーカーであるCEAが何を意味するのか知らなくては適切な看護はできない．
　病気をもち，痛みや悩みをもった患者を看護するときには，患者の体内で何が起こっているか，客観的な物差しで科学的に把握することが重要である．このような根拠のうえに立って初めて，看護師として患者に心から共感したり，適切な援助をさしのべることが可能になる．以上のような理由で，客観的な指標としての臨床検査を理解することは，看護師にとってきわめて大切なことである．
　従来，ともすれば看護にとって臨床検査は副次的な意味しかもたない分野のように思われていた傾向がある．検査結果は検査技師が出して，解釈は医師が行い，それに基づいて行われた指示に従って，看護師は実施すれば事が足りるという思い込みもあったように思われる．しかし，現在のように多くの医療専門職の協力によるチーム医療が求められる時代に，その中心を担う看護師は，専門的ではないにせよ，臨床検査や薬剤や栄養の知識も身につけていなくてはならないだろう．それぞれの職種が他の分野について一定以上の知識・理解をもっていなければ，チーム医療は成立しないからである．
　本書は，そのような視点に立って，看護師を目指す学生諸君が臨床検査についての標準的な知識が得られるよう，また，日頃多忙な看護師が日常業務のなかで疑問に思ったことをすぐに解決できるようなテキストブックを目標にして作成した．本書の執筆者はいずれも，現在，大学病院の検査部あるいは主要な病院の検査部で活躍中の方々であり，日本の臨床検査医学を背負う代表的な指導者である．彼らが熱意を注いで著した本書は，必ずや，看護師を目指す学生諸君，また，現在看護師として活躍されている皆様のご要望に応えられる内容になっていると確信する．
　本書は初版であるために，まだまだ至らない点が多いこととは思うが，皆様のご意見をいただきながら少しずつ改善していきたいと思っている．どうか忌憚のないご意見を賜りたい．
　最後に本書を刊行するにあたり，メヂカルフレンド社編集部には一方ならぬお世話をいただいた．謹んで御礼申し上げたい．

2006年11月

編者　池田　斉

目 次

第1章 臨床検査の基本　1

1 臨床検査とは ── 2
2 医療における臨床検査の意義 ── 2
　A 診断と治療への貢献 …… 2
　B 予防医学，健康増進への貢献 …… 3
　C 患者参加型の医療への貢献 …… 3
3 臨床検査の仕組み ── 4
　A 日本における臨床検査の歴史 …… 4
　B 臨床検査を実施する組織 …… 4
4 臨床検査における看護師の役割 ── 5
　A 患者への説明 …… 5
　B 検体採取・検体運搬 …… 6
　C 生体検査における介助 …… 6
　D 簡易検査の実施 …… 6

第2章 臨床検査の進め方　9

1 臨床検査の種類 ── 10
　A 検体検査 …… 10
　B 生理機能検査 …… 12
2 検体採取から提出までの注意事項 ── 12
　A 正しい採血法 …… 12
　B 正しい尿採取法・保存法 …… 13
　C 検査結果に及ぼす検体採取・保存状態による影響 …… 14
3 臨床検査の実際 ── 15
　A 検査の性能 …… 15
　B 精度管理 …… 16
　　1. 検査エラーの原因　16
　　2. 検査値の施設間差　16
4 臨床検査データの読み方 ── 17
　A 基準値 …… 17
　B 基準値に影響する因子 …… 17
　C 集団の基準値と個人の基準値 …… 18
　D 施設間差 …… 18
　E 感度，特異度 …… 19
5 検査による事故と防止策 ── 19
　A 患者側の被害 …… 19
　　1. 採血で生じる事故　19
　　2. ホルモン負荷試験での事故　20
　B 医療者側がこうむる被害 …… 20

第3章 一般検査　23

1 尿検査 ── 24
　A 尿量 …… 24
　B 比重・浸透圧 …… 25
　C 色調・混濁 …… 27
　D 主に試験紙によって行われる尿定性（半定量）検査 …… 28

  1. たんぱく　28
  2. ブドウ糖　28
  3. 潜　　血　30
  4. pH　30
  5. ケトン体　32
  6. ビリルビン，ウロビリノーゲン　32
  7. 白血球（試験紙による定性反応）　33
  8. 亜硝酸塩　33
 E　試験紙以外の尿定性検査 ……………… 34
  1. ポルフォビリノーゲン　34
  2. 妊娠反応　34
 F　尿沈渣 ……………………………………… 35
2 糞便検査 ——————————————— 38
 A　便潜血 ……………………………………… 38
 B　寄生虫検査 ……………………………… 39
  1. 虫卵検査　39

  2. 原虫検査　39
3 髄液検査 ——————————————— 40
  1. 外観（色調，混濁）　40
  2. 細 胞 数　40
  3. たんぱく　40
  4. ブドウ糖　41
4 穿刺液検査 ——————————————— 41
 A　体腔（漿膜腔）穿刺液 ……………… 41
  1. 外　　観　42
  2. 細 胞 数　42
  3. 比　　重　42
  4. たんぱく　42
  5. ブドウ糖　42
  6. pH　44
 B　関節液検査 ……………………………… 44
  1. 結　　晶　44

第4章　血液検査　47

1 末梢血液検査 ——————————————— 48
 A　赤血球，ヘモグロビン，ヘマトクリット，
  網赤血球 ……………………………… 48
  1. 赤血球数算定　48
  2. ヘモグロビン量測定　49
  3. ヘマトクリット値測定　49
  4. 網赤血球比率，絶対数　50
  5. 赤血球数の異常値が示す意味　50
 B. 白血球 ……………………………………… 51
  1. 白血球数算定　51
  2. 白血球分画　52
  3. 好酸球数算定　52
  4. 白血球数の異常値が示す意味　53
 C　血小板 ……………………………………… 54
  1. 血小板数算定　54
  2. 血小板数の異常値が示す意味　55
2 末梢血液像 ——————————————— 55

 A　標本の染色・観察の仕方 ……………… 55
 B　赤血球像のポイント …………………… 56
  1. 大きさの異常　56
  2. 染色性の変化　56
  3. 赤血球形態　56
  4. 赤血球内構造物　58
  5. その他の形態　59
 C　白血球像のポイント …………………… 59
  1. 好中球核型の移動　59
  2. 細胞質の異常　59
  3. 核形態の異常　60
  4. 芽球の出現　60
  5. リンパ球の異常　60
 D　血小板像のポイント …………………… 60
  1. 分布と凝集　60
  2. 血小板形態　61
3 血液凝固・止血検査 ——————————— 61

A 血小板に関する検査 ················· 63
　1． 血小板数　63
　2． 出血時間　63
　3． 毛細血管抵抗試験　63
　4． 血小板機能検査　63
B 凝固線溶系検査 ······················· 63
　1． 血液凝固因子　63
　2． 血液凝固のスクリーニング検査　64
C 異常値の読み方と考えられる疾患 ······ 65

4 骨髄検査 ———————— 66

A 骨髄検査の方法 ······················· 67
B 骨髄検査の手順 ······················· 69
　1． 患者への説明と同意　69
　2． 検査手技　69
C 骨髄検査の合併症 ···················· 69

5 染色体検査 ———————— 70

　1． 検　査　法　70
　2． 正常核型　70
　3． 染色体異常と臨床的意義　71

第5章　臨床化学検査　73

1 糖尿病関連検査 ———————— 74

　1． 血中グルコース　74
　2． グリコヘモグロビン（HbA1，HbA1c）　76
　3． フルクトサミン，グリコアルブミン　76
　4． 1,5-アンヒドログルシトール　77

2 高脂血症関連検査 ———————— 78

A 高脂血症関連検査の進め方 ············ 78
　1． 1次スクリーニング　78
　2． 2次スクリーニング　78
B 主な高脂血症関連検査 ················ 80
　1． 総コレステロール，LDLコレステロール　80
　2． HDLコレステロール　81
　3． トリグリセリド（TG）　82
　4． リポたんぱくとその分画　82
　5． アポたんぱくとその分画　83

3 肝機能検査 ———————— 84

A スクリーニング的に用いられる検査 … 84
　1． 肝細胞壊死を反映する肝酵素（逸脱酵素）　84
　2． 胆汁うっ滞を反映するマーカー　86
B 肝障害の原因や病態を検索するための検査 ································ 90
　1． 肝炎ウイルスマーカー　90
　2． 自己抗体　91
　3． 肝性脳症関連マーカー：アンモニア　92
C 肝障害の重症度・進展度をみる検査 … 93
　1． 急性肝炎の重症化・劇症化の予知に用いる検査　93
　2． 慢性肝障害の進展度の評価　93

4 膵機能検査 ———————— 96

A 血中・尿中アミラーゼ ················ 96
B エラスターゼ1 ······················· 97
C 膵外分泌機能検査 ···················· 97
　1． PFDテスト　98
　2． セクレチンテスト　98

5 腎機能検査 ———————— 99

　1． 尿素窒素（BUN）　99
　2． クレアチニン　100
　3． クレアチニンクリアランス　101

6 電解質検査 ———————— 101

　1． ナトリウム（Na），クロール（Cl）　101
　2． カリウム（K）　102
　3． カルシウム（Ca）　103

7 尿酸検査 ———————— 104

8 ビタミンの検査 ———— 105

第6章　免疫血清検査，輸血検査　　107

1 免疫血清検査とは ———— 108
2 炎症・感染症関連の検査 ———— 110
A 炎症マーカー ……………………… 110
　1. CRP　110
　2. SAA　111
B 感染症における免疫血清検査 ………… 111
　1. 感染症診断のための血清を採血する時期　112
　2. ウイルス疾患の血清学的検査　112
　3. 感染症の血清診断　114
3 自己免疫関連の検査 ———— 118
A 臓器非特異性自己抗体 ……………… 118
　1. 抗核抗体　118
　2. リウマトイド因子　120
　3. 抗ミトコンドリア抗体　120
　4. 抗平滑筋抗体　120
B 臓器特異性自己抗体 ………………… 120
　1. 抗甲状腺抗体（サイログロブリン抗体，マイクロゾーム抗体，TSHレセプター抗体）　121
　2. 抗アセチルコリンレセプター抗体・抗横紋筋抗体　121
　3. 抗内因子抗体・抗胃壁細胞抗体　122
　4. 抗ランゲルハンス島細胞質抗体　122
　5. 抗糸球体基底膜抗体　122
　6. 抗血小板抗体　122
　7. 赤血球自己抗体　123
C 免疫複合体関連 ……………………… 123
　1. 補体C3・C4と補体価CH50　124
　2. 免疫複合体　124
4 免疫細胞関連の検査 ———— 125

A 免疫グロブリンの検査 ……………… 125
　1. 免疫グロブリン（IgG・IgA・IgM）　125
　2. 免疫電気泳動（Mたんぱくの同定）　127
　3. IgE（I型アレルギーの病態診断）　129
B リンパ球の検査 ……………………… 129
　1. 体液性免疫能の検査　129
　2. 細胞性免疫能の検査　130
　3. リンパ球機能の検査　131
5 腫瘍関連抗原の検査 ———— 132
A 悪性腫瘍の血清学的診断 ……………… 132
B 消化器系の腫瘍マーカー ……………… 132
　1. CEA　134
　2. AFP　134
　3. PIVKA-II　135
　4. CA19-9　136
C 呼吸器系の腫瘍マーカー ……………… 136
　1. CYFRA　137
　2. SCC抗原　137
　3. NSE　137
　4. ProGRP　138
D 乳腺・婦人科系の腫瘍マーカー ……… 138
　1. CA125　138
　2. 尿中hCGβ-コア・フラグメント　139
E 泌尿器系の腫瘍マーカー ……………… 139
　1. PSA　140
　2. BFP　140
6 輸血検査 ———— 141
A 血液型検査（ABO型，Rho（D）型） ……………………………………… 141
B 交差適合試験（クロスマッチテスト） …… 142

第7章　ホルモン検査　143

- ❶ ホルモン検査総論 —— 144
  - A ホルモン分泌器官と疾患 …… 144
  - B ホルモンの測定 …… 144
  - C 基礎値と負荷試験 …… 146
- ❷ ホルモン検査各論 —— 147
  - A 下垂体検査 …… 147
    1. 下垂体前葉　147
    2. 下垂体後葉　150
  - B 甲状腺検査 …… 150
  - C 副甲状腺検査 …… 154
    1. 副甲状腺ホルモン（PTH）　154
  - D 副腎検査 …… 155
    1. 副腎皮質　155
    2. 副腎髄質ホルモン　158
  - E 性腺検査 …… 159
    1. 男子性腺　159
    2. 女子性腺　160
  - F 膵臓ホルモン検査 …… 162
  - G その他の重要なホルモン検査 …… 163

第8章　微生物検査（感染症検査）　165

- ❶ 検体採取 —— 166
  - A 各種検体採取法 …… 166
    1. 咽頭擦過物　166
    2. 喀　痰　166
    3. 尿　166
    4. 便　167
    5. 血　液　167
    6. 髄　液　168
    7. 関節液　168
    8. 体腔液　168
    9. 胆　汁　168
    10. 膿　168
  - B 検体の保存法 …… 169
- ❷ 微生物検査の種類と適応 —— 169
  - A 塗抹検査 …… 169
  - B 培養（分離・同定）検査 …… 170
  - C 薬剤感受性検査 …… 171
  - D 免疫学的検査 …… 172
  - E 遺伝子検査 …… 172
    1. 核酸プローブ法　172
    2. 核酸増幅法　172
- ❸ 病原微生物の種類とその概要 —— 173
  - A 一般細菌 …… 173
    1. グラム陰性杆菌　176
    2. グラム陰性球菌　181
    3. グラム陽性球菌　182
    4. グラム陽性杆菌　184
  - B 偏性嫌気性菌 …… 185
    1. 有芽胞嫌気性菌　185
    2. 無芽胞嫌気性菌　186
  - C 抗酸菌 …… 186
    1. 結核菌　187
    2. 非結核性抗酸菌　187
  - D 放線菌 …… 187
    1. ノカルジア属　187
    2. アクチノマイセス属　188
  - E マイコプラズマ科 …… 188
    1. マイコプラズマ属　188
  - F スピロヘータ目 …… 188
    1. トレポネーマ科　189

2. レプトスピラ科　189
　　 3. ボレリア科　189
　G　リケッチア科 ································ 189
　　 1. オリエンチア属　190
　　 2. リケッチア属　190
　H　クラミジア科 ································ 190
　　 1. クラミジア属　191
　　 2. クラミドフィラ属　191

　I　真　菌 ······································· 191
　　 1. 皮膚糸状菌　191
　　 2. 深在性真菌症の原因菌　192
　J　ウイルス ···································· 193
　　 1. ヒト免疫不全ウイルス　193
　　 2. 肝炎ウイルス　193
　　 3. EBウイルス　193
　　 4. 腸管ウイルス感染症　194

第9章　病理学的検査　195

1　病理学的検査の種類 ———— 196
　A　病理組織検査 ································ 196
　B　細胞診検査 ·································· 196
　C　病理解剖 ···································· 197

2　検体の種類と保存法および検査室への提出法 ———— 198
　A　検体の種類と採取法 ························ 198
　B　検査法の種類と固定法 ······················ 199
　C　検体の保存法および検査室への提出法
　　 ··· 202

3　病理検査の実際 ———— 202

　A　外科病理 ···································· 202
　B　細 胞 診 ······································ 204
　　 1. 細胞診の種類と特徴　204
　　 2. 細胞診検体の採取と標本作製法　206
　　 3. 細胞診検体の固定と染色　207
　　 4. 結果の解釈と報告様式　208
　C　病理解剖 ···································· 209
　D　病理検査の外部委託 ························ 210
　E　臨床検査の自動化と遠隔診断 ············ 210
　F　看護と病理検査 ···························· 211

第10章　生理機能検査　213

1　循環機能検査 ———— 214
　A　心電図検査 ·································· 214
　　 1. 検査の意義　214
　　 2. 心電図の誘導法　215
　　 3. 正常心電図　218
　　 4. 実施方法　219
　　 5. 異常心電図　220
　　 6. 危険な心電図　224
　B　運動負荷心電図 ···························· 225
　　 1. 検査の意義　225

　　 2. 検査方法　225
　　 3. 運動負荷心電図実施上の注意点　227
　　 4. 運動負荷心電図の判定　228
　C　ホルター心電図 ···························· 228
　　 1. 検査目的　228
　　 2. 実施方法　228
　　 3. 注意事項　229
　D　心音図検査 ·································· 230
　　 1. 検査の意義　230
　　 2. 正常心音図　230

  3. 異常心音図　231
② 呼吸機能検査 ———————— 232
  1. 呼吸機能検査の目的と限界　233
  2. 呼吸機能検査の種類と特徴　233
③ 神経筋検査 —————————— 236
  1. 脳波検査　236
  2. 筋電図検査　239
④ 超音波検査 —————————— 242
  1. 検査原理　242
  2. 超音波の表示法　243
  3. 心臓超音波検査　243
  4. 腹部・表在領域での超音波検査　245
⑤ その他の生理機能検査 ————— 245
  1. 脈波速度　245
  2. ポリソムノグラフィ　247
  3. サーモグラフィ熱画像記録法　248

第11章　POCT－ベッドサイドでの簡易な検査－　251

① POCTとは ——————————— 252
  1. 患者の身近なところで行う検査-POCT　252
  2. POCTに求められるもの　252
② POCTの対象となる臨床検査 —— 253
③ 看護師がPOCTにかかわることの意味 ———————————————— 255
  1. 臨床検査における看護師の役割　255
  2. 看護師が直接検査する場合　255
  3. 検査データの解釈が可能になることのメリット　256
④ 機器・試薬の管理とデータの管理 ———————————————— 256
  1. 機器の取扱い上の注意　256
  2. データの管理　256
⑤ 臨床検査室（技師）との連携とPOCTコーディネータ ———— 257
⑥ 各検査のピットフォールおよび留意点 ———————————————— 258

A　心電図 ······························ 259
  1. 12誘導心電図検査　259
  2. モニター心電図　259
B　尿検査 ······························ 260
  1. 尿検査の方法　260
  2. 尿の肉眼的観察　260
C　末梢血液検査 ····················· 261
  1. CBC検査が行われる場合とは　261
  2. CBC検査時に注意すること　262
D　血液ガス・電解質 ················ 262
  1. 容易に使える検査機器　262
  2. 検体採取時の注意　262
  3. 測定時の注意　263
E　血糖 ································ 264
  1. 血糖値測定機器の種類と性能　264
  2. 測定機器の使用上の注意事項　266
F　感染症 ······························ 266
  1. 感染症検査の検査方法　266
  2. 感染症検査での注意事項　267

索　引 ———————————————— 269

第1章

臨床検査の基本

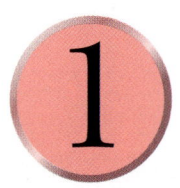

臨床検査とは

　まず，本書で取り扱う「臨床検査」について定義しよう．
　「検査」というと，一般の人々はX線検査や胃カメラなどの内視鏡検査も含めて考えることだろう．しかし，ここで述べられる「臨床検査」は，狭義の臨床検査（検体検査および生理機能検査）であり，X線検査や内視鏡検査は含まれない．患者の血液，尿など，身体から得られた試料を分析することにより，あるいは，心電図や脳波などのように，患者の生体機能を測定することによって，疾患の診断や治療効果の判定を行う手段としてのそれである．「検査」という言葉で表される内容を図1-1にまとめた．

医療における臨床検査の意義

A 診断と治療への貢献

　従来から，主として内科領域においては，正しい診断のために5つの要素が必要といわれている（図1-2）．その5つとは，①病歴聴取，②身体診察，③臨床検査，④画像検査，⑤内視鏡検査である．この5つの情報を総合的に解釈して正しい診断に至るとされている．臨床検査は，5つの要素の3番目に位置する重要な診断のための手段である．また，医師の経験や五感による主観的な判断を，客観的に補ってより正しい診断に導くために役立てるものである．臨床検査は，客観的なデータ重視の立場から現代の医療にあっては不可欠である．
　臨床検査によって，正しい診断をして治療の評価を行い，さらに副作用の監視も行いながら適切な医療が実現される．

図1-1 ●「臨床検査」の定義

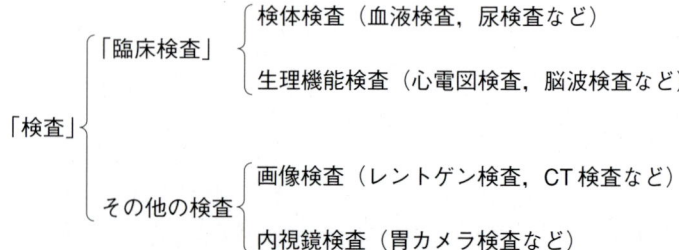

図1-2 ● 正しい診断を支える5つの要素

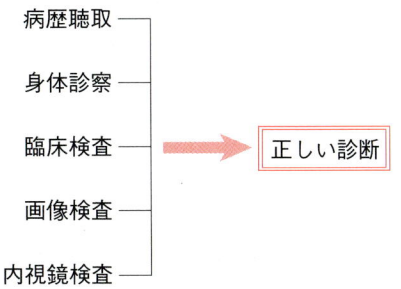

B 予防医学，健康増進への貢献

　疾患になる前に，あるいは初期段階で疾病を発見することは，当人にとって重要なことであるが，国の医療経済の観点からも大切なことである．現在，職場健診や各種の人間ドックなどが行われているが，その際，臨床検査の果たす役割はきわめて大きい．医師の診察やX線検査などの画像検査を除けば，そのほとんどが臨床検査によると言っても過言ではない．

　こうした検診は，これら健常と思われる人のなかから疾病予備軍をスクリーニングして，予防を行うことが目的なのだが，臨床検査によって，糖尿病，高脂血症，動脈硬化，心臓病など生活習慣病の初期段階での発見，重症化の予防が行われ，健康増進への一助となるのである．

C 患者参加型の医療への貢献

　現在，医療は多様化して，患者自身が自分の疾病管理を行ったり，在宅で医療を受けることが多くなった．たとえば，糖尿病治療における自己血糖測定が健康保険で認められているが，これは，患者自身が血糖値を測定して糖尿病を管理する方法である．これには，自己血糖測定器の進歩など臨床検査の発展が重要な役割を果たしている．

　これらの患者参加型医療は，今後ますます普及するものと予想されるが，その際重要なことは，身体的な侵襲のない検査，「無侵襲検査」の発展である．現在は，皮膚に針を刺して血液を採取しているが，それに代わって，無侵襲的な方法（たとえば光学センサー）で血糖値を測定する方法が，近い将来一般化されることも予想される．無侵襲検査の発展により，患者参加型医療はさらに普及するものと思われる．

3 臨床検査の仕組み

A 日本における臨床検査の歴史

　歴史的に振り返ると，臨床検査が，現在のように医師の手から離れて臨床検査技師という専門職によって行われるようになったのはそれほど遠い昔の話ではない．50年ほど前までは，医師が診療の片手間に検査も行っていたのである．

　検査が中央化される動きが起こったのは，1950（昭和25）年以降であり，中央検査室制度が始まったのは1955（昭和30）年以降である．1958（昭和33）年，検査を専門職とする衛生検査技師が法律で制定され，1971（昭和46）年に生体検査や採血業務も併せて行うことのできる資格として臨床検査技師が誕生した．この頃から近代的な臨床検査が始まったと考えられる．

　その後，化学，工学，光学，コンピュータ技術など，周辺科学の進歩に支えられて臨床検査は飛躍的に発展した．大量の検体，多数の検査項目を微量の試料で短時間に測定し，その結果を速やかに表示するコンピュータで制御された大型自動分析装置が開発され，臨床検査は現在の隆盛に至っている．

B 臨床検査を実施する組織

　臨床検査がどのような組織によって実施されているかは，医療施設の規模によって違いがある．大学病院や大病院では臨床検査は中央化していて，中央検査部が独立して存在する．また，外来患者の採血も中央採血室で行われることが多い．大学病院などで，現在，標準的に行われている臨床検査の組織を図1-3に示した．

　一方，小さな医療施設においては，現在でも院内で行われる検査は緊急を要するものに限られており，それ以外の検査は外部の検査センターに依託されることが多い．そのため，検査結果が臨床側に報告されるまでの時間は大病院と異なる．大病院では，外来患者の診察前にほとんどの検査データが揃う「診察前検査」が実施されているが，小さな医療施設ではそれは困難である．「診察前検査」は，あらゆる科の外来診療に多大の貢献をしているが，なかでも内科系の慢性疾患においては，診療の質の向上をもたらす大きな要因となった．これからも，「診察前検査」の拡大充実によって医療の質が高まることが期待される．

図1-3●中央検査部（室）の組織構成

中央検査部（室）
- 検体検査部門
  - 一般検査
  - 臨床血液検査
  - 生化学検査
  - 免疫血清検査
  - 微生物検査
  - （輸血検査）
  - （病理検査）
  - （遺伝子検査）
- 生理機能検査部門
  - 循環機能検査（心電図など）
  - 呼吸機能検査（肺機能など）
  - 神経・筋機能検査（脳波，筋電図など）
  - （超音波検査）

＊輸血検査，病理検査，遺伝子検査，超音波検査は施設によって組織が異なる．

4 臨床検査における看護師の役割

では，看護師として臨床検査にどのようにかかわっていくべきか，具体的に述べる（表1-1）．

A 患者への説明

患者にとって最も身近な存在は看護師であろう．看護師は患者から様々な質問を受けることになる．検査についても例外ではない．看護師は患者からの検査についての質問に対して，詳しく完璧に答える必要はないが，少なくとも誤った答えをしてはならない．したがって，看護師は検査の基本的な事柄について，正しい知識を身につけていなければならない．

採血や採尿，心電図検査などの目的や進め方については，多くの患者がよく知っていると思われる．しかし，少し耳慣れない検査（たとえば呼吸

表1-1●臨床検査における看護師の役割

①患者への説明：検査の手順，検査の内容，（検査の目的），（検査結果）
②検体の採取，保存，検査室への搬送
③生体検査の介助
④簡易検査の実施：POCT検査（心電図，血液ガス検査など）
⑤簡易検査機器のメンテナンス
⑥その他の業務：検査伝票の記入，検査容器の準備など

機能検査，脳波検査や髄液検査，骨髄検査など）を受ける場合には，患者は不安感を抱く．看護師は，患者の不安を除くために検査の内容，手順，目的などについて，わかりやすく説明できるようにしておかなければならない．

　検査目的については医師から説明されるべきであるが，看護師も知っておく必要がある．検査の内容，手順についても患者にきちんと説明できなければならない．特に，その検査が痛みを伴うものかどうか，どの程度時間がかかるものか，検査後の安静は必要かなど，初めて検査を受ける患者にとってはわからないことが多く，不安に思っていることが考えられる．そのような場合も，看護師は十分に説明して，患者の不安を取り除くことが大切な役割となる．

　検査の結果について，患者から説明を求められることもある．検査目的と同様に，検査結果についても，医師が説明すべきものであるため，看護師は検査結果，特にその解釈については，慎重な態度で対応する必要がある．また，当然のことであるが，患者の検査結果を当人以外に告げることは，医療従事者としての守秘義務の遵守違反となるので，厳に慎まなければならない．

B 検体採取・検体運搬

　看護師は検査に直接携わることは少ないが，検体の採取や運搬にかかわるのは日常的である．また検体検査では，その検体が採取された条件がどのようなものであったかによって，結果の解釈に重大な影響を与える．採取検体の種類（全血か，血清か，血漿かなど），生理的日内変動，ストレスなどの影響によってデータ解釈が異なってくる（第2章-②「検体採取から提出までの注意事項」参照）ことも理解しておく必要がある．

C 生体検査における介助

　看護師は，入院患者などが，心電図や脳波検査などの生体検査を受ける場合，検査前後の介助を適切に行わなければならない．患者が不安なく平静な気持ちで検査を受けられるような雰囲気づくりや対応を心がける必要がある．

D 簡易検査の実施

　近年，検査が検査室を離れてベッドサイドなどで行われることも多く

なっている．血算，生化学検査，心電図，血液ガス分析などは，ベッドサイド検査（point of care testings；POCT）としても行われる．この場合，専門の臨床検査技師ではなく看護師または医師によって行われることが多い．

　POCTは，簡易迅速であることが長所であるが，データの信頼性については，機器のメンテナンスなどの問題もあり，十分に保証されたものではない．看護師はこの点に注意を払い，専門の臨床検査技師と協力して信頼性の高いPOCTが行われるよう努力すべきである．

　POCT検査以外にも，糖尿病患者の自己血糖測定，在宅介護に関連した検査などでは，機器メンテナンスが重要である．このような検査室以外での検査において，測定機器の取り扱い，メンテナンス，患者への指導を含めて看護師の仕事は今後も広がっていくものと思われる．

第2章

臨床検査の進め方

本章では，臨床検査の進め方について学ぶ．まず，臨床検査にはどのような種類があり，それぞれの検査がどのような特徴をもっているかを理解する．次に検査の前に検体を採取したり，検査室に運ぶ際にどのような注意が必要か，検査前の注意について述べる．さらに，検査室ではどのようなことに配慮して検査を行っているのか，そのためにどのような努力をしているのかを理解する．そして，得られた検査の結果を解釈する際に，必要な基本的事項について学び，最後に検査による事故とその予防策について述べる．

1 臨床検査の種類

臨床検査は，大別すると検体検査と生体検査の2種類からなる（表2-1）．検体検査は，患者の血液・尿などの分析を通じて疾患の診断に役立てるものである．検体検査には，一般検査，臨床血液検査，生化学検査，免疫血清検査，輸血検査，微生物検査がある．

A 検体検査

（1） 一般検査

一般検査では，尿中のたんぱく・糖・潜血反応などの有無を検査する尿定性検査により，腎疾患，糖尿病，尿路感染などの診断の手助けとし，糞

表2-1 ● 臨床検査の種類と検査内容

検体検査	一般検査	尿定性検査（たんぱく・糖・潜血反応など），尿沈渣検査，糞便検査，髄液検査，穿刺液検査
	臨床血液検査	赤血球・白血球・血小板数，血液像，血液凝固検査，骨髄検査
	生化学検査	脂質・糖質・たんぱく質検査，肝機能検査，腎機能検査，ホルモン検査
	免疫血清検査	抗体検査，炎症マーカー，腫瘍マーカー，補体
	輸血検査	ABO式血液型，Rh式血液型，交差適合試験
	微生物検査	細菌塗抹染色検査，細菌培養検査，結核菌検査，薬剤感受性検査，ウイルス検査
生理機能検査	循環機能検査	心電図，トレッドミル検査など
	呼吸機能検査	肺気量検査，肺拡散能検査など
	神経・筋検査	脳波，筋電図など
	超音波検査	腹部超音波検査，心臓超音波検査，表在組織超音波検査など

便検査によって，消化管出血や寄生虫の有無が確認される．髄液検査は，脳脊髄疾患の診断に役立てるものである．他に，尿沈渣検査，穿刺液検査もある．

（2） 臨床血液検査

臨床血液検査は，赤血球・白血球・血小板などの血球検査により，貧血・白血病などの血液疾患の診断に，凝固検査により，止血・凝固疾患の診断の一助となる．血球算定や血液像検査は，自動分析装置の進歩によって，多数の検体を短時間に測定できるようになった．血球検査は生化学検査や免疫血清検査と異なり，血清分離を行わず，全血が用いられるので，最も速く検査結果が得られる検査である．

（3） 生化学検査

生化学検査は，脂質・糖質・たんぱく質検査，肝機能検査，腎機能検査，ホルモン検査などによって種々の疾患の診断に役立てるものである．近年の大型自動分析装置の進歩により，多数の検体について，血液1 ml以下の量で数十項目の検査が短時間で分析できるようになった．たとえば，300人以上の血液検体でも，およそ1時間で20項目以上にわたる検査結果が正確に表示されてくる．

（4） 免疫血清検査

免疫血清検査は，主に抗体を測定することにより，感染症，自己免疫疾患の診断に役立つ．その他，CRPなどの炎症マーカーや補体の測定も行われる．近年は生化学検査と同様に自動分析装置の進歩によって，多数検体での多項目検査が短時間に分析可能になった．

また，最近の特徴としては，生化学検査と免疫血清検査を併せて実施できる機器が普及したことで，検査の迅速性・効率化に貢献している．

（5） 輸血検査

輸血検査は，ABO式血液型，Rh式血液型，交差適合試験など輸血の安全性のための検査が中心となる．

（6） 微生物検査

微生物検査は，細菌，リケッチア，ウイルスなどの抗原検査により，感染症の診断に役立つ．顕微鏡下で直接細菌を同定したり，培養により増殖した細菌を同定し，各種抗生物質に対する感受性検査を行うのが基本である．近年は細菌やウイルスの遺伝子検査により，培養しないで短時間で結果が得られる方法も普及しつつある（結核菌，リン菌，各種ウイルスなど）．また，インフルエンザウイルスなど病原体の抗原に対する抗原抗体反応によって，ウイルスの同定を短時間（10分程度）で行える簡易迅速検査も普及している．

B 生理機能検査

一方，生理機能検査には，循環機能検査，呼吸機能検査，神経・筋検査，超音波検査などが含まれる．

（1）循環機能検査

循環機能検査には，心電図検査，ホルター心電図，トレッドミル検査などがある．

（2）呼吸機能検査

呼吸機能検査には，スパイロメーターによる肺気量検査（肺活量（VC），1秒率など），肺拡散能検査などがある．

（3）神経筋検査

神経筋検査には，脳波，筋電図検査，神経伝導速度などがある．最近では睡眠時無呼吸症候群の診断のために，アプノモニターによる終夜検査も行われる．

（4）超音波検査

超音波検査は，腹部，心臓，表在組織（乳腺・甲状腺・血管），婦人科臓器，泌尿器科臓器（前立腺など）に分かれる．

2 検体採取から提出までの注意事項

「正しい検査は分析前から始まる」と言われている．正しい方法で検体を採取し，適切な保存・運搬によって検査室へ提出するまでの過程は，看護師の重要な業務である．近年，検体の分析技術は，機器や試薬の進歩によって急速に発展して，検査の正確さ，速さは高いレベルに達している．

しかし，検体採取・保存・運搬など分析前の過程には，まだ多くの問題点がある．特に，採血が看護サイドで行われている施設も多いため，正しい検体採取が実行されていないケースもある．以下に，血液検査と尿検査に大別して，検体採取・保存上の基本的な注意点を述べる．

A 正しい採血法

採血は正中肘静脈から行われるのが基本である．注射針は21G以上を使用するのが望ましい．真空採血管が使用されることが多くなっているが，従来のディスポーザブル注射器も用いられている．

表2-2● 溶血で上昇する検査項目

① K（カリウム）
② LDH（乳酸脱水素酵素）
③ AST（アスパラギン酸アミノトランスフェラーゼ）
④ CK（クレアチンキナーゼ）
⑤ ACP（酸性フォスファターゼ）

　検体が全血（血球算定）や血漿（凝固検査など）の場合には，血液凝固を避けるために抗凝固剤入りの採血管に採取する．採取後は直ちに採血管を十分に転倒混和して，血液凝固を防ぐ．凝固検体で正確な測定値が得られない検査項目として，血球数算定（赤血球数・白血球数・血小板数）がある．

　真空採血管の場合，血液を十分量採取しないと，採取された血球が陰圧のために破裂して溶血を起こすことがある．溶血した血清を検査すると，血球中に高濃度に含まれるKやLDHが増加して，誤った判断が導かれることもある（表2-2）．

　採血後は，アルコール綿で穿刺部位を圧迫止血する．通常5分程度圧迫すれば十分である．

　また，使用後の注射針にリキャップしてはならない．針刺し事故の原因のなかで，リキャップによるものが最も多いためである．使用後の注射針は専用の容器に廃棄する．

　近年，多くの大病院では外来患者の採血を一括管理する中央採血室が一般的になっている．検査技師が採血することによって，検査の精度管理の向上がみられている．看護師らによる各科採血と比較すると，凝固検体・溶血検体の頻度が減少し，採血管の種類の間違いや検体量の不足などの問題点が改善されたとの報告がある．

　今後も，分析前の問題を解決するために，看護師と検査室との協力が必要であり，検体採取に関するさらなる教育と啓蒙が重要である．

B 正しい尿採取法・保存法

　尿検査用の尿は，主として1回尿と24時間蓄尿がある．

　1回尿検査のなかで，細菌検査の場合には中間尿採取が行われる．これは，排尿の最初と最後の分は採らず，中間部の尿を採取するもので，尿道口付近の雑菌混入を避けるためである．

　尿検体は室温放置すると，細菌が繁殖したり，固形成分の変性が起こるため，正しい判定ができなくなる恐れがある．できるだけ速やかに検査室に運ぶことが望ましい．

24時間蓄尿では，1日たんぱく量，1日尿糖測定には，防腐剤としてトルエン5 m*l*を加える．カテコールアミン（アドレナリン，ノルアドレナリン，ドパミン），VMA（バニリルマンデル酸），アミノ酸分析用の尿には，6 N塩酸20m*l*を加えて酸性蓄尿を行う．成長ホルモン，Cペプチドなどのたんぱく成分の定量には，窒化ソーダ（アジ化ナトリウム）を最終濃度で0.1％になるように加えて保存する．

C 検査結果に及ぼす検体採取・保存状態による影響

検査結果に影響を及ぼす要因として，以下のようなことがある（表2-3）．食事の影響（血糖，中性脂肪など），運動の影響，ストレスの影響（カテコールアミンやコルチゾールなどのホルモン），体位の影響，妊娠の影響，生理的日内変動，その他，注射や薬剤服用の影響など様々な要因が関与する．

次に重要なのは，採取されてから検査が行われるまでの保存状態による影響である．室温保存・冷蔵保存・冷凍保存など，保存状態の違いにより測定値に変化が生ずる検査項目は多数ある（表2-4）．

表2-3 ●測定値に影響を及ぼす患者側の要因

食事による影響	増加するもの	血糖，中性脂肪，β-リポたんぱく，小腸型ALP，胆汁酸，インスリン
	低下するもの	無機リン，遊離脂肪酸
運動による影響	増加するもの	CK，アルドラーゼ，LDH，AST，乳酸，白血球数（好中球）
ストレスによる影響	増加するもの	カテコールアミン，コルチゾール，ACTH
体位による影響	立位で増加するもの	アルブミン，総たんぱく，総コレステロール，赤血球数，白血球数，レニン活性，カルシウム
妊娠による影響	増加するもの	コレステロール，中性脂肪，白血球数，T_4，プロラクチン，AFP
	低下するもの	総たんぱく，アルブミン，血清鉄，赤血球数，ヘマトクリット，Hb
生理的日内変動	午前に高値	コルチゾール，ACTH，血清鉄，尿酸，尿素窒素
	午後に高値	白血球数
	深夜に高値	成長ホルモン，TSH

表2-4 ●保存条件（状態）による検査値への影響

室温放置による影響	上昇	アンモニア，K，乳酸，遊離脂肪酸
	低下	血糖，Na，ピルビン酸 遊離コレステロール，酸性フォスファターゼ CK-MB
冷蔵保存による影響	上昇	K
	低下	LDH
37℃に保つ必要のある検査項目		寒冷凝集反応 クリオグロブリン
冷凍保存で不正確になる検査項目		リポたんぱく分析

3 臨床検査の実際

次に臨床検査が検査室内でどのように行われているかについて学ぶ．主として，検体検査が行われる際，どのようなことが問題になり，どのような方法で適切に対処しているかを述べる（表2-5）．

A 検査の性能

分析の正確さを表す指標として，精密性（precision）と正確性（accuracy）がある．精密性とは，同じ検体を何回測定しても同じ値が得られるという再現性の保証を表す．測定結果の平均値と変動係数（coefficient of variation；CV）で表されるが，現在の測定技術では，生化学検査などはCVが1％以下，免疫血清検査においても10％以下であり，分析の精密性については満足できる状態といえる．また，正確性についても，それぞれのキット・試薬ごとに検討されており，特殊な検体を除いては満足のいく結果が得られている．

また，検査結果が得られるまでの時間の速さ（迅速性）も重要なポイントである．以前，臨床検査が検査技師の手仕事によって行われていた頃には，検査結果が出るまでに長い時間を要していた．しかし，近年，自動分

表2-5 ●臨床検査の性能評価指標

①精密性（precision）
②正確性（accuracy）
③迅速性
④互換性
⑤経済性

析装置の進歩により，検査結果が出るまでの時間は画期的に短縮された．特に，生化学検査，血算，免疫血清検査などでは，外来患者の診察前に検査結果を報告する「診察前検査」が，多くの大病院で行われている．これは優れた自動分析装置の進歩がもたらした恩恵といえる．

また，臨床検査は健康保険の範囲内で行われるものが多いことからも，検査にかかる費用が適正であることも考慮されなければならない．

B 精度管理

報告される検査データに信頼性がなければ検査の価値はない．正しく測定されたかどうか，検査室では常に検証が行われる．それを精度管理という．一定の条件で常に正確な測定値が得られる保証である．そのために，検査室では毎日コントロール試料を測定したり，機器のメンテナンスを行う．これを内部精度管理という．そのほかに，年に数回，日本医師会や臨床検査技師会，その他の検査団体など外部からの配布試料を測定して，その分析結果が全国レベルで評価を受ける．これを外部精度管理という．

これらの日常的な努力によって検査の信頼性が保証されることになる．その結果，現在，分析過程における検査のエラーはきわめて少なくなっている．特に生化学検査や臨床血液検査など自動分析装置を用いた検査については顕著である．

1 検査エラーの原因

分析技術の進歩によって分析過程のエラーはきわめて少なくなったことは上に述べた．むしろ，原因として重要なのは，検体取り違えやラベルの貼り間違えなどの，単純な事務的ミスである．これらのヒューマンエラー（人為的ミス）が重大な結果を招いている事例が多い．これは分析前の過程で発生する過誤であり，これに携わる看護師らは特に注意しなければならない．

2 検査値の施設間差

もう一つの重要な問題点は，同一検体の検査結果が医療施設によって必ずしも同じでないことである．これは，使用される試薬・測定機器の違いによることが多い．この問題解決のため，全国的な標準化作業が進められており，生化学検査の分野では相当改善されている．今後は腫瘍マーカーやホルモン測定の施設間差，測定キット間差の解消が期待されている（次節「臨床検査データの読み方」参照）．

4 臨床検査データの読み方

　分析が終わり，検査結果が依頼元へ戻ったとき，それをどう解釈するかは，検査を依頼した医師の役割となる．その解釈に基づいて，患者に対する医療行為が決定される．ここでは，臨床検査データを解釈する際に知っておかねばならない基本的事項について解説する．

A 基準値

　ある検査項目について，測定された結果が正常か異常かの判断に最も役立つのは，基準値である．基準値とは，健常と思われる多数の人について得られた結果を統計処理して，その平均値（X）と標準偏差（SD）を求め，その±2SDまでの範囲を基準値（基準範囲）とする．全体の95.5％が含まれる．

　したがって100人中96人はこの範囲に入るが，正常と思われる人でもこれから外れる人は4人おり，そのような意味では，基準範囲外であっても正常である可能性はあるということになる．

　つまり，基準値は病気であるか健康であるかの絶対的な物差しではなく，異常の有無の可能性を示す一つの目安といえる．

B 基準値に影響する因子

　基準値は様々な要因によって影響を受ける（表2-6）．

　たとえば，男性と女性では基準値が異なる．血清鉄，赤血球数，ヘモグロビン，ヘマトクリットなどは男性に比較して女性では低値になる．このような項目は多く，γ-GTP，クレアチニン，尿酸，17-OHCS，17-KSなどがそれである．逆に女性で高いものには，黄体形成ホルモン（luteinizing hormone；LH），卵胞刺激ホルモン（follicle stimulating hormone；FSH），エストラジオールなどがある．

　年齢によっても基準値は異なる．性ホルモンは閉経期を過ぎると低下し，骨アルカリホスファターゼは小児期から思春期までの成長期に高く，成人では逆に低下する．また，新生児期に高いものとして，血清乳酸脱水素酵素（serum lactic acid dehydrogenase；LDH），アルカリホスファターゼ，酸性フォスファターゼ（acid phosphatase；ACP），リン，白血球数，レニン，アルファ胎児たんぱく（α-fetoproteim；AFP）などがあり，逆に高

表2-6 ● 基準値に影響を及ぼす要因

性差	男性＞女性	赤血球数, ヘマトクリット, Hb, 血清鉄, 尿酸, クレアチニン, 17-OHCS, 17-KS
年齢差	小児＞成人	アルカリフォスファターゼ, コリンエステラーゼ
	成人後漸増	コレステロール, 中性脂肪
	高齢者で増加	LH, FSH, PTH, カテコールアミン
	高齢者で低下	テストステロン, エストラジオール, アルブミン, 赤血球数, ヘマトクリット, Hb
	新生児で高値	アルカリフォスファターゼ, リン, LDH, α-フェトプロテイン, 白血球数
	新生児で低値	総たんぱく, クレアチニン, コレステロール, カテコールアミン

齢者では，LH, FSH, 副甲状腺ホルモン（parathormone;PTH），カテコールアミンが高値になる．

したがって，基準値の設定は性別，年齢別に行うのが理想的である．

C 集団の基準値と個人の基準値

個人の変動幅は集団の基準範囲の変動に比較して小さい．したがって，集団の基準値に入っていても，以前に比較して変化が大きい場合には注意しなければならない．

たとえば，通常は白血球数が3000/μlの人が8000/μlになった場合，集団の基準値からみれば異常はないが，個人の変動幅からは白血球数増加と考えたほうがよいという意味である．

D 施設間差

検査で得られた測定値が病院ごとに異なる場合がある．検査に用いる試薬・測定機器が異なると測定値は必ずしも同一ではない．従来は，生化学検査の酵素測定（AST, ALT, ALPなど）においてもそのようなことがみられた．近年は検査標準化の努力により，標準物質・標準測定法が普及して，生化学検査においては，全国的にほぼ同一の結果が得られるようになった．

しかし，標準化の遅れている測定項目（たとえば，CEA, CA19-9などの腫瘍マーカー，エストラジオール，甲状腺ホルモン，コルチゾール，下垂体ホルモンなどの各種ホルモン）の測定値は，測定キットによる差が大きく，今後解決されなければならない重要な検討課題である．

表2-7 ● 検査の感度・特異度・偽陰性・偽陽性の関係

検査結果＼疾患	（＋）	（－）
陽性	a	b
陰性	c	d

感度：a／a＋c
特異度：d／b＋d
偽陰性：c
偽陽性：b

E 感度，特異度

　ある疾患（たとえば大腸癌）の患者に検査を行った場合，CEAが患者の90％で異常高値に測定されたとすると，大腸癌におけるCEAの感度は90％であるという．このように，感度は，ある疾患で異常になる確率を表し，これが高いほど検査の性能としては優れていることになる（表2-7）．

　一方，たとえば大腸癌と癌以外の大腸疾患の患者を検査したときに，CEA異常高値のなかに大腸癌でない人が5％含まれていたとすると，CEAの大腸癌に対する特異度は95％であるという．

　したがって，特異度とは，検査が陽性の場合，特定の疾患を診断できる確率ということがいえる．これが高いほど検査としての性能はよいことになる．感度，特異度が共に100％であれば，完璧な検査法である．

　感度は高いが特異度が低い検査は，広い集団の中から見落としを少なくする目的で，なるべく疑いのある症例を拾い上げる目的に適している．一方，感度は低いが特異度が高い検査は，ある疾患が疑われた場合に，本当にその診断が正しいのかを確認する際に有効である．検査ごとに特徴があるので，検査の特性を知ったうえで検査を選択する必要がある．

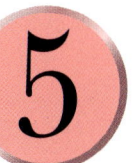

5 検査による事故と防止策

　検査に関係した事故とその防止策について述べる．大別すると，検査によって患者がこうむる被害と医療従事者がこうむる被害の2種類がある．

A 患者側の被害

1 採血で生じる事故

　採血によって，患者側に起こる不利益としては，採血時の脳貧血，痛み，痺れ，その後に起こる内出血，あざ，神経麻痺などがある．脳貧血の場合

にはしばらく安静臥床することによって回復する．痺れが続く場合や神経麻痺が疑われる場合は，主治医または専門医師に連絡して適切に対処する．採血によるインシデントが発生した場合には，謝罪の意味も含めた患者への懇切ていねいな説明と温かいコミュニケーションが重要となる．

2 ホルモン負荷試験での事故

下垂体ホルモンの一種である成長ホルモン分泌試験であるインスリン負荷テストは，低血糖を介するものであるため，きわめて慎重に行う必要がある．生理機能検査のトレッドミルでは，虚血性心疾患の発作を起こさないような注意が必要である．

これらの検査による事故対応マニュアルの作成と事故発生後の連絡体制の確立は，基本的なことで重要である．

B 医療者側がこうむる被害

患者血液などの検体を介して医療従事者が感染するケースもしばしばある（表2-8, 9）．患者からの検体はすべて感染の危険があると想定して対処する標準的感染予防策（standard precaution）を実施することが重要である．手洗いの励行，必要時の手袋・マスク・ガウン・ゴーグルの着用，採血終了時に注射針にリキャップしないこと，B型肝炎ウイルスワクチンの接種などが含まれる．

看護師が特に注意しなければならないのは針刺し事故である．使用後，針を誤って自分の身体に刺すことによって，B型肝炎，C型肝炎，後天性免疫不全症候群（acquired immunodeficiency syndrome；AIDS），成人T細胞白血病（adult T-cell leukemia lymphoma；ATL）などの血液を介する感染症に罹患することがある（表2-8）．

表2-8 ●看護師が血液から感染する危険性のある疾患

	病原体	感染率	症状	対応
B型肝炎	HBV	20〜30%	急性肝炎	ワクチン予防 事故後は48時間以内にガンマグロブリン注射
C型肝炎	HCV	1%以下	急性肝炎	予防法なし，治療なし 肝機能検査で経過観察
エイズ	HIV	0.4%以下	免疫不全感染症	事故後2時間以内にラミブジンなど3種薬剤服用
成人T細胞白血病	HTLV-1	0.1%以下	白血病	事故6か月後に抗体検査

表2-9 ● 看護師が飛沫・接触により感染する危険のある疾患

疾患	病原体	感染経路	潜伏期	症状	対策
結核	結核菌	空気感染	1〜2年	結核	BCG予防 INH予防投与
インフルエンザ	インフルエンザウイルス	飛沫感染	2〜3日	発熱 上気道炎	ワクチンで予防 抗ウイルス薬服用
麻疹	麻疹ウイルス	空気感染	5〜21日	発熱 発疹	ワクチンで予防 抗体陰性者には72時間以内にワクチン接種またはグロブリン製剤投与
水痘	水痘−帯状疱疹ウイルス（VZV）	空気感染	10〜21日	発熱 発疹	ワクチンで予防 抗体陰性者には72時間以内にワクチン，またはグロブリン投与またはアシクロビル投与
疥癬	ヒゼンダニ	接触感染	3〜4週	皮膚炎	クロタミトン軟膏 γBHC

　感染の危険が最も高いのはB型肝炎ウイルス（hepatitis B virus；HBV）であり，20〜30％が肝炎を発症する．HBV患者の血液であることがわかった場合は，48時間以内にHBs抗体を多量に含んだガンマグロブリンを投与しなければならない．C型肝炎ウイルス（hepatitis C virus；HCV）はHBVに比較して感染の危険度は低く，1％以下とされている．また，HIVはHCVよりさらに感染の危険は低く0.4％以下である．

　過って針刺しをしてしまった場合や傷のある皮膚や粘膜に血液が触れた場合は，まず血液を搾り出し，穿刺部位を石けん水や流水で十分洗浄する．次にその部分を消毒用アルコールで入念に消毒する．

　その他の感染としては，結核などの呼吸器感染症患者からの感染，種々の感染症患者からの検体の取り扱い中に起こる感染などがある（表2-9）．

　これら感染事故の後，応急措置が終わって一段落したら，規定の手続きに従って，専門医のもとで適切な治療を受けることになる．関係委員会や病院長などへ事故報告を文書で行うことも忘れてはならない．

第3章 一般検査

1 尿検査

　尿は，腎臓の糸球体で血液が濾過され，その後腎尿細管で成分が調整されて，腎盂・尿管・膀胱・尿道といった尿路を通過して体外に排泄されたものである．
　尿を産生する最大の目的は体内の不要な物質を体外に排泄することであるが，同時に体内の水分やpH（酸塩基平衡）などの調節を行って恒常性（ホメオスタシス，homeostasis）を保つという大きな役割がある．
　したがって，尿を検査する目的は，材料である血液の変化を間接的に知ること，あるいは腎・尿路系の変化を把握することである．

A 尿 量

　体内の水分量は摂取した水分と発汗などで失われた水分のバランスで決まってくるが，尿量はこの体内水分量に応じて大きく変化する．
［測定法］1日（24時間）蓄尿する．蓄尿方法についてはコラム「蓄尿」参照．
［基準値］1000〜1600ml/日
［異常値の示す意味］
　①尿量の減少－乏尿・無尿
　1日尿量が400ml以下の場合を乏尿，100ml以下の場合を無尿という．乏尿，無尿の原因としては，①尿の材料である血液の腎臓への供給不全（腎前性），②尿の産生場所である糸球体・尿細管の障害（腎性），③尿が産生された後の経路である尿路の閉塞（腎後性），の3点があげられる（表3-1）．
　②尿量の増加－多尿
　尿量が増加する原因としては，①体内の水分の増加，②尿に溶けて排泄される物質（溶質）が増加（浸透圧利尿），③水分再吸収障害，の3点が

表3-1 ● 乏尿・無尿の原因

腎前性	脱水，ショック，心不全
腎性	急性腎不全（急性尿細管壊死，急性糸球体腎炎）
腎後性	結石，腫瘍などによる腎盂，尿管，膀胱，尿道の閉塞

表3-2 ● 多尿の原因

体内水分の増加	心因性多飲
溶質の増加	糖尿病，高度のたんぱく尿
水分再吸収障害	尿崩症（中枢性，腎性），慢性腎不全

あげられる（表3-2）．

B 比重・浸透圧

　比重・浸透圧は，いずれも尿の濃さを示す項目であり，ほぼ平行して変動する．尿に溶けている物質（溶質）の重量を示すのが比重で，分子の数（モル数）を示すのが浸透圧である．生理的には，体内の水分量に応じてバゾプレッシン（ADH；抗利尿ホルモン）によって調整されている．したがって，尿比重，浸透圧は体液量の変化（飲水，発汗など）に伴って変動し，脱水傾向であれば高値となり，水分過剰傾向であれば低値となる．
　一般的な検査としては，比重測定が簡便なためよく行われるが，正確に腎臓での濃縮・希釈力を評価するには浸透圧を調べる必要がある．
［測定法］

蓄尿

　尿量を知る以外にも，たんぱく，クレアチニン，ホルモンなどの物質が1日にどの程度尿中に排泄されているかを調べるためには，蓄尿を行う必要があります．

①蓄尿のための器具

　蓄尿びん：びんに蓄尿し，メスシリンダーなどで尿量を確認します．

　蓄尿バッグ：カテーテル留置時や病棟での蓄尿によく用いられます．目盛りから尿量がわかるようになっていますが，誤差が大きいため正確にはメスシリンダーで測定するべきとされています．

　ユリンメイト^{RP}（写真）：外来患者の蓄尿でよく用いられます．排尿ごとに尿量の1/50をためていく装置です．正確に操作しないと誤差が大きいため，扱い方をよく説明する必要があります．

②患者への説明

　蓄尿による検査で正しい結果を得るためには，蓄尿を正確に実施することが必要不可欠です．そのためには患者への指示が非常に大切となります．その内容としては，"蓄尿開始日の決まった時間（たとえば午前8時）に，尿意がなくとも完全に排尿させ，これは蓄尿せず捨てる．それ以降の排尿をすべて蓄尿して，翌日の開始時と同じ時間（例では午前8時）に，やはり尿意がなくとも完全に排尿させてこれを最終の尿として蓄尿する"です．開始時，終了時についてのやり方，途中での尿をすべて蓄尿することを十分説明しないと正確な蓄尿が行われないことになるので注意が必要です．

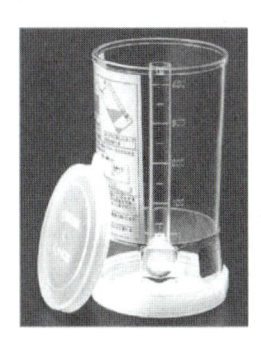

ユリンメート^{RP}
（資料／住友ベークライト株式会社のホームページ）

比重：

①屈折計法；尿の屈折率が尿の比重に平行することを用いている．従来は接眼鏡をのぞいて目盛りを読み取る方式のものが多かったが，最近は，尿を吸引あるいは滴下すると自動的に結果をデジタル表示するものが一般的となっている．また，自動尿分析装置では，屈折計が組み込まれていて，試験紙項目と同時に測定されるものもある．

②試験紙法；尿比重が尿中のナトリウム濃度と平行することを原理としており，試験紙の色調の変化を読み取る．この方法は，糖尿（ブドウ糖が増加）など，ナトリウム以外の成分が増加して比重が高くなっ

採尿方法の用語

尿の採り方には様々な区分けがあって混乱しやすいため，以下のように，整理して理解しておくとよいと思います．a,b,cのなかのよび方が組み合わされて用いられることもあります（例：早朝尿で中間尿採取する）．

a. 採取する方法によるよび方

自然尿	自然に排尿された尿
カテーテル尿（導尿）	カテーテルで導尿して採取，あるいは膀胱内留置カテーテルを通して採取した尿．
バッグ採尿	新生児・乳児など自分で採尿できない場合に，尿道口周囲にバッグを取り付けて採尿されたもの．

b. 採取する時間によるよび方

早朝尿（早朝第1尿）	就寝前に排尿し，朝起きてすぐに採尿する．運動による影響がなく，また尿が濃いため尿中成分が多く，pHが酸性に傾いていて成分の安定性もよい．
早朝第2尿（骨マーカー）	骨代謝マーカー（デオキシピリジノリン，NTX）では，朝起きて2番目の尿を採ることがある．
随時尿（スポット尿）	特に時間の指定がないもの．すぐに検査が必要なものは随時尿で検査する．
蓄尿	一定時間尿をためるもの．コラム「蓄尿」参照．

c. 1回の排尿の中でどの部分を採るかによるよび方

初尿	出始めの最初の尿を採る．男性でクラミジアや淋菌による尿道炎の検査で用いられる．
中間尿	初尿は採取せず，途中から採取して最後の部分も捨ててしまい，中間部分だけを採った尿．外部尿道や尿道口周囲由来成分，細菌の混入を少なくできるので，一般的な尿検査・尿培養でよく用いられる．
分尿	1回の排尿を何回かに分けて採尿する．分ける回数によって2杯分尿，3杯分尿とよぶ．トンプソン（Thompson）の2杯分尿は，出血部位の推定のため行うものである．
全尿	すべての尿を採る．主に蓄尿する場合．

表3-3 ● 比重・浸透圧の変化

高値	低値	血漿に近い比重（1.010前後）で持続（持続性等張尿）
嘔吐・下痢・発熱・発汗などによる脱水 糖尿病 高張輸液，造影剤使用後	尿崩症（中枢性，腎性） 水分摂取過剰 腎不全回復期（利尿期）	慢性腎不全（種々の原因による）

ているときは，正確な比重の値とならない．

浸透圧：

凝固点降下法によって浸透圧を求める専用の測定装置による．尿を吸引し，数分で自動的に浸透圧が表示される．

[基準値] 比重；1.005～1.030，浸透圧；200～900 mOsm/l

ただし，変動が大きいため，1回の検査で評価することは難しい．

[異常値の示す意味]

表3-3に比重・浸透圧の変化をまとめた．

C 色調・混濁

尿の基本的色調はウロクロムという色素による．尿が薄い（水分量が多い）と淡黄色になり，尿が濃い（水分量が少ない）と淡黄褐色になる．また，排尿直後は健常人では透明で濁りはない．疾患や薬物の排泄によって尿中の成分が変化し，色調が変化したり混濁したりする原因となる（ただし，健常人でも保存によって尿が混濁することがある）．

[測定法] 通常肉眼的観察による．最近の尿試験紙分析装置では，色調を自動的に判定するものもある．

[基準値] 淡黄色～淡黄褐色，透明

[異常値の示す意味]

表3-4に尿色調と疾患を，表3-5に混濁の原因をまとめた．

表3-4 ● 尿色調と疾患

赤	血尿，ヘモグロビン尿，ミオグロビン尿，薬物尿（下剤など）
黄色蛍光	薬物尿（ビタミン剤など）
褐色尿	黄疸（ビリルビン尿）
赤ブドウ酒色	ポルフィリン尿

表3-5 ● 尿混濁の原因

健常人でもみられるもの	病的なもの
塩類（シュウ酸カルシウム，リン酸カルシウム，尿酸など）	膿尿，細菌尿，乳び尿

D 主に試験紙によって行われる尿定性（半定量）検査

現在尿定性検査はほとんどが試験紙で実施されており，ここではそれらの項目を中心に示す．コラム「尿試験紙による検査」も参照されたい．

1 たんぱく

健常人では，1日100mg程度のごくわずかのたんぱくしか尿中に排泄されない．排泄されるたんぱくのほとんどは，もともと血漿中に存在したものである．

[測定法]

①試験紙法：pH指示薬のたんぱく誤差（たんぱくが存在するとpH指示薬が正しいpHを示さなくなる現象）を利用しており，主にアルブミンを検出する．ベンス・ジョーンズ（Bence Jones）たんぱくなどのグロブリンは検出力が悪い．また，尿がpH 8以上のアルカリの場合には偽陽性になることがあり，この場合は酢酸などでpHを下げて再確認する必要がある．なお，現在国内で用いられている試験紙では（+）はほぼ30mg/dlになるように統一されている．

②スルホサリチル酸法：20%スルホサリチル酸を尿に加えて濁りが生じるかどうかで判断する．試験紙法で検出しにくいグロブリンも反応するので，試験紙法を補う目的で実施されることが多い．

③定量法：蓄尿して1日どの程度のたんぱくが排泄されているかを把握するために行われる．現在は，ピロガロールレッド法などの色素結合法を用いた自動分析法によって検査されている．

[基準値] 陰性．ただし，±程度では病的としないことも多い．

[異常値の示す意味]

たんぱく尿はすべてが病的とはいえず，起立性たんぱく尿や発熱・運動時に一時的に生じる場合もある．疾患として尿中にたんぱくが出現する原因を，腎臓を中心に腎前性，腎性，腎後性と分類して考えるのが一般的であり，腎性のものはさらに糸球体性と尿細管性に分けられる（表3-6）．このなかで頻度が高く重要なのは，糸球体性のものである．特に試験紙で検出されるのは，測定原理上，腎糸球体性のたんぱく尿であることが多い．

2 ブドウ糖

尿中に排泄される糖は，先天代謝異常の場合を除いてほぼブドウ糖と考えてもよいので，一般的に尿糖という場合はブドウ糖を意味している．

[測定法]

表3-6 ● たんぱく尿の分類

腎前性たんぱく尿（分子量の小さいたんぱくが血液中で病的に増加する場合）		ベンス・ジョーンズ（Bence Jones）たんぱく尿（骨髄腫） ミオグロビン尿（筋肉の挫滅） ヘモグロビン尿（溶血）
腎性たんぱく尿	糸球体性たんぱく尿（糸球体の障害によってたんぱくが保持できなくなる）	糸球体腎炎，ネフローゼ症候群，糖尿病腎症，膠原病
	尿細管性たんぱく尿（低分子たんぱくの再吸収障害）	薬剤性腎障害，間質性腎炎，重金属中毒，ファンコニ（Fanconi）症候群
腎後性たんぱく尿（尿路系（腎盂・尿管・膀胱・尿道）からの出血・漏出）		尿路の感染症，結石，腫瘍

　試験紙法：わずかな例外を除いてブドウ糖酸化酵素による酵素法を用いている．この方法は，ブドウ糖以外の糖は反応しないため，乳糖，ガラクトースなどの糖は検出できない．現在国内で用いられている試験紙では，(+)がほぼ100mg/dlになるように統一されている．アスコルビン酸（ビタミンC）などの還元性物質が尿中に多量に存在すると偽陰性化することがある．

［基準値］陰性
［異常値の示す意味］
　ブドウ糖は健常人では通常腎尿細管で再吸収されて尿中には出現しないが，過食，運動，興奮（ストレス）によって一過性に陽性となることがある．尿中にブドウ糖が出現する原因としては，血液中のブドウ糖（血糖）

尿試験紙による検査

　尿試験紙による検査は，1956年ブドウ糖，1957年たんぱくの試験紙が開発されたことに始まります．その後種々の項目の検査が試験紙で行われるようになり，尿に浸して目で色調の変化を読み取るDip and read方式によって，どこでも簡便に検査が行えるようになり広く普及しました．現在十数項目の尿検査を試験紙を用いることによって行うことができ，たんぱく，ブドウ糖，潜血を中心に様々な項目の組み合わせで最大11項目を一度に検査できるものが用いられています．項目数が増えてきたこと，色調読み取りの個人差の解消，データ処理のコンピュータ化などの点から，検査室では試験紙を自動的に読み取る装置，全自動で尿試験紙検査を行う装置が用いられることが一般的となっています．なお，現在たんぱく，ブドウ糖，潜血については薬局でも購入でき，医療機関を受診しなくても自分で検査できるようになっています．このように便利な試験紙検査ですが，偽陽性・偽陰性となる場合も多く，限界があることは知っておくべきでしょう．

表 3-7 ● 尿ブドウ糖陽性となる疾患

血糖が高い場合	糖尿病（1型，2型）	
	一過性高血糖（食事性，胃切除後）	
	二次性糖尿病	肝疾患（慢性肝炎，肝硬変）
		膵疾患（慢性膵炎，膵癌，膵切除後）
		内分泌疾患（バセドウ病，クッシング症候群，甲状腺機能亢進症，先端巨大症）
		中枢神経疾患（脳腫瘍，脳出血）
血糖が高くない場合（尿細管での再吸収能低下）	腎性糖尿	
	尿細管障害（薬物性腎障害，重金属中毒，ファンコニ症候群）	
	妊娠	

が非常に高値になった場合か，血糖は高くないが尿細管でのブドウ糖再吸収能が低下している場合（腎性糖尿）がある（表3-7）.

なお，尿ブドウ糖の濃度と血糖の濃度の対応はかなり個人差が大きいため，尿ブドウ糖から血糖を推定することは難しいことを注意しておきたい．

3 潜 血

健常人でもごくわずかには尿中に血液が混ざっているが，様々な疾患により尿中に混入する血液が増加する．尿中に1/1000ほどの量の血液が混入すると肉眼的にも血尿として認められるが（肉眼的血尿），試験紙や顕微鏡によってそれより少ない量の血尿も発見できる（顕微鏡的血尿）．

[測定法]

試験紙法：赤血球中にあるヘモグロビンのペルオキシダーゼ様作用を利用して検出する．1 μl 中に5～10個の赤血球が存在すると陽性になるとされている．現在国内で用いられている試験紙では，1＋がヘモグロビン濃度でほぼ0.06mg/dl（赤血球に換算すると約20個/μl）となるように統一されている．原理上，血尿以外にもヘモグロビン尿，ミオグロビン尿でも陽性となる．また，アスコルビン酸（ビタミンC）などの還元性物質が尿中に多量に存在すると偽陰性化しやすいので注意が必要である．

[基準値] 陰性

[異常値の示す意味]

潜血反応が陽性となる疾患を表3-8にまとめた．

4 pH

体内のpHは，食事や代謝の変化があっても呼吸と腎臓の働きによって一定に保たれている．腎臓では，尿細管で尿のpHを調節することでこのホメオスタシスを保っている．

表3-8 ● 潜血反応陽性となる疾患

血尿	腎からの出血	急性腎炎,慢性腎炎,ループス腎炎,腎結石,腎盂腎炎,腎腫瘍,腎盂腫瘍,外傷
	尿路からの出血	尿路結石,尿管腫瘍,膀胱腫瘍,外傷,炎症
ヘモグロビン尿		溶血を起こす疾患（溶血性貧血,行軍血色素尿症,血液型不適合輸血）,心臓弁置換後（機械弁）
ミオグロビン尿		筋損傷・挫滅,横紋筋融解

［測定法］

　試験紙法：pH指示薬のpHによる色調変化を読み取る．

　pHメーター：詳細に尿のpHを知る必要がある場合はpHメーターを用いる．

［基準値］5.0〜7.5．ただし，健常人でもかなり変動が大きい．

［異常値の示す意味］

　尿pHは，食事内容や運動，睡眠などによって変化するため，1回の測定で異常と判断することは難しく，持続的に一定の傾向になっているか，また血液のpHとの関係がどうかという点から判断する必要がある．持続的にpHが傾いているときの疾患を表3-9に示す．また，治療の目的で尿pHを調節することがあり，表3-10にまとめた．

表3-9 ● 尿pHの持続的異常

持続的に酸性（pH＜5.0）を示す	呼吸性アシドーシス（気管支喘息,肺気腫などによる換気障害） 代謝性アシドーシス（糖尿病性ケトアシドーシス,乳酸アシドーシス） 酸性食品の摂取
持続的にアルカリ性（pH＞7.5）を示す	呼吸性アルカローシス（過呼吸） 代謝性アルカローシス（激しい嘔吐,原発性アルドステロン症,利尿薬） アルカリ性食品の摂取 尿路感染症および尿の保存（細菌尿）

尿検査の偽陽性・偽陰性反応

　偽陽性・偽陰性とは，様々な物質の影響（妨害）によって生じる反応のことです．本来は陰性となるべきものが陽性化した場合を偽陽性といい，陽性となるべきものが陰性化した場合を偽陰性といいます．検査の理想からすれば，偽陽性・偽陰性はないのが望ましいのですが，どのような検査でもこれらを100％回避することは難しいのが現実です．尿検査では，様々な物質，特に薬物やその代謝物が多量に排泄されることで偽陽性・偽陰性が生じやすいので，結果の解釈にあたっては注意が必要となります．

表 3-10 ● 治療目的で尿のpHを調節する場合

尿をアルカリ化する場合	尿酸結石，シスチン結石，メトトレキサート大量療法
尿を酸性化する場合	リン酸アンモニウムマグネシウム結石

5 ケトン体

ケトン体は，アセトン，アセト酢酸，β-ヒドロキシ酪酸（3-ヒドロキシ酪酸）の総称である．脂質がエネルギーとして利用されたときに産生されるもので，正常では肝臓で代謝されている．

［測定法］

試験紙法：ほとんどがニトロプルシド反応による．ケトン体のなかで最も多いβ-ヒドロキシ酪酸は反応せず，アセト酢酸がよく反応する．薬物による偽陽性が認められる．

［基準値］陰性

［異常値の示す意味］

尿中ケトン体が陽性になるのは，脂質分解が亢進することによって血中でケトン体が増加することによる．その背景として糖質の利用障害があることも多く，最も重要なのが糖尿病性ケトアシドーシスである．

健常人でも，運動・非常に空腹な場合（食事制限時）・妊娠時などで陽性になることがあるが，疾患として異常となるものを表3-11にまとめた．

6 ビリルビン，ウロビリノーゲン

血中のビリルビンは，アルブミンなどのたんぱくと結合している間接型（非抱合型）ビリルビンと，グルクロン酸抱合を受けた水溶性の直接型（抱合型）ビリルビンの2つの形がある．尿中に排泄されるのは直接型ビリルビンであるが，健常人では血中にごくわずかしか存在しないため，尿中でも検出できない．ウロビリノーゲンは，胆汁中に排泄されたビリルビンが腸管内で細菌によって還元されて産生され，その一部が腸管から吸収されて（腸肝循環）尿中に排泄される．いずれも黄疸と関連する検査である．

［測定法］

ビリルビン：試験紙法；ジアゾ反応を用いているものがほとんどである．錠剤による確認法もある．

表 3-11 ● 尿ケトン体が陽性となる疾患

糖質の利用障害	糖尿病，糖原病
脂質分解亢進，糖質摂取不足	高脂肪食，絶食・飢餓・周期性嘔吐，内分泌疾患（甲状腺機能亢進症，先端巨大症，クッシング症候群，褐色細胞腫）

表3-12● 尿ビリルビンが陽性となる疾患

肝疾患（肝炎，肝硬変，肝癌，うっ血肝）
胆道閉塞（胆石，胆嚢胆管癌，膵癌，肝内胆汁うっ滞）
体質性黄疸（デュビン-ジョンソン症候群，ローター症候群）

表3-13● 尿ウロビリノーゲンが陽性となる疾患

溶血性黄疸，新生児黄疸
肝疾患（肝炎，肝硬変，肝癌）
腸閉塞，便秘

　ウロビリノーゲン：試験紙法；エールリッヒのアルデヒド反応あるいはジアゾ反応を用いている．なお，現在用いられている試験紙は，感度が十分でなくウロビリノーゲンの陰性化は検出できない．
[基準値] ビリルビン；陰性，ウロビリノーゲン；±
[異常値の示す意味]
　尿ビリルビンが陽性となる疾患を表3-12に示すが，これらは直接ビリルビンが増加する疾患である．尿ウロビリノーゲンは胆道閉塞時では陰性になるが，上述のように試験紙では陰性化を検出することはできない．
　尿ウロビリノーゲンは，発熱・運動時などでも陽性になるが，疾患として陽性になるものを表3-13にまとめた．試験紙による検査ではどちらの項目も薬物による偽陽性がかなり多いため，血中のビリルビンを確認する必要がある場合が多いことに注意する．

7 白血球（試験紙による定性反応）

　正常では尿中に白血球はわずかしか存在しないが，尿路系の炎症があると増加する．これを試験紙による定性反応で把握するものである．
[測定法]
　試験紙法：白血球のうち主として好中球のエステラーゼ活性を検出する．薬物によって偽陰性化することがある．
[基準値] 陰性
[異常値の示す意味]
　白血球定性検査が陽性になる疾患は尿路の炎症で，尿路感染症（尿道炎，前立腺炎，膀胱炎，腎盂腎炎）の頻度が高いが，感染症以外の尿路系の炎症（結石，腫瘍に対する反応，アレルギーなど）でも陽性になる．

8 亜硝酸塩

　尿中には食事に由来する硝酸塩が含まれていることが多い．通常尿は無

菌であるが，感染によって細菌が増殖すると硝酸塩を還元して亜硝酸塩を産生する．

［測定法］

　試験紙法：グリース（Gries）反応によって亜硝酸塩を検出する．

［基準値］陰性

［異常値の示す意味］

　尿中で細菌が増殖していることを示すので，疾患としては細菌による尿路感染症（尿道炎，前立腺炎，膀胱炎，腎盂腎炎）のときに陽性となる．ただし，採尿後検査されるまでに時間がたってしまうと細菌が増殖してしまうために陽性となることがある．

　なお，亜硝酸塩が陽性となるためには，膀胱内にある程度尿がたまっていること，硝酸塩を還元する細菌であること，食事に由来する硝酸塩があることなどの条件がそろわなければならないため，細菌培養に比べるとかなり感度の悪い検査である．

E　試験紙以外の尿定性検査

1　ポルフォビリノーゲン

　ヘムは赤血球のヘモグロビンを初めとするいろいろなヘムたんぱくの構成成分である．ポルフィリンはヘムの中間代謝産物の総称で，ポルフォビリノーゲンはその一つである．

［測定法］ワトソン-シュワルツ（Watson-Schwarz）反応．

［基準値］陰性

［異常値の示す意味］

　ポルフィリンの代謝に障害があるポルフィリン症のうち，多くでポルフォビリノーゲンの産生が増加して急性期には尿中にポルフォビリノーゲンが出現してくる（急性間欠性ポルフィリン症，遺伝性コプロポルフィリン症，多様性ポルフィリン症）．

2　妊娠反応

　妊娠反応（妊娠を確認する検査）として，尿中のヒト絨毛性ゴナドトロピン（hCG）の定性反応がある．内分泌検査ともいえるが，簡易検査の形で一般検査として扱われることが多い．

［測定法］

　免疫学的方法：現在は免疫クロマト法など，結果が肉眼的に簡便に判定できるものが多い．hCGが非常に高値であると，偽陰性になることがある．

［基準値］陽性（妊娠4週以降），陰性（非妊娠）
［異常値の示す意味］

　現在実施されている検査法はほとんどが高感度のもので，妊娠4週にはほぼ100％陽性となる．妊娠週数がこれ以降で陰性の場合は，流産，子宮外妊娠，妊娠週数算定のずれが考えられる．

　一方，妊娠が考えられない場合で陽性となるのは，絨毛性疾患（胞状奇胎，絨毛癌など），異所性hCG産生腫瘍がある．

F　尿沈渣

　尿中には水に溶けている成分だけでなく，有形（固形）成分も混入していることが多い．この有形成分を尿の遠心分離によって採集したものが尿沈渣であり，これを顕微鏡で観察する．主に腎尿路系の変化，一部代謝の変化を把握することができる．

［測定法］

　沈渣鏡検法：尿10mlを1500rpm（500G）5分間遠心後，上清を除去して沈渣を作成する．その一部をスライドガラスにとってカバーガラスをかけて鏡検する．

　自動分析装置：尿を遠心せず，フローサイトメトリーあるいは顕微鏡カメラによる撮像によって尿中有形成分をとらえて自動的に解析する．最近かなり普及してきている．

［基準値］代表的な成分について，異常と判断すべき基準を表3-14に示す．
［異常値の示す意味］

　代表的な沈渣成分についての臨床的意義を表3-15に，顕微鏡像を図3-1に示す．また，臨床的に特に重要な成分については以下に補足する．

　①赤血球：赤血球の存在は尿路の出血を示す．その原因としては，前出の表3-8に示した潜血反応陽性となる疾患のうち，血尿に示す疾患

表3-14●尿沈渣成分の判定基準

尿沈渣成分	異常と判断すべき値
赤血球	5個/HPF*（20個/μl）以上
白血球	5個/HPF 以上
上皮細胞	扁平上皮以外の上皮の存在
円柱	硝子円柱：1個/HPF以上，その他の円柱の存在
結晶	異常結晶の存在
微生物	細菌　1+（5個/HPF）以上，その他の微生物の存在

＊HPFは顕微鏡400倍の1視野

表 3-15 ● 代表的な尿沈渣成分とその臨床的意義

成分			臨床的意義
血球	赤血球		血尿をきたす疾患（糸球体腎炎，尿路結石，尿路悪性腫瘍など）
	白血球		尿路系の炎症の存在を示し，原因として尿路感染症が多い．
上皮細胞	通常上皮	扁平上皮	尿道・外陰部に由来するもので，多数検出されても病的意義はない．
		尿路上皮（移行上皮）	腎盂〜尿道内側に由来し，膀胱，尿路結石などで多く認められるが，必ずしも病的意義はないこともある．
		尿細管上皮	尿細管障害（薬物性腎障害，ショック，急性尿細管壊死）
	変性上皮	卵円形脂肪体	ネフローゼ症候群
		封入体細胞	ウイルス感染症
	その他	異型細胞	悪性腫瘍（尿路系，周囲臓器）
円柱	硝子円柱		健常人でも少数認められることはあり，激しい運動の後などでは特によくみられる．多数みられる場合は糸球体腎炎など．
	上皮円柱		尿細管障害
	顆粒円柱		慢性糸球体腎炎，尿細管障害
	ろう様円柱		進行した糸球体腎炎
	脂肪円柱		ネフローゼ症候群
	赤血球円柱		糸球体腎炎
	白血球円柱		腎盂腎炎
微生物・寄生虫	細菌		尿路感染．ただし，保存によって増加するので注意
	真菌		真菌感染（カンジダなど）
	トリコモナス		腟トリコモナスによる尿道炎，腟炎
結晶・塩類	通常結晶・塩類	尿酸結晶・尿酸塩	これらの塩類・結晶は健常人でもしばしばみられ，病的意義はない．
		シュウ酸カルシウム	
		リン酸塩	
		リン酸アンモニウムマグネシウム	
	異常結晶	シスチン	シスチン尿症
		ロイシン・チロシン	肝障害
		2,8-ジヒドロアデニン	先天性プリン代謝異常症（アデニンフォスフォリボシルトランスフェラーゼ（APRT）欠損症）
		ビリルビン	高度の黄疸時（肝障害，閉塞性黄疸）
		コレステロール	乳び尿（フィラリア症），ネフローゼ症候群

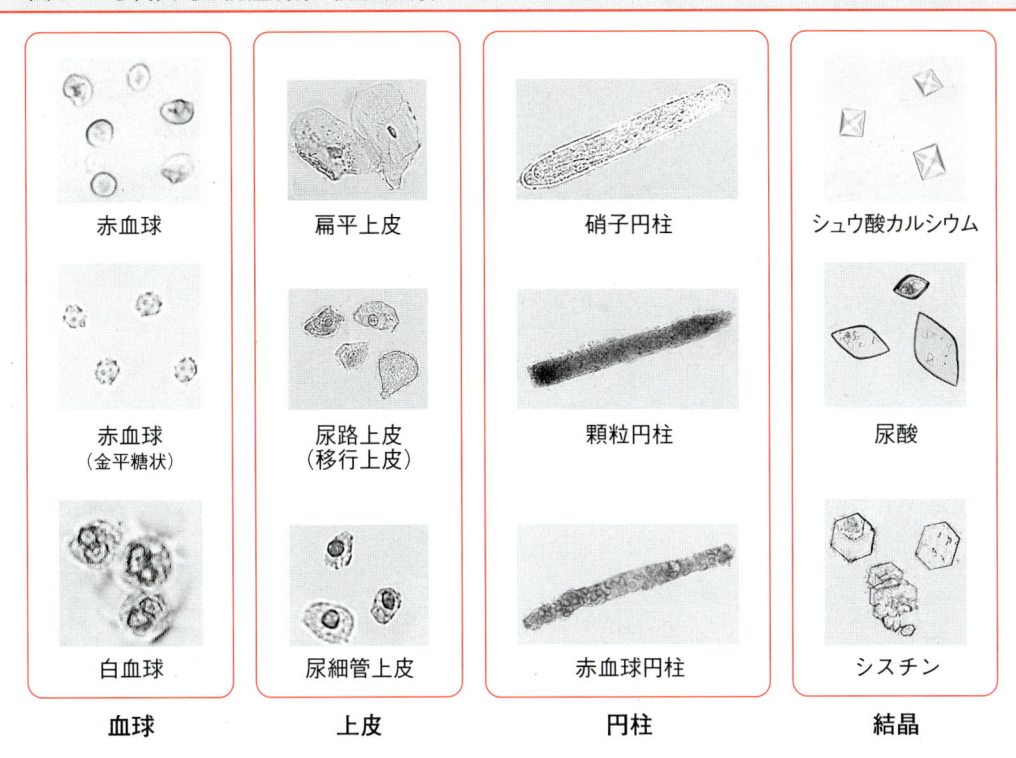

図3-1 ●代表的な沈渣成分（顕微鏡像）

血球	上皮	円柱	結晶
赤血球	扁平上皮	硝子円柱	シュウ酸カルシウム
赤血球（金平糖状）	尿路上皮（移行上皮）	顆粒円柱	尿酸
白血球	尿細管上皮	赤血球円柱	シスチン

がある．糸球体腎炎など糸球体からの出血では，こぶ状，ドーナツ状などの変形している赤血球が多く認められるので，変形赤血球の有無によって出血している部位が推定できる．

②白血球：尿中に出現する白血球は主として好中球であり，増加する場合は尿路の炎症性疾患の存在，特に尿路感染症を疑う．細胞質が光っている細胞を輝細胞とよぶが，これは腎盂腎炎でしばしば認められる．

③円柱：円柱は尿沈渣特有のもので，基質であるムコたんぱくが尿細管腔内で凝集してできたものである．たんぱくだけが凝集したものが硝子円柱であり，血球，尿細管上皮などの成分を含む場合はその名称がついた円柱となる．円柱内に存在する細胞は，それが尿細管腔内で存在したことを意味する．

④結晶：健常人でもよくみられる通常結晶と，代謝異常など疾患による異常結晶がある．

⑤微生物：一定以上の細菌およびその他の微生物はその感染を意味するが，細菌・真菌は尿の保存によって増加する場合もあるので，採尿してから検査実施まで時間がかかった場合には結果の判断ができなくなってしまう．

② 糞便検査

　糞便は，食物残渣，消化管脱落上皮，消化液，腸内細菌などに由来するものである．現在の糞便検査の主な目的は，消化管の出血，感染症（寄生虫含む）の診断である．

A 便潜血

　便潜血検査とは，消化管出血の有無を確認するために，肉眼的にはわからない少量の糞便中血液（ヘモグロビン）を検出することである．
［測定法］免疫学的方法（現在はこの方法が大半となっている）と化学的方法がある．コラム「便潜血検査の方法による違い」参照．
［基準値］陰性
［異常値の示す意味］
　便潜血反応が陽性であることは，消化管のいずれかの部位で出血していることを意味する．表3-16に出血部位と疾患を示す．

便潜血検査の方法による違い

　現在便潜血検査は，ほとんどの場合免疫学的な方法で行われていますが，以前行われていた化学的方法を実施することもあり，それぞれの特徴を知っておくことが望ましいでしょう．

①免疫学的方法：ヒトのヘモグロビンに特異的な反応であり，食事や薬物の影響をまったく受けない長所があります．最近化学的方法がほとんど行われないのはこのためです．特に大腸癌のスクリーニング検査として普及しています．欠点としては，食道・胃十二指腸などの上部消化管からの出血では，ヘモグロビンが変性してしまうため検出力がかなり悪くなってしまう点，また，便のまま保存しておくと，細菌によってヘモグロビンが分解されるために陰性化してしまう点があげられます．

②化学的方法：ヘモグロビンのペルオキシダーゼ様作用（尿の潜血反応と同じ原理）を用いています．現在はやや感度のよいテトラメチルベンジジン法と若干感度を落としてあるグアヤック法とがあります．肉，鉄剤などの薬物で偽陽性になるので，正確な検査のためには食事制限が必要ですが，免疫学的方法で検出しにくい上部消化管出血を便で確認するために実施されることがあります．

表3-16●便潜血が陽性となる出血部位と疾患

鼻・口腔	鼻出血,歯肉出血
食道	静脈瘤破裂,癌,潰瘍,マロリー-ワイス（Mallory-Weiss）症候群
胃	癌,潰瘍,出血性炎症
小腸	腺腫,肉腫,潰瘍,クローン（Crohn）病,虚血性炎症
大腸	ポリープ（腺腫）,炎症,癌,潰瘍性大腸炎,クローン病,結核,痔核,痔瘻
全身性	出血傾向（血小板減少,凝固障害）

＊ 現在主に行われている免疫学的便潜血反応では,小腸より上部の出血は検出されにくい.

B 寄生虫検査

近年,海外渡航の増加,グルメブームなどに伴って寄生虫疾患が増えている．消化管に感染する寄生虫が多いため,糞便中の虫卵・虫体を確認することは寄生虫疾患の診断に重要である．

1 虫卵検査

［測定法］
　直接塗抹法：糞便を直接塗抹して鏡検する．
　集卵法：遠心沈殿法,浮遊法などによって寄生虫卵を集めることで発見率を高める．目的とする寄生虫によって適した方法を選ぶ必要がある．
　セロファンテープ法：糞便検査ではないが,蟯虫卵など肛門周囲に生み付けられた虫卵を検出する．

［基準値］陰性
［異常値の示す意味］
　虫卵が検出される主な寄生虫を,表3-17に示す．

2 原虫検査

［測定法］
　直接塗抹法：虫体,シスト,オーシストを確認する．
　集卵法：クリプトスポリジウムはショ糖浮遊法でオーシストを集める．

表3-17●糞便中に虫卵が検出される主な寄生虫

線虫	回虫,鞭虫,鉤虫（ズビニ,アメリカ）,東洋毛様線虫,蟯虫
吸虫	日本住血吸虫,肝吸虫,肺吸虫,横川吸虫,肝蛭
条虫	無鉤条虫,有鉤条虫,小型条虫,縮小条虫

［基準値］陰性
［異常値の示す意味］
　赤痢アメーバ，大腸アメーバ，ランブル鞭毛虫，クリプトスポリジウム，イソスポラなどが，消化管に感染する原虫による寄生虫感染症である．

3　髄液検査

髄液：その略称として，英語 cerebrospinal fluid から CSF，ラテン語 liquor cerebrospinalis からリコールなどが用いられることがある．

　髄液（脳脊髄液）*は，脳および脊髄の周囲（クモ膜下腔）および脳の内部（脳室）に存在する無色透明で水様の弱アルカリ性の液体である．生理的には，脳・脊髄の物理的保護，栄養物質の輸送，環境の維持などの役割がある．主に脳室脈絡叢で産生され，クモ膜顆粒から吸収され，成人で100〜150ml 存在する．脳・脊髄の様々な疾患で成分が変化するので，髄液検査の目的は中枢神経系疾患，特に髄膜炎などの感染症の把握にある．その他には，クモ膜下出血，腫瘍，脱髄疾患，変性疾患の診断にも用いられる．

1　外観（色調，混濁）

［測定法］肉眼的観察
［基準値］無色透明
［異常値の示す意味］
　髄液外観の変化と疾患を表3-18に示す．

2　細胞数

［測定法］サムソン液で染色して細胞計測用計算盤に注入し，鏡検して算定する．
［基準値］5個/μl 以下，リンパ球主体．
［異常値の示す意味］
　表3-19に，髄液細胞数の増加する疾患を示す．

3　たんぱく

［測定法］色素結合法（ピロガロールレッド法など）による自動分析法
［基準値］15〜45mg/dl

表3-18●髄液外観の変化と疾患

赤色	クモ膜下出血，脳内出血
黄色（キサントクロミー）	時間のたっている髄腔内出血（クモ膜下出血，脳内出血），黄疸
混濁	髄液内細胞数の増加（炎症特に髄膜炎，脳炎）

表3-19 ● 髄液細胞数の増加する疾患

主として好中球の増加	化膿性髄膜炎，真菌性髄膜炎，ウイルス性髄膜炎初期
主としてリンパ球の増加	ウイルス性髄膜炎，結核性髄膜炎
腫瘍細胞の出現	脳脊髄腫瘍，悪性腫瘍の髄膜進展（白血病，リンパ腫など）

表3-20 ● 髄液たんぱくの増加する疾患

感染症	髄膜炎（化膿性，ウイルス性，結核性，真菌性），神経梅毒，脳炎
出血	クモ膜下出血，脳出血
脱髄疾患	多発性硬化症
末梢神経障害	多発神経炎，ギラン - バレー（Guillan-Barré）症候群
腫瘍	脳脊髄腫瘍，悪性腫瘍の髄膜播種

［異常値の示す意味］
　増加する場合が臨床的に重要であり，その疾患を表3-20に示す．

4 ブドウ糖

［測定法］ヘキソキナーゼ法，グルコースオキシダーゼ酸素電極法などによる自動分析法
［基準値］50〜70mg/dl（同時に採血した血糖の1/2〜2/3）
［異常値の示す意味］
　血糖を基準として，減少している場合が臨床的に問題となる．その原因として，髄膜炎（化膿性・真菌性・結核性），悪性腫瘍の髄膜播種などがある．髄膜炎でも，ウイルス性のものは通常減少しない．

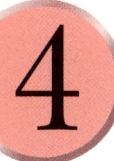

4 穿刺液検査

A 体腔（漿膜腔）穿刺液

　体腔とは，広い意味ではからだの中の空間部分すべてを意味する場合もあるが，一般的には胸腔・腹腔・心膜腔の漿膜腔を指す．これらの部位には，通常でもわずかの液体が存在しているが，種々の病因によって，その量が増加したときに，それぞれ胸水・腹水・心嚢液として認められる．貯留の原因によって漏出液と滲出液に分けることが多い（コラム「漏出液と滲出液」参照）．
　なお，正常な状態では採取できるほどの体腔液は存在しないので，基準

値とすべき値はなく，体腔液の基準値の項は省略する．

1 外　　観

［測定法］肉眼的観察
［異常値の示す意味］
　体腔穿刺液の外観と疾患について表3-21に示す．

2 細 胞 数

［測定法］計算盤法
［異常値の示す意味］
　胸水・心嚢液では1000/μlを，腹水では300/μlを漏出液と滲出液の鑑別の値とする（コラム「漏出液と滲出液」参照）．なお，悪性腫瘍の播種によるものでは，腫瘍細胞が検出されることもある．

3 比　　重

［測定法］屈折計法
［異常値の示す意味］
　体腔穿刺液の比重はほぼたんぱく濃度に比例するので，たんぱく濃度の簡便な検査と考えてよい．1.015を漏出液と滲出液の鑑別の値とすることが多い（コラム「漏出液と滲出液」参照）．

4 たんぱく

［測定法］屈折計法，色素結合法による試薬を用いた自動分析法
［異常値の示す意味］
　漏出液ではたんぱく濃度が低く，滲出液ではたんぱく濃度が高い．濃度としては3.0g/dl，血清たんぱく濃度に対する比0.5を漏出液と滲出液の鑑別の値とすることが多い（コラム「漏出液と滲出液」参照）．

5 ブドウ糖

［測定法］ヘキソキナーゼ法，グルコースオキシダーゼ酸素電極法などに

表3-21 ● 体腔穿刺液の外観と疾患

淡黄色透明	漏出液，細胞の少ない滲出液
血性	悪性腫瘍播種，肺梗塞（胸水），結核，外傷
混濁，膿性	細菌感染
乳び	リンパ管閉塞（外傷，腫瘍，結核，フィラリア症など）

よる自動分析法
［異常値の示す意味］
　60mg/d*l* 以下あるいは血糖に対する比0.5以下の場合，感染（一般細菌，結核），悪性腫瘍，膠原病などによるものであることを示す．比が0.5より大きい場合は，漏出液か上記以外の原因の滲出液である．

漏出液と滲出液

　病的に体腔液が貯留している場合，貯留している液体の性状から漏出液と滲出液に分類して診断を進めることが多くあります（特に胸水の場合など）．漏出液は，低たんぱく血症や静脈圧の亢進などの主に全身的な疾患によって生じる非炎症性のもので，たんぱく濃度が低くサラサラしています．原因疾患としては，ネフローゼ症候群，肝硬変，うっ血性心不全などがあります．滲出液は主に体腔局所の炎症反応によるもので，たんぱく濃度が高くネバネバしています．原因疾患としては，感染（一般細菌，結核），腫瘍，膠原病などがあります．これらの鑑別に一般検査としては，比重，たんぱく濃度，細胞数などが用いられてきました（＜参考＞（表a））．最近は表bに示した化学検査による滲出液の判定基準の信頼性が高いとされています．

＜参考＞リバルタ（Rivalta）反応が，時折，漏出液と滲出液の鑑別の検査として記載されるが，判定の客観性に乏しく，偽陽性・偽陰性も多いことから他の検査に置き換えられているので省略した．

表a　漏出液・滲出液の原因と一般検査による鑑別

		漏出液	滲出液
原因		ネフローゼ症候群，うっ血性心不全，肝硬変	感染（一般細菌，結核），膠原病（全身性エリテマトーデス，関節リウマチ），悪性腫瘍（癌性胸膜炎，癌性腹膜炎，白血病浸潤）
外観		淡黄色透明	黄色，混濁，血性
細胞数	胸水・心囊液	<1000/μl	>1000/μl
	腹水	<300/μl	>300/μl
比重*		1.015以下	1.018以上
たんぱく濃度*		2.5g/dl以下	4.0g/dl以上

*本文では比重，たんぱく濃度についてそれぞれワンポイントとしての鑑別値を示したが，この表では少し境界値を含めてある．

表b　化学検査による滲出液の判定基準

①胸水たんぱく濃度／血清たんぱく濃度の比＞0.5
②胸水LDH（乳酸脱水素酵素）活性／血清LDH活性＞0.6
③胸水LDH活性＞血清LDH基準範囲上限の60％

＊上記いずれかが当てはまる場合，滲出液とする．

6 pH

［測定法］血液ガス分析装置による
［異常値の示す意味］

　主に胸水で測定される．pH7.30以下の場合，感染（一般細菌，結核），悪性腫瘍，膠原病，食道破裂などによる胸水が考えられる．

B 関節液検査

　関節液は，正常では血漿成分から漏出した成分と，関節滑膜細胞が産生された成分から構成される粘稠性のある液体である．関節液を検査する目的は，様々な疾患で関節液が増加して貯留した場合に，その原因を特定するためである．外観の確認のほかに検査される項目としては，粘稠性，細胞数，たんぱく，ブドウ糖，結晶などの同定である．関節液検査の全体については，表3-22に関節液貯留の原因と検査所見としてまとめて示し，結晶について補足する．

1 結　晶

［測定法］偏光顕微鏡による観察
［基準値］陰性
［異常値の示す意味］

　結晶によって引き起こされる関節炎は非化膿性炎症性関節炎のなかの一つで，尿酸ナトリウムによる痛風とピロリン酸カルシウムによる偽痛風

表3-22 ● 関節液貯留の原因と検査所見

分類	非炎症性	非化膿性炎症性	化膿性	出血性
原因疾患	変形性関節症	膠原病（関節リウマチ，全身性エリテマトーデス，強直性脊椎炎），結晶性（痛風，偽痛風）	細菌性関節炎（ブドウ球菌，レンサ球菌，淋菌），結核性関節炎，真菌性関節炎	外傷
外観	淡黄色透明	軽度混濁，黄色	混濁，黄色〜緑黄色	血性
粘稠性	高	低	低	低
細胞数（/μl）細胞の種類	200〜2000 好中球少ない	2000〜1万 好中球多い	>5万 ほとんど好中球	200〜2000 血液に近い好中球割合
たんぱく（g/dl）	1〜3	3〜5	3〜5	4〜6
ブドウ糖	血糖に近い	血糖より低い	血糖より著明に低い	血糖に近い

が代表的なものである．尿酸ナトリウム結晶は，針状で強い負の複屈折性をもっており，ピロリン酸カルシウム結晶は，棒状〜平行四辺形で弱い正の複屈折性を示す．これらの結晶が同定できると疾患が確定するので，診断的に重要である．

第4章

血液検査

1 末梢血液検査

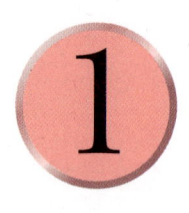

　末梢血液中には赤血球，白血球，血小板の3系統の血球が存在し，それぞれ組織への酸素の運搬，貪食・殺菌作用や免疫反応の制御，止血機構に重要な役割を果たしている．

　末梢血液検査は全血検査（complete blood count；CBC）ともよばれ，血球数（WBC；白血球, RBC；赤血球, Plt；血小板），ヘモグロビン量（Hb），ヘマトクリット値（Ht），ウィントローブ（Wintrobe）の平均赤血球指数（MCV, MCH, MCHC）の基本8項目と白血球分画や白血球形態の異常，網赤血球の増減，赤血球形態の異常などを測定する．

　全血検査は，外来および入院患者の病態を把握するうえできわめて重要で基本的な検査の一つである．採血は静脈血採取を原則とし，抗凝固剤（ethylenediamine tetraacetic acid；EDTA）入りの採血管を用いて行う．

A 赤血球, ヘモグロビン, ヘマトクリット, 網赤血球

1 赤血球数算定

　赤血球数の算定にあたっては，現在は，1960年代に広く普及した自動血球計数器を用いて測定することが多い．視算法は，自動血球計数器で異常を示したときや測定できなかった場合に用いられる．視算法には，直接細胞を確認できる利点があるが，測定者による誤差が大きく，検査する側の負担も大きいという欠点をもつ．

1） 視 算 法

　視算法とは，血液を一定の割合で希釈後血球計算板に注入し，顕微鏡下で一定容積内にある血球数を数え，この数を基に1 μl 中の赤血球数を算出する方法である．血球計算板は**ビュルケル-チュルク（Bürker-Türk）式**が多く用いられる．

　血液の希釈は，チップ交換式マイクロピペットを使用して行う．従来用いられていたメランジュールという希釈器は，血液を一定の目盛りまで口で吸う操作をするため，衛生・感染などのリスクを考慮して現在ではあまり使用されない．

2） 自動血球計数器を用いて測定する方法

前述の視算法に比較して，正確で迅速に検体の処理を行える．近年では血球数（WBC，RBC，Plt），ヘモグロビン量，ヘマトクリット値，平均赤血球指数（MCV，MCH，MCHC）に加え，白血球分画，網赤血球比率，赤血球や血小板の大小不同なども測定可能である．

日本で用いられている機種の主な測定原理は，オームの法則を応用した電気抵抗法である．血球が細孔（小さな穴：アパーチャー）を通って陰極側から陽極側に移動する際の電圧の変化をパルスとして記録し，これをもとに計数する．その他の原理として散乱光法がある．

2 | ヘモグロビン量測定

ヘモグロビン濃度の測定は，シアンメトヘモグロビン法が国際血液標準化委員会により1966年国際標準法として推奨されている．赤血球を溶血させ，ヘモグロビンをフェリシアン化カリウムとシアン化カリウムでシアンメトヘモグロビンに転化させた後，光電光度計を使って比色する．標準液の検量線からヘモグロビン濃度を求める．

現在ヘモグロビン濃度は，自動血球計数器で測定することがほとんどであるが，シアンメトヘモグロビン法は転化速度が遅く，毒物のシアン化合物を廃液中に含むため廃液処理が必要であり，自動化には向かない．そこで最近の自動血球計数器には，シアンを用いないラウリル硫酸ナトリウム法が主に用いられている．

3 | ヘマトクリット値測定

ヘマトクリット値は，全血液容積に占める赤血球容積の比率をパーセントで表したものであり，貧血の際，減少する．測定方法としては，簡便なミクロヘマトクリット法が普及していたが，現在では自動血球計数器を用いての測定が主流である．

1） ミクロヘマトクリット法（高速遠心器による毛細管法）

赤血球容積に影響しない抗凝固剤を使用した血液を毛細管の約2/3まで入れる．毛細管の一端にパテを詰めて封じた後，ミクロヘマトクリット用遠心器を用いて回転数1万1000回転で5分間遠心する．遠心器が止まったら毛細管を取り出し，グラフに合わせて赤血球層の上界の目盛りを読み，ヘマトクリット値を求める．

2） 自動血球計数器を用いて測定する方法

自動血球計数器では平均赤血球容積（MCV）と赤血球数から算出する方法が多い．以下の式で求められる．

ヘマトクリット値（％）＝ $MCV(fl) \times RBC(10^6/\mu l)/10$

4 | 網赤血球比率，絶対数

網赤血球とは赤芽球が脱核した直後で，細胞質内にリボソームやミクロソームの残存する幼若な赤血球を指す．メチレン青やブリリアントクレシル青などの色素で超生体染色すると，点状あるいは網状にRNAが染色される．網赤血球は骨髄に1〜2日存在し，末梢血に出てからさらに1〜2日で成熟する．網赤血球絶対数の増減により骨髄における赤血球造血の程度を予測できる．現在では自動血球計数器で測定される．表4-1に基準値を示す．

5 | 赤血球数の異常値が示す意味

1） 赤血球増加（多血症）

①血液疾患：真性多血症
②みかけ：ストレス多血症

上記鑑別にはアイソトープを用いた循環赤血球量の測定が有用であるが，一部の施設のみでしか施行されていない．エリスロポエチン*値の測定も診断の一助となる．

> エリスロポエチン（erythropoietin；EPO）：腎臓でつくられるアミノ酸165個からなる体液性因子の一つ．EPOの主な働きは，赤血球の分化・増殖を促進することである．合成EPOは腎性貧血の治療薬などの用途で広く利用されている．

表4-1 ● 赤血球数，ヘモグロビン，ヘマトクリット値，血小板数，網赤血球数，白血球数の基準値

白血球数	WBC	3.5〜9.2 ×10³/μl
赤血球数	RBC	男：420〜554 ×10⁴/μl 女：384〜488 ×10⁴/μl
血色素量（ヘモグロビン）	HB	男：13.8〜16.6 g/dl 女：11.3〜15.5 g/dl
ヘマトクリット値（赤血球容積比）	HCT	男：40.2〜49.4 ％ 女：34.4〜45.6 ％
血小板	PLT	15.5〜36.5 ×10⁴/μl
網赤血球数	RET	0.8〜2.0 ％
MCV MCH MCHC		83.1〜101.1 fl 28.0〜34.6 pg 32.1〜35.0 ％

資料提供／東京大学医学部附属病院検査部

③2次性：心肺疾患，エリスロポエチン産生腫瘍（腎腫瘍・脳腫瘍など）

2） 貧　血

貧血の場合，RBC，Hb，Htの値から以下に示すような赤血球指数を算出し，診断の一助とする．

平均赤血球容積（mean corpuscular volume；MCV）
　　＝Ht（％）／RBC（$10^6/\mu l$）×10 fl

平均赤血球血色素量（mean corpuscular hemoglobin；MCH）
　　＝Hb（g/dl）／RBC（$10^6/\mu l$）×10 pg

平均赤血球血色素濃度（mean corpuscular hemoglobin concentration；MCHC）
　　＝Hb（g/dl）／Ht（％）×100％

鉄欠乏性貧血は日常臨床において最もよくみられる貧血であるが，安易に鉄剤の投与を行うのでなく，鉄欠乏の原因検索を行ったうえでの対応が重要である．

①大球性高～正色素性貧血（MCV 高値，MCHC 高値～基準値）：巨赤芽球性貧血，2次性貧血のうち肝疾患に伴う貧血など
②正球性正色素性貧血（MCV および MCHC が共に基準値）：骨髄の低形成（再生不良性貧血，赤芽球癆），溶血性貧血，骨髄異形成症候群，急性出血，2次性貧血のうち腎疾患・内分泌疾患に伴う貧血など
③小球性低色素性貧血（MCV および MCHC が共に低値）：鉄欠乏性貧血，2次性貧血のうち慢性疾患貧血といわれるもの，鉄芽球性貧血，サラセミアなど

3）　網赤血球数（比率ではなく絶対数）

網赤血球数は，骨髄での赤血球造血の活発さの指標となる．

貧血 ─┬─▶ 網赤血球数の増加あり：赤血球造血の亢進（赤血球の破壊の増加など）
　　　└─▶ 網赤血球数の増加なし：骨髄機能の低下，赤血球成熟障害

B　白血球

健常人の末梢血白血球とは，顆粒球系細胞（好中球，好酸球，好塩基球），単球，リンパ球の総称である．

1 白血球数算定

現在は赤血球数算定同様，自動血球計数器を用いて測定することが多い．

1）視算法

血液を一定の割合で希釈後血球計算板に注入し，顕微鏡下で一定容積内にある血球数を数える．この数をもとに1 μl 中の白血球数を算出する方法である．希釈液はチュルク（Türk）液を用いる．チュルク液は赤血球を溶血させ（酢酸），白血球の核を染色して（ゲンチアナ紫），白血球（有核細胞）を鑑別しやすくするよう調整されている．血球計算板は**ビュルケル-チュルク式**が多く用いられる．血液希釈には赤血球数算定の際と同様にマイクロピペットを使用する．

2）自動血球計数器を用いて測定する方法

赤血球数と同じように測定するが，赤血球に比して数が少ないため，白血球専用容器内で血液の希釈倍率を赤血球・血小板より低くし，溶血処理後計測する．

2 白血球分画

白血球数の増減を認める場合，数の異常に加えて白血球分画（白血球の百分率）の異常を評価する必要がある．白血球の百分率は，普通染色を施した末梢血塗抹標本で視野の中の白血球を総数100～200個カウントして求める．末梢血液像の詳細は後述の②節を参照されたい．

3 好酸球数算定

好酸球は，アレルギー疾患や寄生虫感染症で増加する．一般に白血球数と血液塗末標本で数えた白血球分画の好酸球の比率を乗じて好酸球絶対数が求められる．フックス-ローゼンタール（Fuchs-Rosenthal）式計算板を用いて好酸球数を直接算定する方法もあるが，最近ではあまり行われない．

白血球の基準値は，前出の表4-1を参照されたい．表4-2に白血球分画を示す．

表4-2 ● 白血球百分率

杆状核好中球（Stab.）	4～14（%）
分節核好中球（Seg.）	40～60（%）
リンパ球（Lympho.）	30～40（%）
単球（Mono.）	2～10（%）
好酸球（Eosino）	0～5（%）
好塩基球（Baso.）	0～2（%）

資料提供／東京大学医学部附属病院検査部

4 白血球数の異常値が示す意味

ここでは白血球数の異常値を評価する際，考慮すべき分画の異常も含めてその意味を記載する．

1） 白血球増加

白血球数が基準値を超えて増加した場合に（1万/μl以上とすることが多い）白血球増加という．増加の程度，白血球分画の異常，赤血球・血小板の増減を伴うかどうかに注意する．

（1） 芽球の増加
急性白血病を疑ってすみやかに骨髄検査を行い，診断を確定する．

（2） 好中球増加
好中球増加の原因としては，血液疾患，感染症，悪性腫瘍の骨髄転移，慢性炎症，喫煙，副腎皮質ステロイド投与などがあげられる．

- 白血球分画にて左方移動や好酸球・好塩基球増加，血小板増加を伴う：慢性骨髄性白血病
- 赤血球と血小板の増加を伴う：真性多血症
- 分画にて左方移動や中毒性顆粒をもつ好中球の出現：感染症
- 分画にて左方移動や赤芽球の出現：骨髄線維症，骨髄癌腫症

（3） リンパ球増加
リンパ球増加の原因としては，血液疾患，ウイルス感染症などがあげられる．

- 白血球分画にて正常リンパ球と区別できない成熟小型リンパ球の増加を認める：慢性リンパ性白血病
- 大脳様の不規則な突起をもつ核（花びら状の核）をもつ異常リンパ球の増加：成人T細胞白血病
- 表在リンパ節や腹腔内リンパ節の腫脹を伴う：悪性リンパ腫の骨髄浸潤
- 白血球分画にて異形リンパ球の出現：伝染性単核球症，サイトメガロウイルス感染症など

（4） 好酸球増加
好酸球増加の原因疾患として，アレルギー疾患，寄生虫感染症，膠原病，骨髄増殖性疾患（慢性骨髄性白血病など），好酸球増加症候群，ホジキン（Hodgkin）病などがあげられる．

（5） 単球増加
- 単球性白血病，結核などの特殊な感染症

2） 白血球減少

白血球数が基準値以下に低下した場合に（4000/μl未満とすることが多い）白血球減少という．白血球減少の場合は，以下の点が考慮される．

- 好中球数が500/μl以下になると易感染性となり，日和見感染症にかかりやすくなるため，症例に応じて個室隔離や予防的経口抗菌薬の投与を検討する．
- 白血球減少に貧血，血小板減少（汎血球減少）を伴う：血液疾患の可能性（再生不良性貧血，巨赤芽球性貧血，急性白血病，骨髄異形成症候群など）があり，すみやかに骨髄検査を行う．
- 抗癌薬投与や放射線治療の有無の確認
- 薬剤投与歴の確認：薬剤性白血球減少症の鑑別上重要
- その他ウイルス感染症，脾機能亢進症，膠原病（全身性エリテマトーデスなど）

C 血小板

血小板は血管壁の損傷が生じると，粘着・凝集反応により血小板血栓を形成し，止血に関与する．血小板は骨髄中の巨核球より産生され，血液中に$15〜35×10^4$/μl存在する．

1 血小板数算定

赤血球数，白血球数同様，自動血球計数器を用いて測定することが多いが，異常値が出た場合などには，視算法を併用して再測定し確認する．

1） 視算法

（1）ブレッカー-クロンカイト（Brecher-Cronkite）法

血小板を直接算定する方法（直接法）の一つであり，正確度の点で優れ最も普及している．低張希釈液で血液を一定の割合に希釈し赤血球を溶血後，血球計算板に注入し位相差顕微鏡*下で一定容積内にある血小板数を数える．この数をもとに計算によって1μl中の血小板数を算出する方法である．血球計算板は**ビュルケル-チュルク式**が用いられる．血液の希釈にはマイクロピペットを使用する．

（2）フォニオ（Fonio）法

間接法の一つである．末梢血塗抹標本を作製し，標本の引き終わりから引き始めに向かって赤血球を1000個数え，その間にある血小板数を同時にカウントして血小板の赤血球に対する比率を出す．別に測定した赤血球数

位相差顕微鏡：細胞や組織などを，生きたまま無染色で観察できる顕微鏡．透明な標本の細部を明暗のコントラストにより観察できる．

にその比率を乗じて血小板数を求める．

2） 自動血球計数器を用いて測定する方法

血小板数とともに粒度分布グラフが得られ，平均血小板容積（mean platelet volume；MPV）や血小板分布幅（platelet depth width；PDW）も同時に測定可能である．

これらの測定値を参考に末梢血塗抹標本を鏡検し，血小板形態（大きさの確認も含めて），血小板凝集の有無，末梢血への巨核球の出現の有無などを観察する．末梢血液像の詳細は後述する．なお，血小板数の基準値については表4-1を参照のこと．

2 血小板数の異常値が示す意味

1） 血小板増加

①血液疾患：骨髄増殖性疾患（本態性血小板血症，慢性骨髄性白血病，真性多血症，骨髄線維症）
②その他：急性出血後の回復期，鉄欠乏性貧血，悪性腫瘍，感染症など

2） 血小板減少

血小板数が2万/μl以下になると重篤な出血傾向が出現する．出血傾向を認める場合，濃厚血小板輸血の適応であるが，抗血小板抗体の産生を防ぐため輸血の際は慎重に適応を検討する．

② 末梢血液像

血液の形態学的検査には末梢血液像と骨髄像の2つの検査がある．末梢血液像は，末梢血に存在する白血球系細胞・赤血球系細胞・血小板系細胞の形態の観察や異常細胞の確認など，得られる情報は多く，血液検査のなかでもきわめて重要である．骨髄像に関しては④節で詳しく述べる．

A 標本の染色・観察の仕方

①普通染色：スライドガラス上に塗抹した標本にメイ‐ギムザ（May-Giemsa）染色やライト‐ギムザ（Wright-Giemsa）染色を施して細胞を顕微鏡下で観察する．
②観察に適した部位：図4-1に示すとおり，引き終わりから約1/3

図4-1 ●標本の観察部位

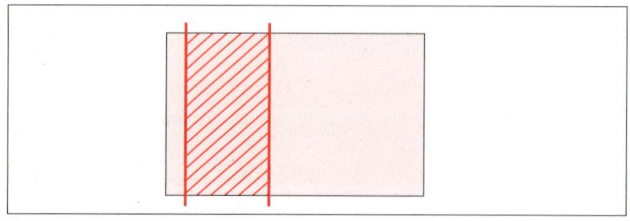

観察に適した部位
（赤血球が均等に分布している部位を選ぶ）

のところで赤血球が重ならずに均一に分布するところを選ぶ．
③顕微鏡の倍率：接眼レンズは通常10倍，対物レンズは10，20，40，(60)，100倍を装着する．弱拡大では主に細胞数と分布状態，大小不同の有無などを観察し，個々の細胞形態や内部構造異常（封入体の有無など）は強拡大で観察する．

B 赤血球像のポイント

1 大きさの異常

正常赤血球の直径は6～9μmであり，直径6μm以下のものを小赤血球（microcyte），9μm以上のものを大赤血球（macrocyte）とよぶ．小赤血球はヘモグロビン合成障害や赤血球膜たんぱくの異常，大赤血球は成熟障害や急速な造血亢進などの際にみられる．

2 染色性の変化

正常赤血球は赤橙色で，中央の凹んだ部分は少し色調が明るくなっている（中央淡明；central pallor）．中央淡明は正常赤血球の直径の1/3程度であり，1/2を超えない．赤血球の色調は，ヘモグロビン含有量により，低色素性（淡染性），高色素性（濃染性）とよぶ．低色素性はヘモグロビン合成の障害，高色素性は成熟障害や膜たんぱく異常で認められる．赤血球造血が亢進している場合には多染性赤血球（網状赤血球に相当）がみられる．

3 赤血球形態

奇形赤血球は診断の鍵となる．奇形赤血球の形態を図4-2に図示した．以下にそれぞれの形態学的特徴と認められる主な疾患をあげた．
　① **菲薄赤血球**（leptocyte）

図4-2 ● 赤血球形態異常

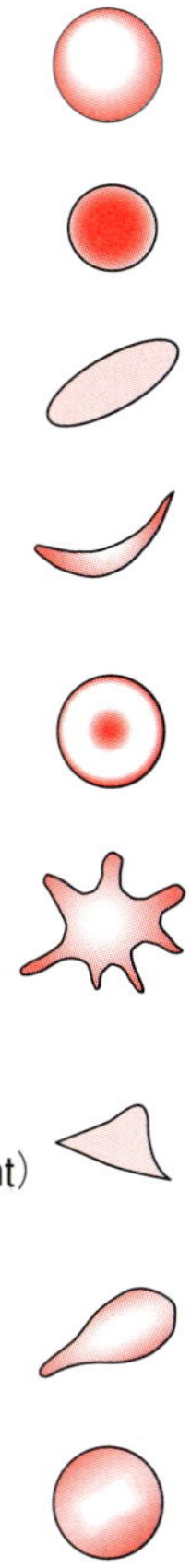

①菲薄赤血球（leptocyte）

②球状赤血球（spherocyte）

③楕円赤血球（elliptocyte）

④鎌状赤血球（sickle cell）

⑤標的赤血球（target cell）

⑥有棘赤血球（acanthocyte）

⑦破砕赤血球
　（schistocyte, red cell fragment）

⑧涙滴赤血球（teardrop cell）

⑨有口赤血球（stomatocyte）

図4-3 ● 赤血球内の構造物

①ハウエル-ジョリー小体
　（Howell-Jolly body）

②好塩基性斑点
　（basophilic stippling）

③パッペンハイマー小体
　（Pappenheimer body）

④赤芽球（erythroblast）

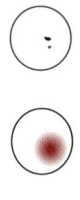

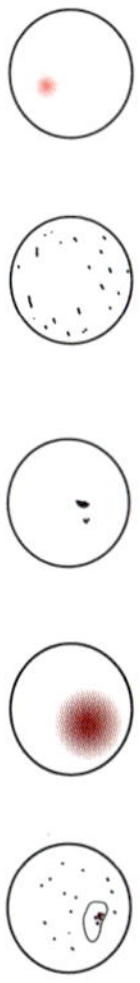

⑤マラリア原虫

　ヘモグロビン含有量が少ない赤血球で，厚みが薄く，中央淡明が拡大した赤血球．ヘモグロビン合成に障害がある場合にみられる．鉄欠乏性貧血，サラセミア，鉄芽球性貧血．

② **球状赤血球**（spherocyte）

　球状で中央部が濃く染まり，中央淡明が不明瞭な小型の赤血球．遺伝性球状赤血球症，自己免疫性溶血性貧血．

③ **楕円赤血球**（elliptocyte）

　楕円形や卵円形の赤血球．遺伝性楕円赤血球症，鉄欠乏性貧血，巨赤芽球性貧血．

④ **鎌状赤血球**（sickle cell）

　低酸素状態で細胞内のヘモグロビンSが重合して針状となり，細胞膜を突き上げて変形する．両端が細長くとがった，鎌状化した赤血球．鎌状赤血球症．

⑤ **標的赤血球**（target cell）

2 末梢血液像

中央部と辺縁部が濃染し，標的のようにみえる赤血球．サラセミア，異常ヘモグロビン症（HbC症，HbS症），摘脾後，鉄欠乏性貧血，慢性肝疾患，LCAT（レシチン-コレステロールアシルトランスフェラーゼ；lecithin-cholesterol acyltransferase）欠損症．

⑥ 有棘赤血球（acanthocyte）

表面に不規則な突起（2〜20本）をもつ赤血球．先天性無βリポたんぱく血症，アルコール性肝硬変，摘脾後．

⑦ 破砕赤血球，赤血球断片（schizocyte, red cell fragment）

赤血球膜が物理的に引きちぎられてできた奇形赤血球．ヘルメット形，三角形など種々の形態をとる．微小血管障害性溶血性貧血として，播種性血管内凝固症候群（disseminated intravascular coagulation；DIC），血栓性血小板減少性紫斑病（thrombotic thrombocytopenic purpura；TTP），溶血性尿毒症症候群（hemolytic uremic syndrome；HUS），移植後の血栓性微小血管障害（thrombotic microangiopathy；TMA）の4疾患と心臓の人工弁置換術後．

⑧ 涙滴赤血球（teardrop cell）

涙滴状の赤血球．骨髄線維症，サラセミア，癌の骨髄転移．

⑨ 有口赤血球（stomatocyte）

中央淡明が細長く，口唇状を呈する赤血球．遺伝性有口赤血球症，アルコール性肝疾患．

4 赤血球内構造物

正常赤血球内には構造物は認めない．封入体として認められるものを以下にあげた．異常形態を図4-3に示す．

① ハウエル-ジョリー小体（Howell-Jolly body）

赤血球または赤芽球にみられる直径約1μm程度の濃紫色，球状の封入体．通常1個，まれに数個みられる．脱核の際，核の一部が残ったもの．摘脾後や巨赤芽球性貧血，骨髄異形成症候群，サラセミア．

② 好塩基性斑点（basophilic stippling）

好塩基性（青灰色）の微細な斑点状の封入体．比較的均等に分布する．赤血球の成熟過程で分解されるべきリボソームが残存したもの．鉛中毒，巨赤芽球性貧血，サラセミア，不安定ヘモグロビン症，骨髄異形成症候群，ピリミジン-5′-ヌクレオチダーゼ欠乏症．

③ パッペンハイマー小体（Pappenheimer body）

赤血球あるいは赤芽球に1ないしは2〜3個の集塊をつくり濃青色に染色される顆粒状の封入体．非ヘム鉄顆粒（フェリチン，ヘモジデリン）が染まったもの．鉄過剰状態，摘脾後，鉄芽球性貧血，サラセミア，骨髄

異形成症候群.

④ **赤芽球**（erythroblast）

有核赤血球のこと．赤白血病，骨髄異形成症候群，溶血性貧血，骨髄線維症，癌の骨髄転移．

⑤ **マラリア原虫**

マラリアに感染した際，ある時期の赤血球にみられる．三日熱マラリア．

5 その他の形態

① **連銭形成**（rouleaux formation）

硬貨を積み重ねてくずしたように赤血球が規則正しく連なる．多発性骨髄腫，原発性マクログロブリン血症

② **赤血球凝集像**

抗原抗体反応などにより起こる．

C 白血球像のポイント

ここでは主に形態観察とその異常について記す．数の増減と白血球分画の異常については，①-B-4「白血球数の異常値が示す意味」を参照のこと．

1 好中球核型の移動

① **左方移動**

幼若白血球（後骨髄球・骨髄球）と杆状核好中球が末梢血中に多数出現した状態．感染症の急性期，顆粒球コロニー刺激因子（granulocyte-colony-stimulating factor；G-CSF）投与時．

② **右方移動**

好中球の核の分節数が多いものが増加している状態（後述の「過分葉好中球」も参照）．

2 細胞質の異常

① **中毒性顆粒**（toxic granules）

アズール好性の一次顆粒（アズール顆粒）に由来した，紫赤褐色の粗大な顆粒が好中球にみられるもの．成熟が不完全な好中球．重症感染症，炎症性疾患．

② **デーレ小体**（Döhle body）

好中球の細胞質にみられる好塩基性斑点．直径1〜2μmで卵円形ないしは紡錘形の封入体．細胞質の成熟が遅れて部分的にrRNA（リボソーム

RNA）が残ったもの．重症感染症，火傷，妊娠，骨髄異形成症候群．

③　アウエル小体（Auer body）

白血病細胞の細胞質にみられる針状の封入体．アズール好性顆粒の結晶化したものと考えられている．急性骨髄性白血病，骨髄異形成症候群．

3 核形態の異常

① 過分葉好中球

成熟好中球の核は通常3～5分節であるが，6分節以上の場合を過分葉好中球とよぶ．巨赤芽球性貧血，骨髄異形成症候群，重症感染症．

② ペルゲル-フエ核異常（Pelger-Huët nuclear anomaly）

常染色体優性遺伝のまれな先天性異常で，好中球機能に異常はない．

③ 偽ペルゲル-フエ核異常（pseudo Pelger-Huët nuclear anomaly）

ペルゲル核異常にきわめて類似した後天的な核異常．好中球の核構造は正常に成熟するが，核の形態が2分節，類円形，ダンベル状となる．骨髄異形成症候群で多くみられる．その他，白血病，感染症．

4 芽球の出現

光学顕微鏡下で識別できる最も幼若な造血細胞．芽球は，核-細胞質比（N/C比）が大きく，核網が繊細で核小体をもつことが多く，細胞質はRNAが豊富なため好塩基性が強いなどの特徴をもつ．白血病，骨髄異形成症候群．

5 リンパ球の異常

① 異型リンパ球：反応性

細胞の大型化，細胞質の好塩基性の増加，N/C比小，核小体の出現，核網の繊細化あるいは粗剛化などがみられる多彩なリンパ球が出現．伝染性単核球症など．

② 異常リンパ球：腫瘍性

核の切れ込みや核網繊細，核小体の出現，N/C比大．悪性リンパ腫など．

D 血小板像のポイント

1 分布と凝集

末梢血塗抹標本では赤血球15～20個に血小板1個程度の割合で存在し，標本上でおおまかな血小板数を推測することが可能である．正常な血小板は直径2～4μmの円盤状で，淡青色の細胞質に微細なアズール顆粒を有

する細胞であり，核はない．EDTAにより血小板凝集が起こり，自動血球計数器で測定した血小板数が，実際の数よりも少なく算定される場合を偽性血小板減少症という．

　臨床的に出血傾向を認めない血小板減少は，偽性血小板減少症を疑って必ず鏡検し，血小板凝集塊の有無を確認する．この場合，治療の対象とはならないため，初めて血小板減少を指摘された症例の際には念頭におく必要がある．

2 血小板形態

1） 血小板サイズの異常

　正常血小板より大きい（直径5μm以上とされることがある）血小板を一般的には大型血小板とよぶ．さらに赤血球と同等サイズ（直径8μm）以上の血小板を巨大血小板とよぶことも多いが，大きさと呼称についてはあまり厳密な定義はなされていない．特発性血小板減少性紫斑病，骨髄異形成症候群，骨髄増殖性疾患，巨核球白血病（急性骨髄性白血病，FAB分類M7），巨赤芽球性貧血などで認められることがある．

　巨大血小板を伴う家族性血小板減少症があり，その鑑別には遺伝子診断が必要であるが，責任遺伝子の同定がいまだなされていない疾患も存在する．反対に血小板サイズの小さな血小板（直径2μm以下）を微小血小板とよぶ．本態性血小板血症，家族性血小板減少症のうちウィスコット-アルドリック（Wiskott-Aldrich）症候群などでみられる．

2） 血小板顆粒の分布異常

　骨髄異形成症候群，家族性血小板減少症のうち灰色血小板（gray platelet）症候群などで異常がみられる．gray platelet 症候群とは，巨大血小板を認め，血小板α顆粒減少のため血小板が灰色にみえる疾患である．

3 血液凝固・止血検査

　血液凝固検査は血小板に関する検査と凝固線溶系の検査とに大別できる．血小板数算定とその異常については①-Cで取り上げた．明らかな血小板数の異常を伴わない出血・血栓傾向は，血小板機能異常や各凝固・線溶因子の先天的あるいは後天的な異常を疑って検査を進める．止血にかかわる一連の凝固線溶系のメカニズムを図4-4,5に示す．

図4-4 ● 止血栓形成のメカニズム

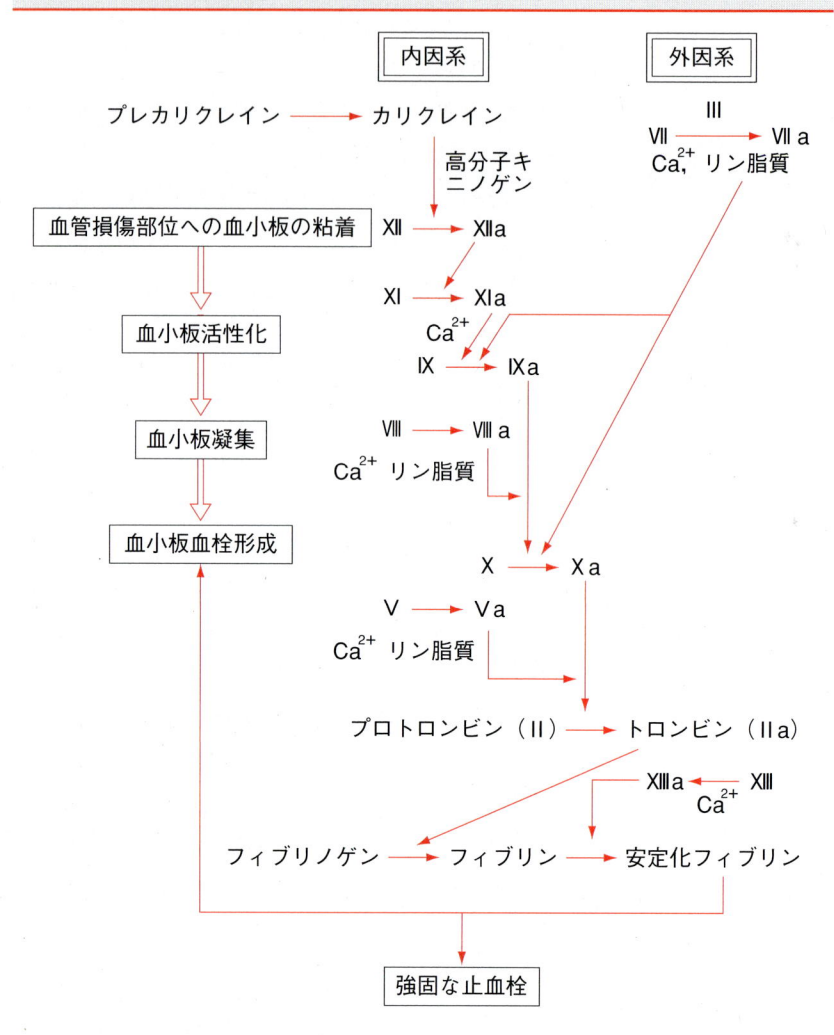

内因系／外因系

- プレカリクレイン → カリクレイン
- 高分子キニノゲン
- XII → XIIa
- XI → XIa, Ca^{2+}
- IX → IXa
- VIII → VIIIa, Ca^{2+} リン脂質
- X → Xa
- V → Va, Ca^{2+} リン脂質
- プロトロンビン（II） → トロンビン（IIa）
- XIII → XIIIa, Ca^{2+}
- フィブリノゲン → フィブリン → 安定化フィブリン

外因系：
- III
- VII → VIIa, Ca^{2+} リン脂質

血管損傷部位への血小板の粘着 → 血小板活性化 → 血小板凝集 → 血小板血栓形成 → 強固な止血栓

図4-5 ● 線溶系マーカーの産生

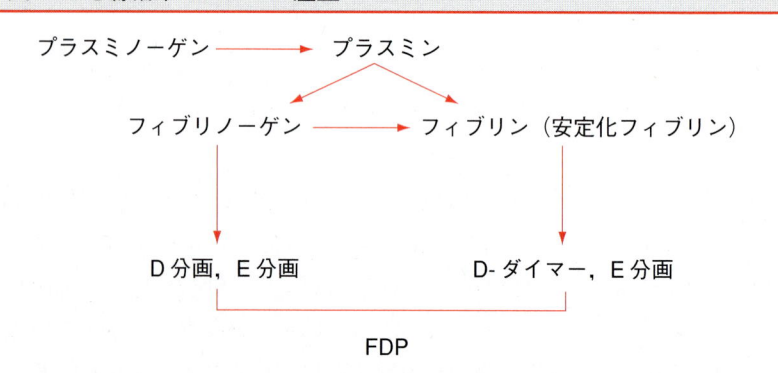

- プラスミノーゲン → プラスミン
- フィブリノゲン → フィブリン（安定化フィブリン）
- フィブリノゲン → D分画, E分画
- フィブリン（安定化フィブリン） → D-ダイマー, E分画
- → FDP

A 血小板に関する検査

1 血小板数

　一般に自動血球計数器で測定する．臨床的に出血傾向を認めない血小板減少は偽性血小板減少を疑って塗抹標本により血小板凝集塊の有無を確認する．

2 出血時間

　皮膚の穿刺瘡からわき出る血液を30秒ごとに濾紙に吸い取り，血液が濾紙につかなくなるまでの時間をいう．耳朶を穿刺するデューク（Duke）法が簡便なため，よく用いられる．血小板減少により出血時間は延長する．血小板数が正常であるにもかかわらず出血時間が延長していれば，血小板機能異常症を考慮すべきである．

3 毛細血管抵抗試験

　皮膚の毛細血管に内圧を加えて点状出血斑をみる陽圧法（ルンペル-レーデ試験；Rumpel-Leede phenomenon）と皮膚を吸引して陰圧を加え，出血斑をみる陰圧法がある．いずれも主に毛細血管の異常（毛細血管壁の脆弱性）と血小板数・血小板機能に関係する．

4 血小板機能検査

　血小板凝集能，粘着能，放出能検査がある．血小板凝集計の測定原理で広く用いられているものは透光度法である．多血小板血漿（platelet rich plasma；PRP）をキュベットに入れて光を当てながら撹拌し，透光度の変化を測定する．血小板活性化誘起物質（ADP，エピネフリン，コラーゲン，リストセチンなど）を添加し，血小板凝集により透光度が増すのを血小板凝集パターンとして記録する．正常人の凝集曲線を図4-6に示す．

B 凝固線溶系検査

1 血液凝固因子

　クエン酸ナトリウム入りの採血管を用いて採血した検体で測定する．血液凝固因子は表4-3に示すとおり12因子あり，第Ⅵ因子は欠番である．第Ⅹ因子を活性化するルートには，組織因子（tissue factor；TF）・第Ⅶ

図4-6 ● 正常人の血小板凝集能検査

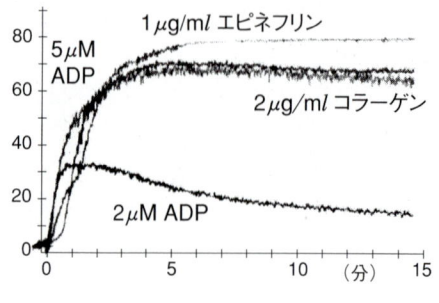

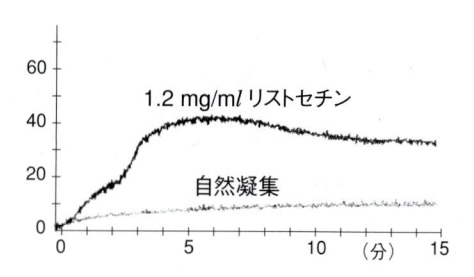

資料提供／東京大学医学部附属病院検査部

表4-3 ● 血液凝固因子の種類

因子番号	同義語	因子番号	同義語
I	フィブリノゲン（Aα鎖，Bβ鎖，γ鎖）	VIII	抗血友病因子（AHF）
		IX	クリスマス因子
II	プロトロンビン	X	スチュアート-パワー因子
III	組織因子（TF）	XI	血漿トロンボプラスチンアンテシデント
IV	カルシウムイオン		
V	ACグロブリン	XII	ハーゲンマン因子（HF）
VI	欠番	XIII	フィブリン安定化因子（FSF）
VII	プロコンベルチン		

因子に始まる外因系と第XII因子の活性化に始まる内因系とがある．

2 血液凝固のスクリーニング検査（表4-4）

　血液凝固のスクリーニング検査としてフィブリノゲン量，プロトロンビン時間（prothrombin time；PT），活性化部分トロンボプラスチン時間（activated partial thromboplastin time；APTT）が重要である．PTとAPTTはそれぞれ外因系，内因系の凝固スクリーニング検査として測定する．

1）プロトロンビン時間測定法

　検体100μlにPT試薬，すなわち組織トロンボプラスチン（組織因子とリン脂質）・カルシウム混液200μlを加えてゲル化までの時間を測定し，実測値を秒で表記する．さらに標準曲線を作成し，正常血漿に対する活性％を検体の秒数より換算して求める．

　またPT測定標準化のために国際標準化比（International Normalized Ratio；INR）を併記する．INRはPT試薬の国際標準品を基本に，使用した試薬の感度すなわち国際感度指数（International Sensitivity Index；ISI）を設定し，プロトロンビン比（被検プロトロンビン時間/対照プロトロン

表 4-4 ● 血液凝固の測定法

プロトロンビン時間	PT%	70%以上
活性化部分トロンボプラスチン時間	APTT	27.0～37.0秒
フィブリノゲン	FIB	160～350mg/dl
FDP（血漿）		5.0μg/ml以下
D-ダイマー		1.2μg/ml以下
プラスミノーゲン		80～130%
出血時間		1～5分

資料提供／東京大学医学部附属病院検査部

ビン時間）に乗じて求める．

　INR＝（プロトロンビン比)^{ISI}

2）活性化部分トロンボプラスチン時間測定法

　APTT試薬（接触因子活性化剤とリン脂質，カルシウムを加えたもの）を添加し，フィブリンが析出するまでの時間を測定する．

3）FDP／D-ダイマー

① フィブリン・フィブリノゲン分解産物（fibrin/fibrinogen degradation products；FDP）は，線溶系のスクリーニング検査としてよく用いられる．線溶系の活性化（1次線溶の亢進）によりプラスミノーゲンから生成されたプラスミンは，フィブリンとフィブリノゲンの双方に働きFDPが増加する．

② D-ダイマーは，安定化フィブリンの分解によって生成される．したがって凝固亢進状態が先行し，線溶系の活性化を引き起こす2次線溶の亢進によって高値を示す．FDPは1次線溶，2次線溶のいずれの亢進によっても増加するため，鑑別にはD-ダイマーの測定を行う．

C 異常値の読み方と考えられる疾患

スクリーニング検査の異常と考えられる主な疾患を表4-5に示す．

① プロトロンビン時間（PT）が延長し，活性化部分トロンボプラスチン時間（APTT）が正常の場合，外因系凝固因子（第Ⅶ因子）の異常を考える．反対にAPTTのみの延長の場合は，内因系凝固因子（第Ⅻ・Ⅺ・Ⅸ・Ⅷ因子・プレカリクレイン・高分子キニノゲン）に関連する異常を示唆する．PT，APTTが共に延長する場合は第Ⅹ因子の活性化以降の共通系凝固因子（第Ⅹ・Ⅴ・Ⅱ・フィブリノゲン）異常

表4-5 ● 出血傾向を示す場合のスクリーニング検査の異常

疾患	血小板数	出血時間	PT	APTT	フィブリノゲン	FDP
血小板減少症	↓	↑	正常	正常	正常	正常
血小板機能異常	正常	↑	正常	正常	正常	正常
血友病	正常	正常	正常	↑	正常	正常
第Ⅶ因子欠乏症	正常	正常	↑	正常	正常	正常
無フィブリノゲン血症	正常	↑	↑	↑	↓	正常
肝硬変	↓	正常〜↑	↑	↑	↓	軽度↑
ビタミンK欠乏症	正常	正常	↑	↑	正常	正常
DIC	↓	↑	↑	↑	↓	↑

や内因系・外因系凝固因子の複合性凝固障害（重症肝障害, disseminated intravascular coagulation；DIC）を示唆する.

②ビタミンK依存性に肝臓で合成されるビタミンK依存性凝固因子（第Ⅱ・Ⅶ・Ⅸ・Ⅹ因子）活性はPTに強く反映される. ビタミンK欠乏症やワーファリンの投与時（ワーファリンはビタミンK類似の構造をもつので, 肝臓におけるビタミンK依存性凝固因子の産生を阻害し, 抗凝固作用を発揮する）にはPT特にINRをモニターするとよい.

③各凝固因子の異常は, 最終的にそれぞれの凝固因子活性を単独で測定することにより診断する. PTやAPTTの延長が凝固因子欠乏かインヒビターによるものかは補正試験で鑑別する. すなわち, 患者血漿に健常人血漿を加え, これらの値が正常化すれば凝固因子の欠乏といえる.

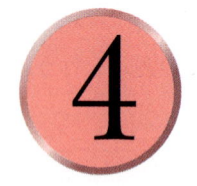

4 骨髄検査

骨髄検査とは, 末梢血液検査において血液学的異常が認められた場合, その原因検索と病態の把握を目的に造血組織である骨髄を採取し精査することをいう. 骨髄検査には骨髄穿刺と骨髄生検がある. 臨床の場においてはドイツ語のKnochen Mark（骨髄の意味）からマルクともいう.

骨髄検査の適応は血液学的異常が認められた場合のすべてであるが, 特に原因不明の貧血や白血球減少, 血小板減少の存在するときや末梢血に異常細胞がみられる際には速やかに行う必要がある. 血小板減少の場合でも, 圧迫止血が可能なため骨髄検査の禁忌にはならない.

A 骨髄検査の方法

成人では胸骨または腸骨で行う．合併症の起こりにくい腸骨が選択されることが多い．採取した骨髄液で有核細胞数（nucleated cell count；NCC）・巨核球数（megakaryocyte count）を算定する．また塗抹標本を作成し，普通染色を行って細胞形態の観察を行い，細胞分画を求める．正常骨髄に存在する血液細胞のおおよその比率は決まっている．健常人の骨髄像を表4-6に示す．骨髄球系細胞と赤芽球系細胞の比率（M-E比；myeloid-erythroid ratio）は正常で2〜3である．骨髄像は一般に有核細胞を500個数えて百分率を求める．

① NCCの測定は白血球数に準じる．巨核球数は数が少ないため，フッ

表4-6 ● 健常成人の骨髄像

血球	平均（%）	正常範囲（%）	95%予測区間
好中球（合計）	53.6	49.2〜65.0	33.6〜73.6
骨髄芽球	0.9	0.2〜1.5	0.1〜1.7
前骨髄球	3.3	2.1〜4.1	1.9〜4.7
骨髄球	12.7	8.2〜15.7	8.5〜16.9
後骨髄球	15.9	9.6〜24.6	7.1〜24.7
杆状核球	12.4	9.5〜15.3	9.4〜15.4
分葉核球	7.4	6.0〜12.0	3.8〜11.0
好酸球	3.1	1.2〜5.3	1.1〜5.2
好塩基球	<0.1	0〜0.2	
赤芽球（合計）	25.6	18.4〜33.8	15.0〜36.2
前赤芽球	0.6	0.2〜1.3	0.1〜1.1
好塩基性赤芽球	1.4	0.5〜2.4	0.4〜2.4
多染性赤芽球	21.6	17.9〜29.2	13.1〜30.1
正染性赤芽球	2.0	0.4〜4.6	0.3〜3.7
リンパ球	16.2	11.1〜23.2	8.6〜23.8
単球	0.3	0〜0.8	0〜0.6
形質細胞	1.3	0.4〜3.9	0〜3.5
細網細胞	0.3	0〜0.9	0〜0.8
骨髄巨核球	<0.1	0〜0.4	
M/E比 *	2.3	1.5〜3.3	1.1〜3.5

* M/E比：ミエロイド−エリスロイド比
出典／Wintrobe MM, et al.:Clinical Hematology. 10th ed. Wiliams & Wilkins, 1999, p.25. より翻訳のうえ，引用．

クス-ローゼンタール（Fuchs-Rosenthal）式計算板を用いる．
②必要に応じて特殊染色，細胞表面マーカー，染色体および分子生物学的検査，病理組織検査，電子顕微鏡検査などを行う．骨髄で行う検査項目を表4-7にまとめた．
③高齢者や骨粗鬆症の患者，多発性骨髄腫の患者では骨折することがあるため必ず腸骨から行う．また，凝固異常症の場合は止血困難な症例が多く，先天性凝固異常症（血友病など）は禁忌とされている．
④骨髄が吸引できない場合，dry tapとよび，骨髄生検の適応となる．骨髄生検は生検針を用いて後腸骨稜から骨髄組織を採取する．細胞密度を正しく評価したいときや悪性リンパ腫のステージングの際に骨髄への浸潤の有無を確認する場合にも行われる．

表4-7 ●骨髄検査項目

検査項目	目的と検査からわかること
骨髄有核細胞数	細胞密度の指標：過形成骨髄か，正形成骨髄か，低形成骨髄か
骨髄巨核球数	血小板造血の評価
骨髄像	1．普通染色：細胞密度，細胞分画の評価，細胞形態の異常，異常細胞の有無 2．特殊染色：芽球（白血病細胞）の細胞系統の検索と異常細胞の精査 　ペルオキシダーゼ；骨髄系の芽球は陽性，リンパ球系の芽球は陰性 　非特異的エステラーゼ染色；α-ナフチルブチレートエステラーゼとα-ナフチルアセテートエステラーゼがあり，染色陽性でフッ化ソーダで阻害されるものが単球系細胞 　特異的エステラーゼ染色；ナフトールASDクロロアセテートエステラーゼともよぶ．好中球系細胞が陽性 　PAS染色；リンパ球系の芽球や急性白血病のうちFAB分類のM6（赤白血病）の赤芽球で陽性 　鉄染色；正常でも骨髄に鉄芽球は存在するが，鉄芽球性貧血では環状鉄芽球の増加が認められ，診断に重要
細胞表面マーカー	造血器腫瘍細胞の帰属を決定
染色体・遺伝子検査	特徴的な染色体異常，遺伝子異常を検索することにより，疾患の診断，予後予測，治療方針の決定に役立つ．さらに遺伝子転座により生ずるキメラ型の遺伝子異常はPCR法を用いて検索することにより微小残存病変（minimal residual；MRD）の検出に有用
病理組織検査	細胞密度，腫瘍細胞の骨髄への浸潤の有無などの検索
電子顕微鏡検査	細胞の形態観察や電顕的ミエロペルオキシダーゼ染色・血小板ペルオキシダーゼ染色の観察
培養検査	結核菌の培養など

B 骨髄検査の手順

1 患者への説明と同意

　病気の診断や治療効果判定のため骨髄検査が必要である旨を伝える．合併症の説明も十分行ったうえで同意と協力を求める．

2 検査手技

　穿刺部位とその周辺をよく消毒し，皮下および骨膜を十分麻酔する．骨髄穿刺針を回転させながら骨皮質を貫き，骨髄腔に入ったところで内筒を抜く．患者には，引っぱられるような痛みが瞬間的にあることを告げてから，一気に骨髄液を吸引する．有核細胞数・巨核球数の算定と塗抹標本作成，病理検査のみであれば 0.5 ml 程度でよいが，他の検査がある場合は必要量を改めて吸引する．

　骨髄液は凝固しやすいため，手技を迅速に行う．塗抹標本は細胞が縮まないように，塗抹後ドライヤーの冷風で乾燥させる．穿刺部位を圧迫止血し，止血確認後消毒する．施行後約30分間は安静とする．穿刺部位は感染，出血予防のため24時間は濡らさないように患者に伝える．

C 骨髄検査の合併症

1） 穿刺部位の疼痛

　骨髄穿刺施行後数日は軽い疼痛が残ることがある．強い痛みが続くようなら医師に相談する．

2） 出血・その他の損傷

　少量の出血は必ず起こるが，ごくまれに骨髄穿刺針が骨を貫通し，穿刺部位の骨折や大きな血管の損傷などによる重篤な出血が起こりうる．また肺の損傷により気胸，血胸を起こすこともあるので患者の状態を観察しながら手技を進める．

3） 感 染 症

　穿刺部位は十分に消毒し清潔操作を行うが，施行後の徐々に増強する腫れや疼痛などから局所の感染を疑う場合には抗生物質の投与を行う．

4） 麻酔薬に対するアレルギー

局所麻酔薬に対するアレルギーによりショックを起こした事例がある．過去の使用歴について十分に問診する．

5 染色体検査

白血病・悪性リンパ腫などの血液腫瘍では，染色体異常が高率に認められ，その病型に特徴的な染色体異常が数多く見出されている．染色体検査は，特定の疾患・病型の診断や予後と密接に関連し，造血器腫瘍の診断には必須の項目である．

1 検査法

骨髄液，末梢血リンパ球，リンパ節などを適切な条件下で短期間（24〜72時間）培養後，コルセミドを添加して紡錘体の形成を阻害し分裂中期細胞を集める．集めた細胞をスライドガラス上に固定し，染色体分染法により特有の縞模様（バンド）を描出し観察する．染色体の各部位が分染法により，短腕（p），長腕（q），領域番号，バンド番号に区別される．G-, Q-, R-分染法などがあるが，光学顕微鏡下において観察が容易で長期保存が可能なG-分染法が最も広く普及している．

G-分染法はトリプシンなどのたんぱく分解酵素処理後，ギムザ染色してバンドを描出する方法である．バンドの濃淡が鮮明で，染色体構造異常における切断点の同定には最も適している．

2 正常核型

ヒトの染色体数は46本で，22対の常染色体と2本の性染色体からなる．染色体数および構造を記載したものを核型（karyotype）という．G-分染した標本を顕微鏡下で観察し，20〜30細胞を選択して核型分析する．

観察された核型は国際規約（International System for Human Cytogenetic Nomenclature；ISCN）に則って記載し，染色体総数，性染色体の構成，構造異常のある常染色体の順に表示する．核型記載のための略号を表4-8に示す．ヒトの正常核型は以下のように表す．

男性　46，XY
女性　46，XX

3 | 染色体異常と臨床的意義

　染色体異常は数的異常（染色体数の異常）と構造異常に分けられる．数的異常の場合，性染色体の構成のあとに－あるいは＋の記号と異常な染色体番号を記載する．構造異常である欠失，逆位，挿入，転座などは，表4－8のようにdel, inv, ins, tで表される．腫瘍のなかでも血液腫瘍は，染色体異常と疾患の病態，発症機序との関連がよく解明されている．血液腫瘍にみられる主な染色体異常を表4－9に示す．染色体異常とともにFISH（fluorescence in situ hybridization）法やPCR（polymerase chain reaction）法などの遺伝子検査を組み合わせることにより，責任遺伝子の検出が可能である．

　これらの検査は感度が高く，微小残存病変（MRD；minimal residual disease）の検出や再発の早期発見に役立つ．また慢性骨髄性白血病のように，染色体の相互転座により融合遺伝子が生じ，その遺伝子産物（キメラたんぱく）が腫瘍化に関与する場合には，それを標的とする薬剤（分子標的療法）が治療に有効である．

表4-8 ●核型記載で使用される主な略語

1-22	常染色体の番号	q	長腕
add	由来が不明の過剰あるいは付加染色体部分	r	環状染色体（ring chromosome）
arrow(→)	from - to 〜から〜までを表す	rec	組換え染色体（recombinant chromosome）
cen	動原体（centromere）		
chi	キメラ（chimera）	s	付属体（satellite）
del	欠失（deletion）	t	転座（translocation）
der	派生染色体（derivative）	tan	縦列転座（tandem translocation）
dic	二動原体染色体（dicentric chromosome）	ter	染色体腕の末端部（terminal）
dup	重複（duplication）	ter rea	末端間再結合（terminal rearrangement）
h	2次狭窄（secondary constriction）	:	切断点を表す
i	同腕染色体（isochromosome）	: :	切断と再結合を表す
		;	構造異常に関与した複数の染色体を区別
inv	逆位（inversion）		
ins	挿入（insertion）	?	同定の不確かな染色体または染色体構造を示す
mar	マーカー染色体（marker chromosome）	－, ＋	染色体または染色体腕の減少（－），増加（＋）
mat	母親由来（maternal）		
p	短腕	( )	構造異常に関与した染色体を囲む
pat	父親由来（paternal）	/	クローンを区別

出典／奈良信雄，他：血液検査学，第2版，医歯薬出版，2006．一部改変．

表 4-9 ● 主な染色体異常と血液腫瘍

血液腫瘍	染色体異常
急性骨髄性白血病（AML）	
対応する FAB 病型	
M2	t (8；21) (q22；q22)
M4E0	inv (16) (p13q22) / t (16；16) (p13；q22)
M3	t (15；17) (q22；q12)
M4，M5	11q23異常
慢性骨髄性白血病（CML）	t (9；22) (q34；q11)
急性リンパ性白血病（ALL）	同上
骨髄異形成症候群（MDS）	− 7 / del (7q)
急性リンパ性白血病	t (12；21) (p13；q22)
急性リンパ性白血病	t (1；19) (q23；p13)
バーキットリンパ腫	t (8；14) (q24；q32)
濾胞性リンパ腫	t (14；18) (q32；q21)
マントル細胞リンパ腫	t (11；14) (q13；q32)
MALT リンパ腫	t (11；18) (q21；q21)

急性骨髄性白血病の FAB 分類：M1；成熟傾向のない骨髄芽球性白血病，M2；成熟傾向のある骨髄芽球性白血病，M3；急性前骨髄性白血病，M4；急性骨髄単球性白血病，M5；急性単球性白血病，M6；赤白血病，M7；巨核芽球性白血病

出典／櫻林郁之介編：ナースのための検査マニュアル Part1，エキスパートナース，21（5）：46，2005．一部改変．

第5章

臨床化学検査

1 糖尿病関連検査

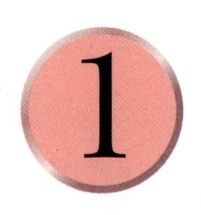

糖尿病関連検査は，糖尿病の診断，血糖コントロールの状態の確認に用いられる．

日本糖尿病学会の診断基準では，①空腹時血糖値が126mg/dl以上，②随時血糖値200mg/dl以上，③75g糖負荷試験の2時間値200mg/dl以上，のいずれかが，別の日に行った2回以上の検査でみられた場合，糖尿病と診断される．1回の検査だけの場合は糖尿病型とよぶ．

糖尿病型を示す場合でも，次の3項目，すなわち，a）糖尿病の典型的な症状（口渇，多飲，多尿，体重減少），b）HbA1c（後述）が6.5％以上，c）確実な糖尿病網膜症の存在，のいずれかが認められた場合は糖尿病と診断できる．

ひとたび糖尿病の診断がつき，治療が開始された後は，血糖値とHbA1cが糖尿病のコントロールがうまくいっているかどうかの指標として用いられる．その判定の基準は表5-1のとおりである．

以下に主な糖尿病関連検査を概説する．

1 血中グルコース

［検査の意義］

血中グルコースレベルは，糖尿病などの糖代謝異常の病態診断，治療経過観察において必須の検査項目である．従来より血糖値という呼称が用いられてきたが，現在ではグルコースを選択的・特異的に測定できるので，血中グルコースとよぶべきである．同様に，FBS（fasting blood sugar）とよばれてきた早期空腹時血糖も，試料が血漿である場合はFPG（fasting

表5-1 ●血糖コントロール指標と評価

指標	コントロールの評価とその範囲				
	優	良	可		不可
			不十分	不良	
HbA1c値（％）	5.8未満	5.8～6.5未満	6.5～7.0未満	7.0～8.0未満	8.0以上
空腹時血糖値（mg/dl）	80～110未満	110～130未満	130～160未満		160以上
食後2時間血糖値（mg/dl）	80～140未満	140～180未満	180～220未満		220以上

出典／日本糖尿病学会編：科学的根拠に基づく糖尿病診療ガイドライン，南江堂，2004, p.15.

plasma glucose）とよぶのが正確である．

［測定法］グルコースは採血後でも血球により消費されて減少するので，解糖系酵素の阻害剤であるフッ化ナトリウムとEDTA-2Naを含む血糖専用採血管が用いられる．グルコースの測定には血糖自己測定（self monitoring of glucose；SMBG）の場合も含めて酵素法，すなわちグルコースに特異的な酵素（グルコース・オキシダーゼ，グルコース・デヒドロゲナーゼなど）が利用される．

［基準範囲］

（静脈血漿で得られる値として）

空腹時（前夜から絶食後の早朝）　70～110 mg/dl，随時（空腹時以外）140mg/dl以下

75g経口ブドウ糖負荷試験（oral glucose tolerance test；OGTT）の判定基準は表5-2に示した．

表5-2 ● 75gOGTTによる判定区分と判定基準[1, 2]

	血糖測定時間		判定区分
	空腹時	負荷後2時間	
グルコース濃度 （静脈血漿）	126mg/dl 以上 ←または→	200mg/dl 以上	糖尿病型
	糖尿病型にも正常型にも属さないもの		境界型
	110mg/dl 未満 ←および→	140mg/dl 未満	正常型

注1）正常型であっても1時間値が180mg/dl以上の場合は，180mg/dl未満のものに比べて糖尿病に悪化する危険が高いので，境界型に準じた取り扱い（経過観察など）が必要である．
注2）耐糖能異常（impaired glucose tolerance；IGT）はWHOの糖尿病診断基準に取り入れられた分類で，空腹時126mg/dl未満，75gOGTT2時間値140～199mg/dlの群を示す．この群は特に糖尿病型に移行しやすいとされる．
出典／日本糖尿病学会：糖尿病診断基準検討委員会報告，1999．改変．

表5-3 ● 血糖値の異常をきたす主な疾患

1. 高血糖をきたす主な疾患
   ①糖尿病
   ②内分泌疾患
   　クッシング症候群
   　褐色細胞腫
   　先端巨大症
   　甲状腺機能亢進症など
   ③肝硬変などの肝疾患
   ④膵疾患（慢性膵炎，膵癌）
   ⑤感染症
   ⑥薬剤性
   　ステロイド薬
   　サイアザイド薬など
   ⑦その他

2. 低血糖をきたす主な疾患
   ①空腹時低血糖
   　インスリノーマ
   　糖原病
   　下垂体機能不全症
   　アジソン病
   　その他
   ②誘発性（食後）低血糖症
   　胃切除後症候群
   　アルコール性低血糖
   　特発性低血糖症
   　その他

［異常値を示す疾患・病態］

低血糖，高血糖をきたす主な疾患を表5-3に示した．

2 グリコヘモグロビン（HbA1, HbA1c）

［検査の意義］

血糖値は，食事・ストレスなど種々の条件で変動しやすく，採血した時点における情報にすぎない．したがって，一定期間の血糖コントロールを評価するためには別の指標が必要である．その指標として最も広く利用されているのが，HbA1cである．

ヘモグロビンは，主たる成分であるヘモグロビンA（HbA0）と電気泳動速度が異なるHbA1に分かれる．HbA1cはHbA1の主分画であり，HbA0のβ鎖N末端のバリンのアミノ基とグルコースのアルデヒド基が可逆的なシッフ塩基を形成した後，さらにアマドリ転位を経て安定化したものである．

HbA1cは過去1～2か月の平均的な血糖レベルを反映し，血糖値35～40 mg/dlの上昇がHbA1cの1％程度に相当するとされている．測定法の進歩の結果，選択的にかつ正確にHbA1cを測定できるようになっているので，HbA1全体を測定する機会は減っている．

［測定法］陽イオン交換樹脂を用いたHPLC（高速液体クロマトグラフィー）法またはHbA1c抗体を用いた免疫法により測定する．

［基準範囲］4.3～5.8％（日本糖尿病学会による）

［異常値の示す意味］

糖尿病の診断基準，血糖コントロールの指標としてのHbA1c値については表5-1に示した．わが国の2型糖尿病においては，糖尿病の重大な合併症である網膜症・腎症の進展を抑えるためには，HbA1cを6.5％以下に保つことが重要とされている．

糖尿病以外の病態によりHbA1cの検査値が左右される場合もある．特に腎不全・アルコール依存症における偽高値，肝硬変・溶血性貧血における偽低値はよく知られている．

3 フルクトサミン，グリコアルブミン

［検査の意義］

血清たんぱく質に糖が非酵素的に結合する糖化反応産物を測定するものである．血清たんぱく質の半減期は14～28日とヘモグロビンよりも短い．したがって，HbA1cに比べてより短期間，具体的には最近2週間の平均血糖レベルを反映する．フルクトサミンの60～80％は糖化アルブミン由来なので，フルクトサミンとグリコアルブミンはほぼ同様の挙動を示す．

グリコアルブミンの測定法が簡便化した現在では，フルクトサミンが測定される機会は減っている．グリコアルブミンの測定に際しては，糖化アルブミンの絶対量ではなく，全体に占める割合で示すので，低アルブミン血症の影響を受けにくい．

[測定法]

フルクトサミン（比色法）：血清たんぱく質のリジン残基にグルコースが結合した糖化産物が，アルカリ条件下で還元性を有する性質を利用した発色反応による．

グリコアルブミン（酵素法）：グリコアルブミンをプロテアーゼで分解させ，さらに糖化アミノ酸が分解される際の過酸化水素（H_2O_2）を発色させて測定する酵素法が主流である．

[基準範囲] フルクトサミン；205～285 μmol/l（比色法），グリコアルブミン；12.4～16.3%（酵素法）

[異常値の示す意味]

過去1～2週間の糖尿病の血糖コントロールの指標として利用される．薬物療法やインスリン療法の開始時期，妊婦の糖尿病のコントロールなどHbA1cに比して短期間のコントロールの指標が必要な場合に特に有用である．グリコアルブミン値はHbA1cの約3倍の値を示す．

4 ｜ 1,5-アンヒドログルシトール

[検査の意義]

1,5-アンヒドログルシトール（1,5-AG）はグルコースと構造がよく似たポリオールである．体内でほとんど代謝されず，腎糸球体で濾過された後，尿細管で再吸収されるが，高血糖の結果として尿細管への糖流入量が増加すると1,5-AGの再吸収が競合的に阻害され，結果として血中1,5-AGは低値を示す．

[測定法] 酵素法，GC-MS（ガスクロマトグラフィー質量分析）法

[基準範囲] 14 μg/ml 以上

[異常値の示す意味]

血中1,5-AG値は尿糖の陽性化に伴って速やかにかつ鋭敏に低下する点に特徴があり，HbA1cやグリコアルブミンと比べて，軽症の糖尿病における血糖変動をより早期にとらえることができる．逆に尿糖が大量に排泄される状態では，血中1,5-AGはきわめて低値を示し，血糖の増減を反映しきれなくなる．

2 高脂血症関連検査

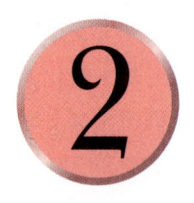

　高脂血症とは，血清脂質のうちコレステロールとトリグリセリド（TG）のいずれか一方，あるいは両者が同時に増加した状態を意味する．特に高LDLコレステロール血症や低HDLコレステロール血症は，虚血性心疾患との因果関係が明らかである．TGについても，近年メタボリックシンドロームの診断基準として取り上げられ，インスリン抵抗性や動脈硬化との関連がクローズアップされている．

A 高脂血症関連検査の進め方

1 1次スクリーニング

　高脂血症の診断のための1次スクリーニング検査としては，総コレステロール（TC），TG，HDL-コレステロール（HDL-C）の測定がまず必要である．いわゆる悪玉コレステロールであるLDL-コレステロール（LDL-C）については，近年直接測定法も導入されているが，TGが400mg/dl以下の場合は，次に示すフリードワルド（Friedwald）の計算式で算出可能である．

　　LDL-C＝［TC］－［HDL-C］－［TG÷5］

　1次スクリーニング検査で高脂血症と診断された場合は，次のステップに進むが，まず2次性高脂血症をきたす疾患を除外する．特に糖尿病，甲状腺機能低下症，ネフローゼ症候群，肥満，過度の飲酒，薬物性などに注意する．2次性高脂血症が否定されれば，高脂血症の95％を占める原発性高脂血症である．

2 2次スクリーニング

　2次スクリーニングでは，リポたんぱく分析，アポたんぱく定量などによりWHOの病型分類（表5-4）が確定される．リポたんぱくは脂質とたんぱくの複合体であり，たんぱく部分はアポリポたんぱく（アポたんぱく）とよばれる．

　リポたんぱくは，その特性により分画に分けられる．分画法は，比重に基づく方法と電気泳動度に基づく方法に大別される．リポたんぱくは脂質の含量が多いほどその比重は小さくなるが，比重の低い順に，超低比重リポたんぱく（VLDL），低比重リポたんぱく（LDL），高比重リポたんぱく（HDL）とよぶ．

表5-4 ● リポたんぱくパターンによる高脂血症の分類（WHO分類）

	リポたんぱくパターンの変化	血清脂質値の変化	原発性	2次性
Ⅰ型	カイロミクロン	TC-TG ↑↑	先天性LPL欠損症 先天性アポC-Ⅱ欠損症	全身性エリテマトーデス 多発性骨髄腫 マクログロブリン血症 糖尿病性ケトアシドーシス
Ⅱa型	β（LDL）	TC ↑ TG-LDL-C ↑	家族性高コレステロール血症	甲状腺機能低下症 動物性脂肪過剰摂取 更年期障害
Ⅱb型	pre-β（VLDL） β（LDL）	TC ↑ TG ↑ LDL-C ↑ VLDL-TG ↑	家族性複合型高脂血症	甲状腺機能低下症 ネフローゼ 肝障害 閉塞性肝疾患 ポリフィリン血症 ガンマグロブリン異常症 多発性骨髄腫
Ⅲ型	broad β	TC ↑ TG ↑ VLDL-TG ↑ IDL-C ↑	アポE欠損症 アポE変異体	甲状腺機能低下症 全身性エリテマトーデス コントロール不良 　糖尿病
Ⅳ型	pre-β（VLDL）	TC-TG ↑ VLDL-TG ↑	家族性高トリグリセリド血症	アルコール過剰摂取 糖質過剰摂取 糖尿病 甲状腺機能低下症 ネフローゼ 尿毒症 ピル使用 妊娠 アルコール性膵炎 ステロイドホルモン使用 グリコーゲン蓄積症 全身性エリテマトーデス
Ⅴ型	カイロミクロン pre-β（VLDL）	TC-TG ↑ カイロミクロン ↑ VLDL-TG ↑		コントロール不良 　糖尿病 甲状腺機能低下症 アルコール過剰摂取 Ⅳ型患者の 　ピル使用 　妊娠 　エストロゲン療法 膵炎 グリコーゲン蓄積症 全身性エリテマトーデス ガンマグロブリン異常症

出典／日本医師会編：高脂血症診療のてびき，厚生省，1991. 改変.

病態によっては，VLDLとLDLの間にIDLやレムナント（リポたんぱくリパーゼの作用を受けたリポたんぱく）が増加することがあり，この場合はスモールデンス(小型高比重)LDLも出現する．VLDLは中性脂肪が多く，IDL（中間比重リポたんぱく），LDLと代謝されるに伴いコレステロール含量が増加する．HDLは構造たんぱくとしてアポAⅠ，AⅡを有し，脂質はコレステロールに富む．

　一方，電気泳動で分画した場合は，その泳動度に従って，α，β，preβリポたんぱくとよばれる．αリポたんぱくはHDL，βリポたんぱくはLDL，preβリポたんぱくはVLDLに相当する．カイロミクロンは通常は原点にとどまる．時にpreβとβが一体となるbroadβバンドがみられるが，これはⅢ型の高脂血症に特徴的である．

　WHOの各病型で増加するリポたんぱくは，Ⅰ型ではカイロミクロン，Ⅱa型はLDL，Ⅱb型はVLDLとLDL，Ⅲ型はIDLまたはβ-VLDL，Ⅳ型はVLDL，Ⅴ型はカイロミクロンとVLDLである．

B　主な高脂血症関連検査

1　総コレステロール，LDLコレステロール

[検査の意義]

　血中コレステロール，特にLDLコレステロールが血管壁に沈着することが，虚血性心疾患・脳梗塞・閉塞性動脈硬化症の発症と密接にかかわることが知られている．したがって，総コレステロール，LDLコレステロールともに健診・人間ドックなどでスクリーニング検査として広く利用されている．

　LDLコレステロールは，従来フリードワルドの計算式により求められてきた（計算法）．この計算法は著明な高TG血症がない限り，正確にLDLコレステロール量を推定できるので，現在でも広く利用されているが，TG≧400mg/dlの場合，あるいは食後の採血でTG値が本来の値でない場合などには，LDLコレステロールを直接測定する方法（直接法）が必要である．

[測定法]

　総コレステロール：酵素法

　LDLコレステロール：超遠心法，フリードワルド計算法，ホモジニアス法（直接法）

[基準値] 日常診療上は，基準範囲よりも日本動脈硬化学会による管理目標値（表5-5）が用いられる．

[異常値の示す意味]

表5-5 ● 患者カテゴリー別管理目標値

患者カテゴリー		脂質管理目標値（mg/dl）				その他の冠危険因子の管理		
冠動脈疾患*	LDL-C以外の主要冠危険因子**	TC	LDL-C	HDL-C	TG	高血圧	糖尿病	喫煙
A	なし	0	<240	<160	≧40	<150	高血圧学会のガイドラインによる	糖尿病学会のガイドラインによる	禁煙
B1	なし	1	<220	<140					
B2		2							
B3		3	<200	<120					
B4		≧4							
C	あり		<180	<100					

TC：総コレステロール，LDL-C：LDLコレステロール，HDL-C：HDLコレステロール，TG：トリグリセリド
* 冠動脈疾患とは，確定診断された心筋梗塞，狭心症とする．
**LDL-C以外の主要冠危険因子：加齢（男性≧45歳，女性≧55歳），高血圧，糖尿病（耐糖能異常を含む），喫煙，冠動脈疾患の家族歴，低HDL-C血症（<40mg/dl）
・原則としてLDL-C値で評価し，TC値は参考値とする．
・脂質管理はまずライフスタイルの改善から始める．
・脳梗塞，閉塞性動脈硬化症の合併はB4扱いとする．
・糖尿病があれば他に危険因子がなくてもB3とする．
・家族性高コレステロール血症は別に考慮する．

出典／日本動脈硬化学会編：動脈硬化性疾患診療ガイドライン2002年版．

　高脂血症（原発性，2次性）の存在を示す．LDLコレステロールが正常域であっても，HDLコレステロールの異常高値の結果，総コレステロールが上昇する場合もある．
　高LDLコレステロール血症が冠動脈疾患の重要なリスクファクターであることはいうまでもないが，心筋梗塞症例のなかで高コレステロール血症が認められるのは半数以下であり，喫煙・高血圧・糖尿病などその他のリスクファクターと併せて評価することが重要である．
　一方，重篤な肝疾患，甲状腺機能亢進症などでは異常低値を示す．

2 HDLコレステロール

［検査の意義］
　高比重リポたんぱく（HDL）に含まれるコレステロールを測定するものである．HDLはリポたんぱくのなかでたんぱく成分の割合が最も多く，アポたんぱくA-I，A-IIを主成分として，末梢細胞から遊離コレステロールを回収し，コレステリルエステル転送たんぱく（CETP）を介して肝臓に運搬するコレステロールの逆転送経路を担ういわゆる善玉コレステロールである．
　したがって，動脈硬化の予防のためには高LDLコレステロール血症だけでなく，低HDLコレステロール血症を危険因子として認識することが重

要である．

[測定法] かつては沈殿法，すなわち2価の金属イオンの存在下に，VLDLとLDLを沈殿させた後，その上清中のコレステロールを酵素法で測定する方法が用いられていたが，現在では界面活性剤，修飾酵素を用いて直接測定する方法が普及している．

[基準範囲] 男性：40～86 mg/dl．女性：45～96 mg/dl

[異常値の示す意味]

　低HDL血症の場合は，耐糖能異常，肥満，肝疾患などによる2次性の変化をまず考え，2次性が否定された場合は，高TG血症の有無をチェックする．これらが否定された場合は，遺伝的要因を考慮する．1次性高HDL血症の場合は，CETP欠損症の可能性が高い．

3 トリグリセリド（TG）

[検査の意義]

　血中のトリグリセリド（triglyceride；TG）は，内因性と外因性に分けて考える．絶食後の採血時に測定される内因性TGは肝臓で合成され，リポたんぱくリパーゼ（LPL）により水解される．したがって，血清TG濃度は肝臓での合成能，LPLで代表されるリパーゼ活性，末梢組織のTG利用能などを反映する．一方，食事として摂取されたTGは外因性のTGであり，主としてカイロミクロンとして存在する．

　TGは，コレステロールとともに高脂血症の1次スクリーニング項目として必須である．近年はメタボリックシンドロームの診断基準にも含まれ，インスリン抵抗性の指標としても利用されている．

[測定法] 酵素法

[基準範囲] 35～150 mg/dl

[異常値を示す疾患・病態]

　血清TGは食後2～6時間で最大値を示す．検査前日は高脂肪食，アルコール摂取を避け，10～16時間の絶食した後の早朝空腹時採血が必要である．

　異常高値を示す主な疾患を表5-6に示す．TGが1000mg/dl以上の場合は，高カイロミクロン血症を伴うと考えられ，急性膵炎の発症に注意する必要がある．

4 リポたんぱくとその分画

[検査の意義]

　1次スクリーニング検査により高脂血症が考えられる場合，その病型を決めるために実施される．

表5-6 ●血清TGが異常高値示す主な疾患・病態

1. 原発性脂質代謝異常	2. 2次性脂質代謝異常
①原発性高カイロミクロン血症 　家族性リポたんぱくリパーゼ欠損症 　アポたんぱくCⅡ欠損症など ②家族性複合型高脂血症 ③家族性Ⅲ型高脂血症 ④家族性Ⅳ型高脂血症 ⑤LCAT欠損症 ⑥その他	①アルコール性 ②肥満 ③糖尿病 ④脂肪肝 ⑤内分泌疾患 　甲状腺機能低下症 　クッシング症候群 　下垂体機能低下症など ⑥ネフローゼ症候群 ⑦多発性骨髄腫 ⑧薬剤性（ステロイド，β-ブロッカーなど） ⑨その他

[測定法] アガロース電気泳動法，ディスク電気泳動法
[基準範囲]

　　アガロース電気泳動法
　　　β　　　　　32～51%
　　　pre β　　8～25%
　　　α　　　　　30～49%

[異常値を示す疾患・病態]
　リポたんぱく異常とその代表的な疾患・病態はすでに表5-4に示した．

5 アポたんぱくとその分画

[検査の意義]
　本来水には溶けにくい脂質であるコレステロール，TG，リン脂質が血漿中に溶存できるのは，アポたんぱくと結合してリポたんぱくを形成しているからである．アポたんぱくはリポたんぱくを形成することに加えて，リポたんぱく代謝にかかわる酵素群の活性調節，リポたんぱくの受容体への結合においても重要な役割を演じる．したがって，アポたんぱく量の測定は高脂血症の病態把握の一助となる．現在保険収載されている6種のアポたんぱくの機能と存在するリポたんぱくを表5-7に示した．

[測定法] 免疫比濁法など
[基準範囲]

　　アポAI　　　　98～160mg/dl
　　アポAⅡ　　　20～38mg/dl
　　アポB　　　　65～120mg/dl
　　アポC-Ⅱ　　　1.0～4.5mg/dl
　　アポC-Ⅲ　　　2.5～12.0mg/dl

表5-7 ● 主なアポたんぱくとその機能

	機能	主に存在するリポたんぱく
A-Ⅰ	LCATの活性化	HDL　CM
A-Ⅱ	不詳	HDL　CM
B	LDL受容体のリガンド（B-100）	VLDL　IDL　LDL　CM
C-Ⅱ	LPLの活性化	CM　VLDL　HDL
C-Ⅲ	不詳	CM　VLDL　HDL
E	LDL受容体のリガンド，レムナント代謝	VLDL　CM

　　アポE　　　2.0〜6.0mg/dl

［異常値の示す意味］
　　基本的には，構成するリポたんぱくの変動に応じて増減する（表5-5）．

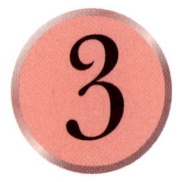

3 肝機能検査

　肝機能検査を厳密に肝機能を反映する検査と解すると，たんぱく合成能を反映するアルブミンや色素排泄能力をみるインドシアニングリーン（ICG）試験などごく限られた項目となるが，ここでは広義に，肝障害時に異常値を示す検査と考える．

　肝疾患の血液検査は，①肝臓の病気の有無をみる検査（スクリーニング検査），②肝障害の原因を調べる検査，③病気の進行度・重症度をみる検査，に分けられる．

A スクリーニング的に用いられる検査

1 肝細胞壊死を反映する肝酵素（逸脱酵素）

1）AST（GOT），ALT（GPT）

［検査の意義］
　アスパラギン酸アミノトランスフェラーゼ（aspartate aminotransferase；AST），アラニンアミノトランスフェラーゼ（alanine aminotransferase；ALT）は，それぞれ以前はグルタミン酸オキサロ酢酸トランスアミナーゼ（glutamic oxaloacetic transaminase；GOT），グルタミン酸ピルビン酸トランスアミナーゼ（glutamic pyruvic transaminase；GPT）とよばれていたが，最近ではAST，ALTの呼称が一般化している．組織中のAST濃度は心臓，肝臓で最も高く，次いで骨格筋，腎臓，脳，膵臓，肺，白血球，

赤血球の順である．ALTも肝臓に多く含まれ，ASTに比し肝特異性が大きい．

代表的な逸脱酵素であるAST・ALTの血清レベルは，細胞障害の程度，細胞膜の透過性，さらには放出された酵素たんぱく質の生体内での異化速度により規定される．ASTの異化はALTよりも速い．急性肝炎の初期はAST＞ALTであるのに，経過とともにAST＜ALTとなるのはそのためである．

［測定法］わが国では日本臨床化学会（JSCC）の勧告法を基準としたJSCC標準化対応法（UV法）により測定される．

［基準範囲］AST（GOT）10～35 IU/l，ALT（GPT）5～40 IU/l

この基準範囲はあくまで参考値であり，特に慢性C型肝炎ではさらに低値に設定すべきとの意見が多い．たとえば，基準値設定に用いる集団をBMI，総コレステロール，中性脂肪，空腹時血糖が正常な群にのみ限定して新たな基準値上限（男性で30 IU，女性で19 IU）を設定した結果，従来の基準値に比し，HCV-RNA陽性の慢性C型肝炎例を効率よく検出できるとされている．

［異常値を示す疾患・病態］

肝機能検査として有名であるが，筋疾患，血液疾患など肝臓以外の疾患でも異常値を示すことを忘れてはならない．疾患・病態として，以下のものがあげられる．

- 急性肝障害（急性ウイルス性肝炎，薬物性肝障害，急性循環不全など）
- 慢性肝障害（脂肪肝，慢性肝炎，肝硬変，原発性肝癌，転移性肝癌，アルコール性肝障害，自己免疫性肝炎，原発性胆汁性肝硬変，ウイルソン病など）
- 胆道疾患による胆道閉塞時（総胆管結石，胆道感染症，胆管癌，乳頭部癌，膵癌）
- 筋障害（多発性筋炎，筋ジストロフィー，甲状腺機能低下症など）
- 心疾患（心筋梗塞，心筋炎など）
- 溶血性疾患
- その他

AST，ALTは同時に検査されることが多いので，両者の比が重要である．GOT（AST）/GPT（ALT）比の診断的重要性が確立した頃は，トランスアミナーゼ測定の主流はカルメン（Karmen）法であった．現在の主流は日本臨床化学会（JSCC）標準化対応法であり，いずれもカルメン法よりも高めの数値が得られるが，特にALTでその傾向が強い．したがって，カルメン法でAST/ALT比が1.0の場合は，JSCC法では0.87となることに留意すべきである．特にこの比が有用な病態は以下のとおりである．

AST/ALT＞0.87＝アルコール性肝障害，進行した肝硬変・肝細胞癌，

心疾患，筋疾患，溶血性疾患，急性肝炎の病初期

　　AST/ALT＜0.87＝軽度・中程度の慢性肝炎，非アルコール性脂肪肝，急性肝炎の回復期

2） LD，LDH（乳酸脱水素酵素）とそのアイソザイム

［検査の意義］

　乳酸脱水素酵素（lactate dehydrogenase；LD）は細胞の可溶性分画に存在する解糖系酵素で，ほとんどすべての細胞に含まれる．したがって，細胞傷害のスクリーニングマーカーとして広く用いられる．臓器特異性はないが，アイソザイムと併せて評価することにより，検査の意義がさらに高まる．

　アイソザイムは5種類あり，1・2型は赤血球，心筋などに多く含まれ，5型は主として肝細胞由来である．

［測定法］LDは補酵素の共役下にピルビン酸と乳酸の相互変換を触媒するので，この反応をNADの還元速度として測定するのが一般的である．

［基準範囲］

　　101〜193 IU/l（JSCC標準化対応法）

　　LDアイソザイム（電気泳動法）

　　　　LD-1：20.0〜31.0％

　　　　LD-2：28.8〜37.0％

　　　　LD-3：21.5〜27.6％

　　　　LD-4：6.3〜12.4％

　　　　LD-5：5.4〜13.2％

［異常値を示す疾患・病態］

　血清LDが上昇する主な疾患をそのアイソザイムパターン別に表5-8に示した．

2　胆汁うっ滞を反映するマーカー

1） アルカリホスファターゼ（ALP）

［検査の意義］

　アルカリホスファターゼ（alkaline phosphatase；ALP）はほとんどすべての臓器に存在するが，肝臓においては肝細胞膜の特に毛細胆管表面に分布している．胆汁うっ滞が生じると反応性にALPたんぱくの合成が増加すると考えられている．したがって，胆汁うっ滞を反映する酵素として重要であるが，骨組織にも高い活性がみられ，骨新生状態を知ることができる．ALPには以下の6つのアイソザイムが存在する．

表 5-8 ● 血清LDアイソザイムパターンとその主な疾患

パターンの名称	アイソザイムパターン	原因となる疾患・病態	由来細胞
1・2型優位	1>2	心筋梗塞など	心筋
	1≧2	溶血性貧血など	赤血球
	1>2	巨赤芽球性貧血など	巨赤芽球？
	1≧2	腫瘍（セミノーマなど）	腫瘍細胞
	1<2	2・3型優位からの移行（慢性非活動期）	骨格筋、リンパ球、腫瘍など
2・3型優位 2・3・4・5型上昇とその類縁パターン	2>3	筋ジストロフィー、多発性筋炎など、慢性的持続的な酵素遊出	骨格筋
	2>3	膠原病,ウイルス感染症,皮膚炎,間質性肺炎など	リンパ球
	2>3	白血病，リンパ腫などの血液悪性腫瘍，肺癌，胃癌など	腫瘍細胞
5型優位	4<5	急性の筋崩壊	骨格筋
	4<5	急性肝炎，急性肝細胞傷害	肝細胞
	4<5	肝細胞癌	腫瘍細胞
	4<5	前立腺癌	腫瘍細胞

＊JSCC対応法で測定（基準範囲：101〜193 IU/l）

出典／中井利昭，他編，前川真人：乳酸脱水素酵素（LD, LDH）とそのアイソザイム検査値のみかた，改訂3版，中外医学社，2006, p.15, 改変.

ALP 1：高分子ALPであり，その上昇はALP 2の上昇を伴う．
ALP 2：肝性ALP
ALP 3：骨性ALP
ALP 4：胎盤性ALP
ALP 5：小腸性ALP
ALP 6：免疫グロブリン結合ALP

［測定法］ 4-ニトロフェニルリン酸を基質として用いる方法が一般的である．

［基準範囲］

成人の場合：80〜260 IU/l（日本臨床化学会勧告法）

用いる試薬系により異なるので，各施設の基準範囲を用いるべきである．

［異常値を示す疾患・病態］

ALPが異常高値を示す代表的な疾患と主たるアイソザイムを表5-9に示した．

2） γ-グルタミルトランスフェラーゼ（γ-GTP）

［検査の意義］

γ-GTP（gamma glutamyl transferase; GGT）は膜結合たんぱくとして，肝臓，腎臓，脾臓，膵臓，小腸などに広く分布しているが，血中に出現し

表5-9 ● 血清ALPが異常高値を示す状態・病態と主たるアイソザイム

胆汁うっ滞・閉塞性黄疸	ALP1，2
肝硬変・肝癌	ALP2
骨成長期	ALP3
副甲状腺機能亢進症	ALP3
甲状腺機能亢進症	ALP3
転移性骨腫瘍	ALP3
妊娠時	ALP4
高脂肪食後（血液型B，O）	ALP5
潰瘍性大腸炎	ALP6

ている酵素たんぱくは主に肝由来と考えられている．血清GGT高値が診断のきっかけとなる病態として，まず胆汁うっ滞，つまり何らかの理由により胆汁の流れに障害が生じた病態があげられる．GGTはALPとともに胆汁うっ滞を検出する重要なマーカーである．

これ以外にγ-GTPは習慣飲酒やアルコール性肝障害のマーカーとしてよく知られている．長期飲酒によるGGTの増加と断酒後のその急速な低下（禁酒後4週間後に前値の40％以下または基準値上限の1.5倍以下）は，アルコール性肝障害の診断基準の重要な1項目となっている．

［測定法］生理的な基質であるグルタチオンの代わりに，合成基質としてγ-グルタミル-3-カルボキシ-4-ニトロアニリドを用いたrate assayが一般的である．

［基準値］成人男性：50 IU/l以下，成人女性：30 IU/l以下

［異常値を示す疾患・病態］

　①GGT高値が直接診断のきっかけになる場合
　・閉塞性黄疸（胆管癌，膵頭部癌，乳頭部癌，胆管結石など）
　・肝内胆汁うっ滞（原発性胆汁性肝硬変，薬剤性肝障害など）
　・習慣飲酒，アルコール性肝障害
　②GGT高値がみられるが，直接診断にはつながらない場合
　・急性ウイルス性肝炎
　・慢性ウイルス性肝障害（慢性肝炎，肝硬変）
　・原発性肝細胞癌，転移性肝腫瘍
　・過栄養性脂肪肝など
　③長期の薬剤服用による上昇
　・フェニトイン，フェノバルビタール，ステロイドなど
　④その他

3） ビリルビン

［検査の意義］

成人におけるビリルビン産生量は250〜350mg/日であり，その約70%は網内系における老廃赤血球に由来し，残りは無効造血，すなわち，骨髄における産生直後の赤血球の破壊およびヘモグロビン以外のヘムたんぱくに由来する．

　網内系で産生されたビリルビン（非抱合型）は，主としてアルブミンと結合して肝臓に至る．その後，グルクロン酸抱合を受けて水溶性の抱合型となり，毛細胆管膜へ運ばれる．毛細胆管内に分泌された抱合型ビリルビンは，複合ミセルに組み込まれた状態で胆管内を運ばれ，一部が胆囊に貯蔵され，他は十二指腸に排泄される．

　以上の経路の障害により高ビリルビン血症が生じる（図5-1）．その異常がグルクロン酸抱合の後か前により，高ビリルビン血症が抱合型優位か非抱合型優位かに分かれる．

　血清ビリルビン濃度が2.5〜3.5mg/dlを超えると眼球結膜，皮膚粘膜の黄染が肉眼的に黄疸として認められるようになる．

［測定法］血清ビリルビンの測定には古くはジアゾ法が用いられ，ジアゾ試薬との反応性に基づいて直接ビリルビン（抱合型ビリルビンに相当）と間接ビリルビンに分画された．その後ジアゾ法に準拠する形で化学酸化法や酵素法が普及したが，従来の酵素法ではデルタビリルビン（アルブミン

図5-1● 黄疸の部位別分類

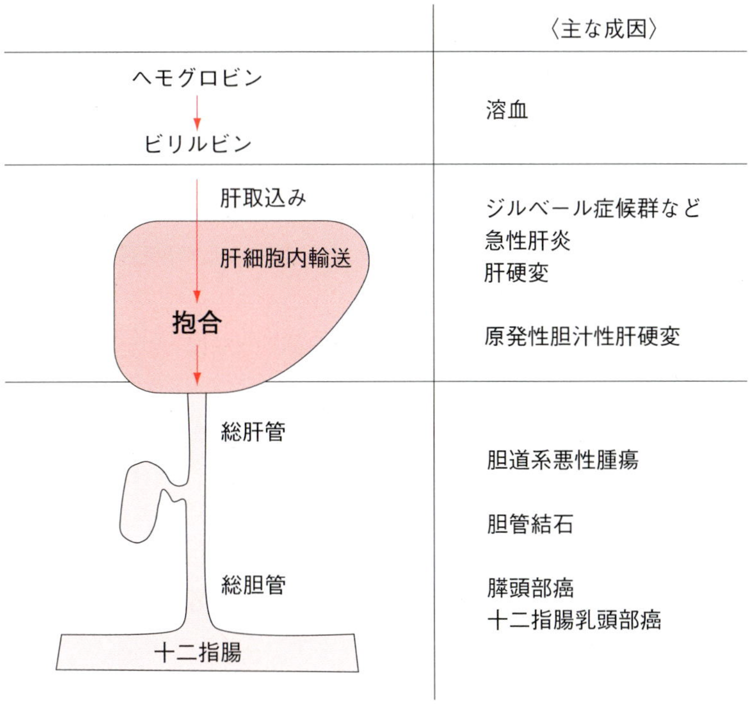

	〈主な成因〉
ヘモグロビン → ビリルビン	溶血
肝取込み／肝細胞内輸送／抱合	ジルベール症候群など／急性肝炎／肝硬変／原発性胆汁性肝硬変
総肝管	胆道系悪性腫瘍／胆管結石
総胆管／十二指腸	膵頭部癌／十二指腸乳頭部癌

表5-10● 血清ビリルビンが異常値を示す病態・疾患

A. 直接型優位の高ビリルビン血症
　1. 肝細胞性黄疸
　　急性肝炎（ウイルス性，薬物性など），
　　劇症肝炎，慢性肝炎
　　アルコール性肝炎
　　自己免疫性肝炎
　　肝硬変（ウイルス性，アルコール性）
　　肝癌
　　ウイルソン病
　　寄生虫性肝疾患
　2. 胆汁うっ滞
　　a. 肝内胆汁うっ滞
　　　急性（ウイルス性，薬物性）
　　　原発性胆汁性肝硬変（PBC）
　　　原発性硬化性胆管炎（PSC）
　　　良性反復性
　　　妊娠性
　　　乳児性
　　b. 肝外胆汁うっ滞
　　　胆管結石
　　　胆嚢癌・胆管癌・十二指腸乳頭癌・膵癌
　　　先天性胆道閉鎖症
　　　先天性胆管拡張症
　3. 体質性黄疸
　　デュビン-ジョンソン症候群
　　ローター症候群

B. 間接型優位の高ビリルビン血症
　1. 溶血性黄疸（先天性，後天性）
　2. 体質性黄疸
　　ジルベール症候群
　　クリグラー-ナジャール症候群（I型，II型）

と共有結合した分画）が直接ビリルビンの中に含まれて測定されてしまうため，最近では抱合型ビリルビンをより選択的に測定できる新しい酵素法が普及しつつある．

［基準範囲］
　総ビリルビン　　　0.2～1.2 mg/dl
　直接ビリルビン　　0.0～0.3 mg/dl
　抱合型ビリルビン　0.0～0.2 mg/dl
　間接ビリルビン　　0.2～0.9 mg/dl

［異常値を示す疾患・病態］（表5-10）

健診などで高ビリルビン血症を指摘される場合の原因として最も多いのは，非抱合型優位のジルベール（Gilbert）症候群である．肝硬変症においては，血清ビリルビン濃度はその重症度（進展度）の判定に用いられる．

B 肝障害の原因や病態を検索するための検査

1 肝炎ウイルスマーカー

現時点で確認されている肝炎ウイルスと急性肝炎の際の診断マーカーを表5-11に示した．感染経路が経口で急性肝炎を起こしても慢性化しないのが表中のA，E型，非経口感染し慢性化しうるのがB，C，D型である．多数ある肝炎ウイルスマーカーを状況に合わせて選択するためには，急性肝炎と慢性肝障害に分けると考えやすい．

表5-11 ● 急性ウイルス性肝炎の特徴とその診断マーカー

型	抗体	症状および感染経路
A型	IgM-HA抗体	発熱，感冒様症状，生もの摂取
B型	HBs抗原，IgM-HBc抗体	性行為によるパートナーからの感染
C型	HCV抗体（初期は陰性），HCV-RNA	医療従事者の針刺し事故
D型	IgM-HDV抗体	HBV感染者のみ，わが国ではまれ
E型	IgM-HEV抗体，HEV-RNA（より確実）	人獣共通感染症の側面あり

ウイルス性の急性肝炎が疑われたのに，上記ウイルスマーカーが陰性の場合には，肝炎ウイルス以外のウイルス（EBウイルス，サイトメガロウイルスなど）の関連検査を考慮する．

慢性肝障害の場合は，まずHBs抗原，HCV抗体を測定する．HBs抗原が陽性の場合は，HBe抗原・抗体，HBV-DNAを測定してHBVの肝内増殖の程度をみる．

HCV抗体が陽性の場合は，その抗体価からウイルス保有者か感染既往をある程度区別できるが，HCV-RNA定性検査を行って確認することが望ましい．最近では，HCVコア抗原検査の感度が増しているので，HCV-RNA検査の前段階で利用することができる．住民健診で行われているHCVスクリーニングの手順を図5-2に示した．

HCV-RNAが陽性でトランスアミナーゼの異常がみられる場合は，インターフェロン療法を考慮すべきであり，HCV-RNA定量，HCVの遺伝子型の検査（セロタイプ，ゲノタイプ）を行う必要がある．

2 自己抗体

1） 原発性胆汁性肝硬変の自己抗体－抗ミトコンドリア抗体（AMA）

原発性胆汁性肝硬変（PBC）の診断に必要な自己抗体である．本抗体に対する対応抗原はM1～M9が知られているが，抗M2抗体がPBCに最も特異的である．

検査法としては，まず蛍光抗体法を用いる．PBCの90％の症例で，蛍光抗体法でAMAが陽性となる．最近では，M2抗原の構成成分すべてに対するIgG，IgA，IgM抗体のELISA（酵素免疫測定）法による測定が可能となり，検出感度がさらに上昇している．

2） 自己免疫性肝炎の自己抗体－抗核抗体，抗平滑筋抗体

第6章－③「自己免疫関連の検査」参照．

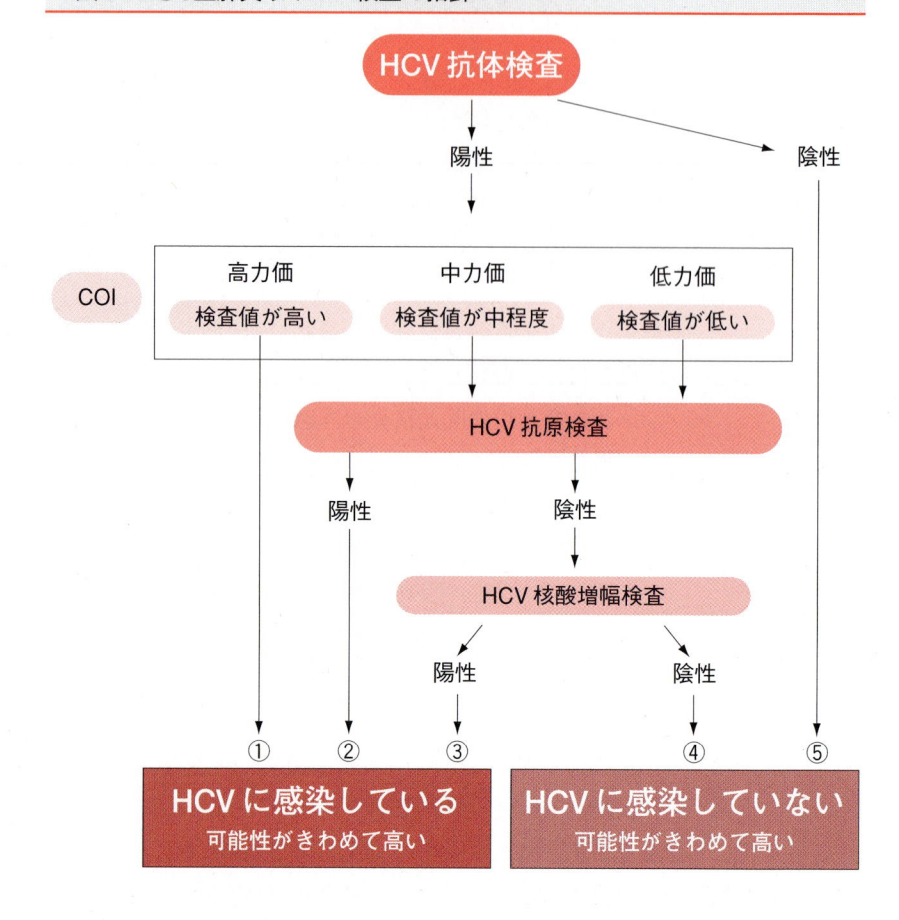

図5-2 ● C型肝炎ウイルス検査の指針

```
                    HCV抗体検査
                    ┌──────┴──────┐
                   陽性          陰性
                    │             │
       ┌────────────┼────────────┐ │
      高力価       中力価       低力価
     検査値が高い  検査値が中程度 検査値が低い
  COI  │             │             │
       │          HCV抗原検査       │
       │         ┌────┴────┐        │
       │        陽性      陰性       │
       │                   │        │
       │              HCV核酸増幅検査 │
       │                ┌──┴──┐     │
       │               陽性   陰性   │
       │                │     │     │
       ①    ②          ③     ④    ⑤
    HCVに感染している     HCVに感染していない
     可能性がきわめて高い    可能性がきわめて高い
```

3 │ 肝性脳症関連マーカー：アンモニア

［検査の意義］

　血液中のアンモニアは食事由来のたんぱく質などの窒素化合物が腸内細菌により分解されて産生される外因性のものと，アミノ酸代謝の過程で生じる内因性のものからなる．アンモニアの主たる代謝経路は肝臓における尿素サイクルによる尿素への変換であるが，一部は筋肉などにおいてグルタミンの産生に利用される．

　アンモニアは，①肝内外のシャントなど門脈血が体循環に流入する病態が存在するかどうか，②アンモニアの処理能が低下するほどの高度の肝実質障害があるかどうか，③尿素サイクルの先天的酵素欠損がないか，などを知るために測定される．

［測定法］全血を用いる直接比色法・拡散法，血漿を用いるイオン交換法・酵素法があるが，近年は酵素法が主流である．この場合，採血後全血のまま室温放置すると赤血球からのアンモニアの遊離などにより急速に上昇す

る．したがって，採血後直ちに氷冷して血漿分離するか除たんぱくを行うなど注意深い検体処理が必要である．

[基準範囲] 12～66 μg/dl（酵素法），100～150 μg/dl（直接比色法）

[異常値を示す疾患・病態]

　肝内外のシャントにより高濃度のアンモニアを含む門脈血が肝を素通りする場合，劇症肝炎，ライ（Reye）症候群，先天性尿素サイクル酵素欠損症などにおいて異常高値を示す．

C 肝障害の重症度・進展度をみる検査

1 急性肝炎の重症化・劇症化の予知に用いる検査

- 肝臓で合成されるたんぱく質のうち，特に体内での異化が速いたんぱく質（たとえば凝固因子）の産生量の低下をみる
- プロトロンビン時間の延長
- ヘパプラスチンテスト値の低下
- この他にトランスサイレチン，レチノール結合たんぱくもアルブミンに比べて血中半減期が短いので有用である．

2 慢性肝障害の進展度の評価

- 血小板数の減少
- IgGの増加，膠質反応（ZTT値など）の増加
- 血清コリンエステラーゼ活性の低下
- インドシアニングリーン（ICG）排泄能の低下
- 血清総たんぱく，アルブミンの低下
- 総ビリルビンの上昇
- プロトロンビン時間の延長

　以上の検査項目のうち，アルブミン，ビリルビン，プロトロンビン時間の検査データと身体所見を組み合わせて肝硬変の重症度を評価するチャイルド-ピュー（Child-Pugh）分類は，日常診療上重要である（表5-12）．

1） 血清コリンエステラーゼ

[検査の意義]

　コリンエステラーゼはアセチルコリンを特異的に分解する真性コリンエステラーゼと非特異的にコリンを分解する偽性コリンエステラーゼに分けられる．血清コリンエステラーゼ活性の大部分は後者であり，肝細胞のたんぱく合成能の指標として，また有機リン中毒の際に測定される．

表5-12 ● 肝硬変の重症度分類（Child-Pugh分類）

	スコア		
	1	2	3
血清総ビリルビン（mg/dl）	≦2	2〜3	<3
血清アルブミン（g/dl）	≧3.5	2.8〜3.5 (3.0)	<2.8 (3.0)
プロトロンビン時間（秒延長）	1〜4	4〜6	≧6
腹水	なし	軽度	中高度
脳症	なし	1〜2度	3度以上

各スコアを合計：grade A　5〜6，grade B　7〜9，grade C　≧10

［測定法］2,3-ジメトキシベンゾイルチオコリン（DMBT）などを基質として測定される．

［基準範囲］100〜240 IU/l（DTNB（ジテオビス-2-ニトロ安息香酸）を基質とした場合）

　用いる基質，測定系により基準範囲は異なる．

［異常値を示す疾患・病態］

　臨床的には低値を示す場合を問題とする場合が多く，進行した慢性肝炎，肝硬変，有機リン中毒などで低値を示す．一方，肝疾患のなかでも，過栄養性脂肪肝では逆に高値を示すことが特徴的である．

2）　血清総たんぱく，たんぱく分画，アルブミン

［検査の意義］

　血清総たんぱくの約65％はアルブミン，約20％はγ-グロブリンが占めるので，血清総たんぱく濃度はこの2つの主要たんぱくの量に大きく左右される．総たんぱく・アルブミンは全身の栄養状態，肝のたんぱく合成能の評価の目的で測定される．

　また血清たんぱく分画は，電気泳動法により5分画に分けられ，その分画パターンから病態のある程度の推測が可能である．血清たんぱく分画は，特に，単クローン性たんぱく（Mたんぱく）を検出して骨髄腫の診断の糸口となる点で重要である．

［測定法］

　血清総たんぱく量はビウレット法で測定されることが多い．血清アルブミンの定量は，ブロモクレゾールグリーン（BCG）法およびブロモクレゾールパープル法（BCP法）が代表的である．血清たんぱく電気泳動では，主にセルロースアセテート膜が利用される．

［基準範囲］（千葉大学医学部附属病院）

　　総たんぱく　6.5〜8.2g/dl

アルブミン　3.9〜5.1g/dl
たんぱく分画
　アルブミン　　　　59.1〜72.8%
　α1-グロブリン　　1.5〜2.9%
　α2-グロブリン　　5.5〜10.6%
　β-グロブリン　　　5.9〜10.1%
　γ-グロブリン　　　10.8〜24.2%

［異常値を示す疾患・病態］
①総たんぱくが上昇する疾患
・脱水症，単クローン性高γ-グロブリン血症，多クローン性高γ-グロブリン血症
②総たんぱくが低下する疾患
・栄養不良，吸収不全症候群，肝硬変，ネフローゼ症候群など
正常の血清たんぱく泳動図と代表的なたんぱく泳動パターンを図5-3

図5-3 ●正常血清たんぱく泳動図（A）と代表的な異常泳動パターン（B）

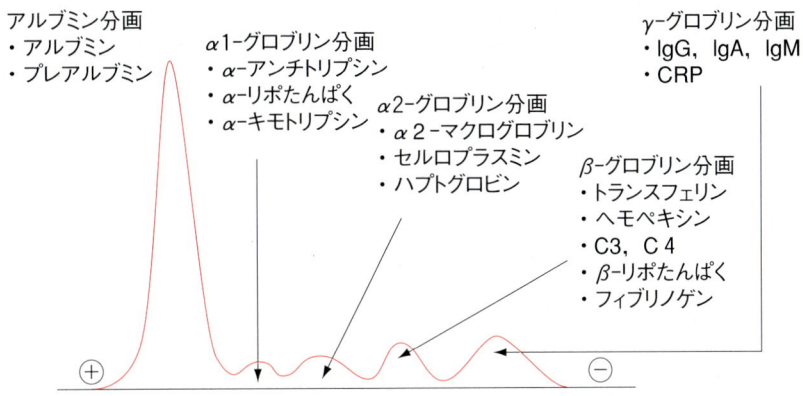

アルブミン分画
・アルブミン
・プレアルブミン

α1-グロブリン分画
・α-アンチトリプシン
・α-リポたんぱく
・α-キモトリプシン

α2-グロブリン分画
・α2-マクログロブリン
・セルロプラスミン
・ハプトグロビン

γ-グロブリン分画
・IgG，IgA，IgM
・CRP

β-グロブリン分画
・トランスフェリン
・ヘモペキシン
・C3，C4
・β-リポたんぱく
・フィブリノゲン

（A）正常の血清たんぱく泳動図と各分画の成分

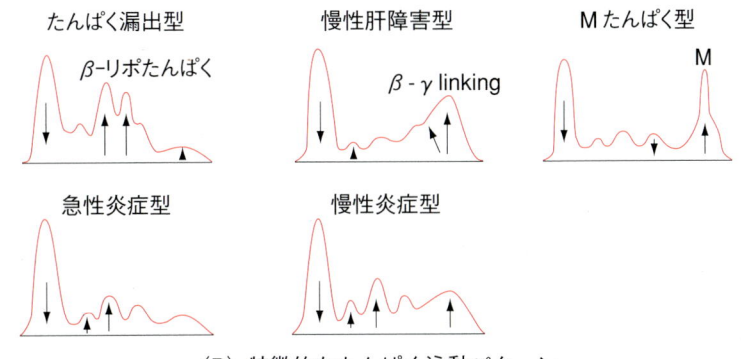

たんぱく漏出型　　β-リポたんぱく
慢性肝障害型　　β-γ linking
Mたんぱく型　　M
急性炎症型
慢性炎症型

（B）特徴的なたんぱく泳動パターン

出典／中井利昭，他編，高木康：総たんぱくとその分画，検査値のみかた，第3版，中外医学社，2006，p.53.

に示した．

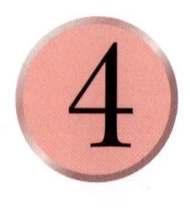

4 膵機能検査

　代表的な膵疾患として急性膵炎，慢性膵炎，膵腫瘍があげられる．これらの膵疾患の自覚症状としての上腹部痛，背部痛などは膵疾患に特異的なものではなく，膵疾患を早期にスクリーニングして正しい診断をつけるためには，まず膵疾患の可能性を念頭におくことが重要であり，その診断の過程で臨床検査が威力を発揮することになる．

　本稿では，急性膵炎の診療に不可欠な膵逸脱酵素，慢性膵炎の診断に利用される膵外分泌機能検査について述べる．膵腫瘍については第6章－⑤－B「消化器系の腫瘍マーカー」参照．

A 血中・尿中アミラーゼ

［検査の意義］
　アミラーゼは多糖類の水解酵素であり，膵臓と唾液腺が主な産生臓器である．したがって，血中には膵型と唾液腺型のアイソザイムが混在している．膵の炎症や膵管の閉塞時などにアミラーゼを初めとする膵酵素は血中に逸脱し，一部は尿中にも排泄されるが，耳下腺炎を初めとする唾液腺疾患でも上昇する．健常人では膵型アミラーゼの割合は総アミラーゼの50%弱である．

［測定法］血清総アミラーゼ活性の測定は，かつてはヨウ素でんぷん反応を用いたキャラウェイ法，還元糖量を測定するソモジー法などが用いられてきたが，現在では，オリゴ糖を基質とする共役酵素法が主流である．膵型アミラーゼは，唾液腺型アミラーゼ活性をモノクロナール抗体により阻害した後，定量する免疫阻害法により測定される．

［基準値］血清；50～160 IU/l，尿；130～950 IU/l
　測定法により若干異なる．

［異常値の示す意味］
　高アミラーゼ血症の原因として重要なのは急性膵炎を初めとする膵疾患である．慢性膵炎では再燃時以外は上昇せず，上昇したとしても一過性のことが多い．この場合は，むしろ尿中アミラーゼの測定のほうが有用である．

　血中アミラーゼの高値が認められた場合は，まず膵型，唾液腺型のどちらが優位かをアミラーゼアイソザイムの解析，またはリパーゼなどその他

の膵酵素の上昇の有無により鑑別する．高アミラーゼ血症があるのに尿中アミラーゼが正常域の場合は，マクロアミラーゼ血症，腎不全などを考える．

B エラスターゼ1

［検査の意義］

　血中に存在するエラスターゼは大部分が膵臓由来である．膵臓にはエラスターゼ1，エラスターゼ2があるが，前者が量的に多く，膵特異性も高いので，臨床検査として測定されるのはエラスターゼ1である．膵から血中に逸脱したエラスターゼ1は血中ではプロテアーゼ-インヒビター（α1-アンチトリプシンなど）と結合している．急性膵炎の場合，回復過程に入っても，エラスターゼ1はアミラーゼ，リパーゼに比べて正常化に時間がかかる．

［測定法］血中ではプロテアーゼ-インヒビターと結合して存在しているため，アミラーゼのように酵素活性を測定することはできず，免疫化学的にRIA（放射免疫測定法）またはEIA（酵素免疫測定法）によりたんぱく量が測定される．

［基準値］40～240ng/dl（ラテックス凝集法）

［異常値の示す意味］

　急性膵炎，慢性膵炎の増悪時，膵癌などで異常高値を示す．

C 膵外分泌機能検査

　消化酵素を分泌して，消化吸収を助けることは膵臓の重要な役割の一つである．膵臓の慢性炎症，すなわち慢性膵炎では，膵線維化の結果，膵外分泌機能が低下する．この膵外分泌機能の検査法としては，①特殊なチューブを用いて膵液分泌を促進させながら十二指腸液を採取してそれに含まれる膵液中の成分を分析する方法（セクレチン試験）と，②チューブを用いずに，経口投与したある薬剤が膵酵素によりどの程度分解されるかをみる方法（PFDテスト）がある．

　検出感度においてはセクレチン試験がPFDテストを上回るが，患者への負担は大きい．いずれにしろ，近年は超音波検査，CT，MRCPなどの画像診断法により慢性膵炎の存在を推測できるようになっているので，慢性膵炎の診断における膵外分泌機能検査の意義は以前に比べて小さくなっている．しかし，膵外分泌機能を評価することの重要性は変わっていない．

1 PFDテスト

[検査の意義]

　N-ベンゾイル-L-チロシル-p-アミノ安息香酸（BT-PABA）は，経口投与されると十二指腸内で膵臓から分泌されたキモトリプシンによってN-ベンゾイル-L-チロシンとp-アミノ安息香酸（PABA）に分解されるが，PABAは小腸で再吸収された後，肝臓で抱合反応を受け，最終的には尿中に排泄される．

　以上を利用して，一定量のBT-PABAを投与した後の尿中へのPABA測定量から，間接的に膵外分泌機能を評価するものである．これは，膵外分泌機能の評価を，十二指腸チューブを用いずに患者への負担を少なく行える点に意義がある．

[測定法] 早朝空腹時，排尿後，BT-PABA（PFD内服液）を200〜300mlの水と共に服用させ，その後6時間の尿を集めて，尿中PABA量を測定する．なお，消化酵素薬を初め，本検査に影響を及ぼす可能性のある薬剤の服用は事前に中止しておく．

[判定基準] PABA回収率70%以上を正常の目安とする．

[異常値の示す意味]

　慢性膵炎，膵癌による高度の膵外分泌機能障害，膵全摘などが示唆される．本テストの異常値に加えて，便中キモトリプシン活性の低下を2回以上示す場合は，慢性膵炎の準確診例とされる．

2 セクレチンテスト

[検査の意義]

　膵臓の外分泌腺を刺激する消化管ホルモンのセクレチンの静脈投与後に分泌される膵液を十二指腸チューブを介して採取し，その液量，重炭酸塩濃度，アミラーゼ排出量を測定し，膵外分泌機能を評価するテストである．上述のPFDテストに比べて被験者への負荷は大きいが，信頼性は高い．

[測定法] 早朝空腹時に，十二指腸液の採取に必要なチューブを，できる限りファーター（Vater）乳頭部近傍に位置するように固定する．セクレチン静注後の十二指腸液を10分ごとに採取し，液量，重炭酸塩濃度，アミラーゼ活性を測定する．

[判定基準と異常値の示す意味]

　日本膵臓学会による慢性膵炎の診断基準では，セクレチンテストにおいて，重炭酸塩濃度の低下に加えて膵酵素分泌量の低下と膵液量の両者あるいはいずれかが一方の低下がある場合は確診とし，重炭酸塩の低下のみ，または膵酵素分泌量と膵液量が同時に低下する場合を準確診としている．

5 腎機能検査

　腎疾患の診断においては，尿検査，特にたんぱく尿，血尿（肉眼的および顕微鏡的）が第一歩である．血液生化学検査は，腎疾患の存在が疑われた後，病気の進行度・重症度などを知る目的で腎機能の評価（重症度など）の一環として利用される．

　ここでは，代表的な腎機能検査項目として尿素窒素（BUN），クレアチニン，およびクレアチニンクリアランスについて述べる．

1 尿素窒素（BUN）

［検査の意義］

　尿素はたんぱく質の異化産物として重要であり，肝臓の尿素回路においてアンモニアとCO_2から産生され，血中の非たんぱく窒素成分の50～60%を占める．

　尿素は腎を介して排泄されるので，BUNは腎機能を反映するが，体内水分量，たんぱく摂取量，たんぱく質の異化の程度などの影響を受ける．腎機能検査の一つとして測定されることが多い．

［測定法］ウレアーゼとグルタミン酸脱水素酵素を用いる方法が一般的である．ウレアーゼにより尿素が加水分解され，産生されたアンモニアをグルタミン酸脱水素反応により測定する．

［基準範囲］　8～20mg/dl

　施設，測定法などにより多少異なる場合もある．女性は男性よりも10～20%低めとなる．

［異常値を示す疾患・病態］

　表5-13に血清BUNが異常値を示す疾患・病態を明示した．

［異常値の示す意味］

　尿素は肝臓の尿素回路で産生されるが，腎を介して排泄されるので，血中BUN濃度は糸球体濾過量（glomerular filtration rate；GFR）に最も影響される．GFRが50%以下に低下するとBUNが増加しはじめ，30～40%以下となると加速度的に増加する．しかし，BUN値は腎機能以外にも左右されるので，GFRの指標としてはクレアチニンさらにはクレアチニンクリアランスの信頼性がより高い．

　その他，BUNは組織崩壊（広範囲の熱傷など），消化管出血，脱水などによっても上昇する．

　一方，劇症肝炎や，きわめて高度の肝硬変などにおいては，肝の代謝能

表5-13● 血清BUNが異常値を示す場合

[異常高値]
　腎前性
　　うっ血性心不全，ショック，脱水
　　たんぱく異化の亢進
　　消化管出血
　　ステロイド治療
　腎性
　　急性・慢性腎不全
　　急性・慢性糸球体腎炎
　腎後性
　　尿閉

[異常低値]
　重症肝実質性障害
　低たんぱく食
　妊娠

の低下の結果，異常低値を示す．

2 クレアチニン

[検査の意義]

　主として肝臓において，アルギニン，グリシン，メチオニンから合成されたクレアチンは筋肉組織などに転送され，クレアチンリン酸として存在し，エネルギー代謝に関与する．クレアチン，クレアチンリン酸からクレアチニンに変換される．腎機能，特にGFRの指標として重要である．

[測定法] 化学的測定法（ヤッフェ法）と酵素的測定法に大別されるが，現在では特異性に優れる酵素的測定法が主流になっている．前者はアルカリ溶液中でクレアチニンが活性メチレン基を形成し，ピクリン酸と反応して発色することを利用する．しかし，非特異反応は避けられず，酵素法に比し0.1〜0.3 mg/dl 程度高値を示す．代表的な酵素法として，クレアチニナーゼ，クレアチナーゼ，サルコシンオキシダーゼを用いる方法がある．

[基準範囲] 成人男性：0.8〜1.2mg/dl，成人女性：0.6〜0.9mg/dl（酵素法）

[異常値の示す意味]

　中等度以上の腎機能障害を呈する各種腎疾患において異常高値を示し，筋肉量の高度の低下をきたす疾患（筋ジストロフィーなど）あるいは長期臥床などでは異常低値を示す．血中のクレアチニンは糸球体から自由に濾過され，尿細管を経て尿中に排泄されるが，尿細管における再吸収および分泌が少ないので，一種のGFR物質とみなされ，GFRが正常の50％を切ると血清クレアチニンが上昇しはじめる．

　腎機能障害患者の腎機能を経時的に評価する場合は，単なるクレアチニン（Cr）値よりもその逆数1/Crがより有用である．

　なお，最近は，血清シスタチンC*がクレアチニンよりも早期にGFRの

シスタチンC：分子量1万3300のたんぱく質で，腎糸球体から濾過された後，近位尿細管で再吸収される．腎不全の進展過程において，血清クレアチニンよりも早期に異常値を示すことから，その有用性が注目されている．

低下を検出できる検査として利用されはじめている．

3 | クレアチニンクリアランス

［検査の意義］

　尿中に排泄される物質のクリアランスは「物質Aが単位時間内に尿中に排泄された量と同じ量のAを含む血漿の量」と定義される．

　GFRは腎臓の原尿生成量を示すが，正確に測定するためにはイヌリンなどの外因性物質を静脈注射する必要があり，その後の測定操作も煩雑なため，臨床的には内因性クレアチニンクリアランスを求めてGFRを推測している．血清クレアチニンはGFRが正常の50％程度に下がらないと上昇してこないので，より早期に腎機能障害を見出すことができる．

［測定法］検査前日の一定時刻に一度完全排尿してその尿は捨て，それ以降24時間の尿をすべて蓄尿する．検査当日，採血して血清クレアチニンと蓄尿中のクレアチニンを測定する．クリアランスの定義からGFR（ml/分）＝クレアチニンクリアランス（ml/分）＝尿中クレアチニン（mg/dl）×尿量（ml/分）÷血清クレアチニン（mg/dl）となるが，実際には体表面積で補正するためさらに1.73/Aを乗ずる．

［基準範囲］男性：78〜133ml/分．女性：65〜114ml/分

［異常値の示す意味］

　各種腎疾患においてGFRの低下を示すが，腎不全が進行し，GFRが正常の20％以下になると，尿細管からのクレアチニンの分泌が増えるため，クレアチニンクリアランスで求めたGFRよりも血清クレアチニンのほうが腎機能をより正確に反映するようになる．

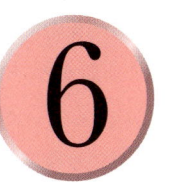

6　電解質検査

　電解質検査は，種々の疾患のスクリーニング検査，酸塩基平衡の病態解析など日常診療上不可欠である．またその異常の程度によっては生命に危険が及ぶ場合もあり，その場合は緊急検査としての意味合いもある．

1 | ナトリウム（Na），クロール（Cl）

［検査の意義］

　血清Naは血清浸透圧を調べる検査として用いられることに加え，血清Clと併せて評価することにより酸塩基平衡異常の評価の際にも重要である．血清浸透圧は次式で求められるが，腎不全と高血糖が存在しない場合はNa濃度の約2倍となる．

血清浸透圧（mOsm/KgH$_2$O＝2Na（mEq/l）＋尿素窒素（mg/dl）/2.8＋血糖（mg/dl）/18

［測定法］イオン選択電極法，炎光光度法，原子吸光法などがあるが，現在の臨床検査室では，イオン選択電極法を用いる施設が大部分である．

［基準値］血清Na；135〜149 mEq/l，血清Cl；99〜105 mEq/l

［異常値の示す意味］

①Naの場合

血清Na濃度の変化はNaと水のバランスにより決定される．高Na血症が臨床的に問題になることはまれであるが，低Na血症はしばしばみられ，その要因は塩分喪失（下痢などによる低張性脱水，利尿薬の長期投与など）と水分過剰（心不全，腹水を伴う肝硬変，ADH不適合分泌症候群など）に大別される．なお，電極法による測定の場合，高たんぱく血症，高脂血症の際の偽性低Na血症に留意する必要がある．

②Clの場合

Cl$^-$はHCO$_3^-$（重炭酸イオン）とともに細胞外液の主要陰イオンであり，両者は相補的に変動する．すなわち，低Cl血症をみた場合はまず代謝性アルカローシスを疑い，高Cl血症の場合は代謝性アシドーシスを疑う．

2 カリウム（K）

［検査の意義］

体内の総K量の大部分が細胞内に局在するので，細胞内K濃度は細胞外よりも30倍以上高い．この細胞内外のK濃度の差は細胞機能の保持に必須である．血清Kの異常は様々な病態でみられるので，スクリーニング検査としての意義が大きい．細胞内外の濃度差が大きいので，細胞内Kのわずかな流出（溶血，採血後の全血での放置など）でも血清濃度は高値を示す．

［測定法］イオン選択電極法，炎光光度法，原子吸光法などがあるが，現在の臨床検査室では，イオン選択電極法を用いる施設が大部分である．

［基準値］血清K；3.5〜5.0mEq/l

［異常値の示す意味］

異常値を示す病態・疾患を表5-14に示した．成人の1日のK摂取量は約40〜80mEq/lで，その95％は尿中に排泄される．血清K濃度の調節因子は，細胞内外の分布と腎からの排泄であり，前者にはインスリンなどが関与する．腎不全の際に上昇するのは尿中排泄の低下の結果である．

低K血症は摂取不足または異常喪失（腎性，腎外性）による．また薬剤の連用により低K血症をきたす場合もあり，注意を要する．血清Kが2.5mEq/l以下または6.5mEq/l以上の場合は，警戒値，パニック値としての対応が必要である．

表5-14 ●血清Kが異常値を示す場合

高値	低値
●偽性高K血症：溶血，血小板増多症，白血球増多症 ●体内K量の増大 ・K負荷量の増加：保存血輸血，K液の静脈内投与，K含有薬の服用 ・K排泄量の減少：急性腎不全，慢性腎不全，アジソン病，K保持性利尿薬（spironolactoneなど投与） ・細胞内よりのK移送の増大：アシドーシス，インスリン欠乏，高K血症性周期性四肢麻痺	●K摂取の不足 ●腎からのK喪失 ・腎尿細管疾患：尿細管アシドーシス，バーター症候群 ・鉱質コルチコイド過剰：原発性アルドステロン症，続発性アルドステロン症，11β-hydroxylase欠損症，レニン産生腫瘍 ・先天性腎機能障害：Liddle症候群など ・薬剤性：甘草，利尿薬 ・細胞内へのK移動：アルカローシス，インスリン投与，低K血症性周期性四肢麻痺

3 カルシウム（Ca）

[検査の意義]

血清Ca濃度は副甲状腺ホルモン（PTH）とビタミンDにより調節されている．すなわち，PTHは骨代謝回転，腎尿細管Ca再吸収促進作用を示し，活性型ビタミンDは腸管からのCa吸収などに働く．血中のCaの約50％はたんぱくに結合しており，残りがイオン化Ca（Ca^{2+}）として存在する．生理的に重要なのはCa^{2+}であるが，測定が容易でないので，通常は総Ca濃度で代用される．

Ca代謝異常は多岐にわたる病態でみられ，高Ca血症をきたす疾患は30以上あるとされている．したがって，原因不明の病態において，血清Ca濃度の測定を契機に診断への道が開かれる場合もある．

[測定法] 総Caは比色法により測定されるが，イオン化Caの測定はイオン選択電極による．

表5-15 ●血清Caが異常値を示す主な病態・疾患

高Ca血症	低Ca血症
原発性副甲状腺機能亢進症 甲状腺機能亢進症 悪性腫瘍 　PTHrP産生腫瘍 　骨転移 　多発性骨髄腫 ビタミンD中毒 サルコイドーシス その他	特発性・術後性副甲状腺機能低下症 慢性腎不全 重症急性膵炎 ビタミンD欠乏症 その他

［異常値の示す意味］
　血清Caが異常値を示す代表的な疾患・病態を表5-15に示した．前述のように血中のCaの約50％はたんぱくに結合しているので，低アルブミン血症（4 g/dl 以下）の場合は，次式で補正する必要がある．
　　補正Ca（mg/dl）＝ 実測Ca値＋ 4 －アルブミン（g/dl）

7 尿酸検査

［検査の意義］
　ヒトにおいて尿酸は，細胞の核内成分であるプリン塩基の最終代謝産物である．食物として摂取され，さらに組織・細胞崩壊の結果生じたプリン塩基は，主として肝臓においてヒポキサンチンを経て尿酸となる．尿酸の排泄経路としては腎が最も重要であるが，一部は腸管からも排泄される．尿酸の溶解度が閾値を超え，過飽和の状態になると組織に沈着して痛風発作を引き起こしたり，尿路結石の要因になったりする．
　したがって，血清尿酸値は，急性の関節炎・関節周囲炎，尿路結石などにおいて病態と血清尿酸レベルの関連をみるために測定される．人間ドックなどの健診項目としても広く測定される．
［測定法］ウリカーゼによる尿酸の分解反応の結果産生される過酸化水素を測定する酵素法が，わが国では一般的である．
［基準範囲］統計学的に求めた基準範囲は，男性4.0〜7.0 mg/dl，女性3.0〜5.5 mg/dlと男女差が大きいが，日本痛風・核酸代謝学会では，性別を問わず7 mg/dlを超えた場合に高尿酸血症と定義している．
［異常値の示す意味］
　血清尿酸値を上昇させる3大要因は，痛風などの特発性高尿酸血症，核酸代謝の亢進，腎機能障害である．異常低値（2 mg/dl以下）を示すことはまれであるが，重症肝障害，近位尿細管障害などにより生じる．異常高値の場合は，産生過剰または腎における排泄の低下が考えられ，異常低値は産生低下または腎排泄の過剰による．
　最も頻度が高い特発性高尿酸血症では，尿中尿酸排泄量および尿酸クリアランス値により，排泄低下型，産生過剰型，混合型に分類することが治療方針・治療薬の選択上重要である．

8 ビタミンの検査

［検査の意義］

　ビタミンは微量で生体の種々の生理機能を調節する必須の有機化合物であり，体内で必要量を合成することができない物質である．大きく脂溶性（A, D, E, K）と水溶性（B群，C）に分けられる．ヒトの臨床検査として測定される機会があるビタミンは11種類（表5-16）ある．

　血中のビタミンレベルの測定は生体がビタミン欠乏状態にあるかどうかの判定のため測定される場合が多いが，ビタミンA, D, Kでは過剰症も問題となる．悪性貧血や胃切除後貧血では血清ビタミンB_{12}は低値となる．一方，慢性骨髄増殖性疾患では高値をとり，特に真性赤血球増加症の診断に有用である．

［基準範囲］　表5-16に基準範囲を示す．

［異常値を示す疾患と病態］（表5-16）

　生体内のビタミン欠乏状態は，摂取不足，吸収障害，需要の増大により引き起こされる．上述の脂溶性ビタミンの場合は，尿中に排泄されにくいので，異常蓄積，すなわち過剰症が起こりうる．

　一方，ビタミンB群，ビタミンCのような水溶性ビタミンでは，過剰分は尿中に排泄されるので過剰症は起こりにくい．脂溶性ビタミンは脂肪の吸収障害に際して欠乏しやすい．

　ビタミンKは主として腸内細菌により合成されるので，ある種の抗生物質の投与によりK欠乏が起こることがある．

　ビタミンB群の欠乏症は時に大酒家でみられる．ビタミンB_{12}の摂取不足，内因子欠乏による吸収障害により巨赤芽球性貧血が引き起こされるが，内因子欠乏の要因として，抗内因子抗体，抗壁細胞膜抗体などの自己抗体の関与，胃切除があげられる．巨赤芽球性貧血は葉酸欠乏によっても起こる．

表 5-16 ● 各種ビタミンの主な機能と欠乏による疾患・基準範囲

ビタミン	化学名	主な機能	欠乏症状と疾患	基準範囲
脂溶性ビタミン				
ビタミンA	Retinol	視覚,成長・発達,免疫反応,生殖,発癌予防	夜盲,成長障害,味覚異常,口内炎,易感染性	40〜60μg/dl(トリフルオロ酢酸法) 40〜120μg/dl(HPLC法)
ビタミンE	Tocopherols, α, β, γ, θ	抗酸化作用(細胞膜の安定化),心血管疾患の予防	溶血性貧血(新生児),運動失調(成人)	0.75〜1.41mg/dl
ビタミンD$_2$	Ergocalciferol, Cholecarciferol	骨石灰化	くる病(小児),骨軟化症(成人)	20〜60pg/ml
ビタミンK$_1$	Phylloquinones, menaquinones	血液凝固	出血傾向	0.15〜1.25ng/ml
水溶性ビタミン				
ビタミンB$_1$	Thiamin	糖代謝における補酵素,神経機能	脚気,ウェルニッケ脳症など	40〜120ng/ml(チトクローム法) 20〜50ng/ml(HPLC法)
ビタミンB$_2$	Riboflavin	酸化還元反応の補酵素	口角炎,口内炎,皮膚炎,羞明,神経障害	50〜84ng/ml(HPLC法)
ビタミンB$_6$	Pyridoxine Pyridoxal Pyridoxamine	アミノ酸代謝における補酵素	乳幼児:易刺激性,痙攣,B$_6$反応性貧血 成人:顔面脂漏症	15〜55ng/ml(総ビタミンB$_6$)
ナイアシン ナイアシンアミド	Nicotinic acid Nicotinamide	酸化還元反応の補酵素	ペラグラ	5〜8μg/ml
葉酸	Pteroylglutamic acid	アミノ酸代謝,核酸代謝	巨赤芽球性貧血	2.5〜8.0ng/ml
ビタミンB$_{12}$	Cyanocobalamin	ミエリン形成,ケト酸・葉酸代謝,DNA合成	巨赤芽球性貧血,神経症状	200〜1000pg/ml
ビオチン	−	カルボキシル化反応の補酵素	皮膚炎,精神神経障害,消化器症状,末梢血管収縮	
パントテン酸	−	アシル基転移反応	起こりにくい	
ビタミンC	Ascorbic acid	結合組織形成,カテコールアミン合成,コレステロール代謝,抗酸化作用	壊血病(まれ)	300〜1700μg/ml
カルニチン	−	エネルギー代謝,アシル基転移反応	筋力低下,易疲労感	

出典／中原一彦,猪狩淳編,野村文夫:標準検査医学,第3版,医学書院,2006.

第6章 免疫血清検査，輸血検査

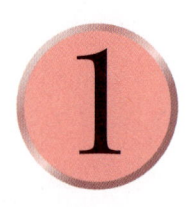

1 免疫血清検査とは

　免疫血清検査は抗原抗体反応の特異性が確立された19世紀末に誕生した．古典的方法は，主として感染症をその対象とし，急性期や回復期の患者血清中に病原体に対する特異抗体を検出するか，対応する異種免疫血清を用いてそれぞれの病原体のもつ特異抗原を患者検体中に検出するかの2つであり，これは現在でもより感度の高い方法を使って行われている．

　こうした古典的方法以外に，近年の免疫学の進歩は目覚ましく，生体における免疫反応は，単に体液中の抗体が関与するばかりでなく，細胞（リンパ球など）の役割も重視されるようになり，各種の細胞性免疫担当細胞の機能を解析できるようになった．

　他方，新しい免疫血清検査の方法も次々と考案され，特に抗原（たんぱく）を測定する方法が導入され，日常の臨床検査法として微量たんぱく成分の測定にラジオイムノアッセイ法（放射免疫測定法）やエンザイム・イムノアッセイ法（酵素免疫定量法）が広く用いられるようになった．

　現在では，主要組織適合性抗原系HLAが移植における型合せの必須の手段を提供し，抗体産生細胞と癌細胞融合によるモノクローナル抗体産生法の確立によって多数の新しい分化抗原や腫瘍関連抗原が同定されるようになった．同時にこれらの抗原を指標としてリンパ球サブセットの動態の解析，白血病の分類や診断，腫瘍の根治手術後の予後判定法などが開発されている．

　このような免疫血清検査は，臨床的には以下のように大別される．
①感染症を診断するための抗体（外来の異物に対して産生される抗体）を調べる検査
②自己免疫疾患（全身性エリテマトーデス（SLE），関節リウマチ（RA）など）の診断，ならびに病態を把握するために，自己抗体（自己の体内成分に反応する抗体）を検出するための検査
③血清たんぱく成分（抗原）を定性的または定量的に測定し，その異常値から疾患を診断，ならびに病態を把握する検査
④免疫不全症（感染症を繰り返し罹患する病態）の診断に必要な体液性および細胞性免疫に関する検査
⑤血液型の判定や輸血の際に行われる交差適合試験による抗体の検査
などである．

　それらの主なものと基準値を表6-1に示す．

表 6-1 ● 主な免疫血清検査項目と基準値（健常成人値）

検査項目	基準値	検査項目	基準値
血漿たんぱく		自己抗体検査	
IgG	1200±370 mg/dl	抗核抗体	陰性（80倍未満）
IgA	220±80 mg/dl	LE細胞試験	陰性
IgM	120±45 mg/dl	抗dsDNA抗体	陰性
IgE	30〜700 IU/ml	抗DNA抗体	陰性
	（平均値約160 IU/ml）	抗Sm抗体	陰性（5.0以下＊）
補体価（CH50）	25〜40 U/ml	抗RNP抗体	陰性（7.0以下＊）
C3	80〜140 mg/dl	抗SS-A抗体	陰性（7.0以下＊）
C4	16〜40 mg/dl	抗SS-B抗体	陰性（10.0以下＊）
C3PA	10〜20 mg/dl	抗Scl-70抗体	陰性（5.0以下＊）
免疫複合体（C1q法）	3 mg/ml 以下	抗セントロメア抗体	陰性（10.0以下＊）
プレアルブミン	22±5 mg/dl	抗Jo-1抗体	陰性（5.0以下＊）
アルブミン	4000±500 mg/dl	RAテスト	陰性
α₁-アンチトリプシン	230±37 mg/dl	リウマチ因子（RAPA）	陰性（40倍未満）
α₂-マクログロブリン	230±40 mg/dl	抗ミトコンドリア抗体	陰性（20倍未満）
ハプトグロビン（型判定）	166±60 mg/dl（1-1型）	抗平滑筋抗体	陰性（20倍未満）
	217±40 mg/dl（2-1型）	クームステスト（直接）	陰性
	148±40 mg/dl（2-2型）	（間接）	陰性
セルロプラスミン	24±4 mg/dl	寒冷凝集反応	陰性（256倍未満）
トランスフェリン	237±44 mg/dl	ドナートランドスタイナー	
クリオグロブリン	陰性	寒冷溶血試験	陰性
CRP	0.3 mg/dl 以下 ＊＊	サイロイドテスト	
SAA	8 μg/ml 以下	（抗サイログロブリン抗体）	陰性（100倍未満）
免疫担当細胞に関する検査		マイクロゾームテスト	
B細胞	5〜15 ％	（抗マイクロゾーム抗体）	陰性（100倍未満）
T細胞	80〜90 ％	TSHレセプター抗体	陰性
CD4細胞	38.1±6.9 ％	抗アセチルコリン	
CD8細胞	28.8±6.5 ％	レセプター抗体	陰性（0.2nmol/l以下）
CD4/CD8比	1.35±0.45	抗横紋筋抗体	陰性
リンパ球幼若化（PHA）	50〜60 ％ 以上 ＊＊＊	抗内因子抗体	陰性
リンパ球混合培養反応	コントロールに対する反応	抗胃壁細胞抗体	陰性（10倍未満）
	と比較して判断	抗膵島細胞質抗体	陰性
		抗糸球体基底膜抗体	陰性
		抗血小板抗体	陰性

＊カットオフインデックス値　＊＊定性法は陰性　＊＊＊各検査施設でかなり異なる

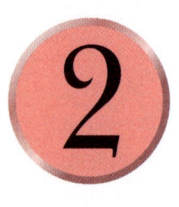

2 炎症・感染症関連の検査

A 炎症マーカー

　炎症は臨床的に最も頻繁に遭遇する病態であり，生体の細胞や組織の傷害に対する一連の生体防御反応である．多くの場合，炎症病巣は肉眼的に観察しえない体内に起こるので，その存在や重症度を的確に把握するための情報が必要である．そのために臨床的に使われるのが炎症マーカーである．

　炎症マーカーは炎症の病因を知るのに役立つものではなく，炎症の有無やその程度を推定するのに役立つもので，病気の経過観察にも不可欠である．

　炎症マーカーとしては，赤血球沈降速度値（亢進），末梢血中の白血球数（増加）・白血球像，血清たんぱく分画値，血清鉄（減少），血清銅（増加）などがあげられるが，その代表は急性期たんぱくである．

1　CRP

　CRP（C-reactive protein；C反応性たんぱく）は，肺炎球菌のC多糖体と沈降反応を示すたんぱくとして見出された．炎症の急性期では，特にCRPは血中に著明に増加するので，**急性期たんぱく**（acute phase protein）とよばれる．

　血清CRPの異常上昇は，炎症のみならず，癌などでも組織の壊死が起こると，組織破壊産物によりマクロファージ系細胞から遊離するインターロイキン6（IL-6）などのサイトカインが肝を刺激し，肝細胞によるCRPの合成が促進され，血中濃度が上昇する（図6-1）．

　病原体が生体内に侵入し，炎症が起こるとCRPは1〜2日で血中に上昇してくるが，抗体はそれより遅れて産生される．CRPなどの急性期たんぱくは非特異的な反応の結果として血中に増量するので，抗体のように血清診断としては用いられないが，早期に血中に上昇し定量が可能であるため，疾患の重症度判定や予後の推測には有用である．

　CRPは，炎症性疾患，膠原病，悪性腫瘍，心筋梗塞急性期や手術後の組織壊死など，多くの病態で増加する．

　CRP陽性ないし異常上昇は，一般に赤血球沈降速度値（赤沈値）亢進を示すが，CRP陰性，赤沈値亢進時には特定の病態が考えられ，その診断意義は大きい．急性炎症性疾患の回復期以外でCRP陰性，赤沈値亢進の組み

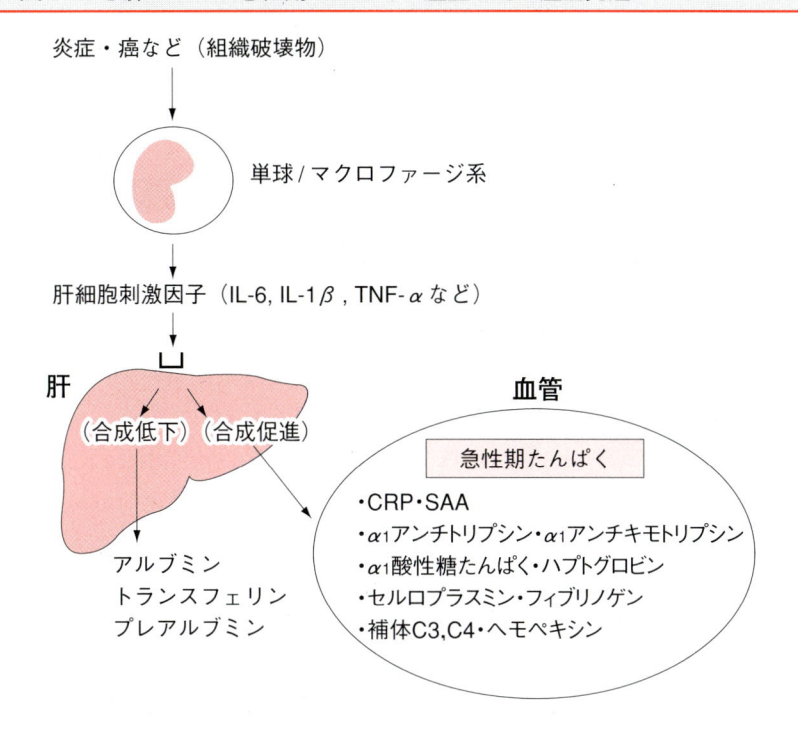

図6-1 ●肝における急性期たんぱくの産生とその産生亢進

炎症・癌など（組織破壊物）
↓
単球/マクロファージ系
↓
肝細胞刺激因子（IL-6, IL-1β, TNF-α など）
↓
肝：（合成低下）（合成促進）
→ アルブミン、トランスフェリン、プレアルブミン

血管　急性期たんぱく
・CRP・SAA
・α₁アンチトリプシン・α₁アンチキモトリプシン
・α₁酸性糖たんぱく・ハプトグロビン
・セルロプラスミン・フィブリノゲン
・補体C3,C4・ヘモペキシン

合わせは，貧血，高γグロブリン血症（Mたんぱくが著増する多発性骨髄腫や原発性マクログロブリン血症），フィブリノゲンが著しく増加するネフローゼ症候群や妊娠などである．

2 SAA

アミロイドAたんぱくの前駆体として患者の血清成分から発見されたSAA（serum amyloid A protein；血清アミロイドAたんぱく）は，CRPときわめて類似した変動を示すたんぱく成分である．血清中に存在するSAAは，ほとんどがHDL中に存在し，肝で合成される．

SAAはCRPと並ぶ鋭敏な急性期たんぱくであり，その臨床的意義のほとんどはCRPとオーバーラップするが，CRPの上昇程度が低いウイルス感染症やステロイド治療時にはSAAが良好な反応を示す．

B 感染症における免疫血清検査

微生物検査で重要なことは，適切な検体採取（サンプリング）と適切な検査法を選ぶことであるが，特に抗体検査では，血清採取時期，測定方法の選択が重要となる．抗体価の推移は測定方法によって異なり，補体結合反応は比較的感度が低いため抗体上昇時期が遅く，比較的早く抗体価が消

失する．また抗体検査は病原体による生体反応をみているため，免疫能が低下している患者では抗体上昇が認められない場合がある．

1 感染症診断のための血清を採血する時期

細菌，ウイルスなどの病原体（抗原）が体内に侵入すると，それら抗原の刺激によって抗体が産生される．**初感染**の場合には感染初期には血清中に抗体が見出されないことがあるので，血清を採血する時期が重要である．

多くの感染症では，その病原体（抗原）に対する抗体がすでに血清中に存在するので，**再感染**の有無を判定するためには抗体の明らかな上昇（抗体の有意上昇）を証明する必要がある．

つまり，2回以上の血清を採取して検査し，抗体の有意の上昇を確認しなければならない．2回以上の血清，すなわち**ペア血清**は，**感染初期または急性期血清**と**病気の極期血清**（一般に発病後2週前後で抗体は最高に達する），あるいは極期と回復期などの組合せが用いられる．時に3回以上採血して抗体の上昇の有無を調べ，有意の差が認められた場合に再感染があったと判断する（図6-2）．

2 ウイルス疾患の血清学的検査

ウイルスの分離・同定は手間や費用がかかるため，ルーチン検査としてはほとんど行われておらず，血清学的検査による抗体の測定が行われている．

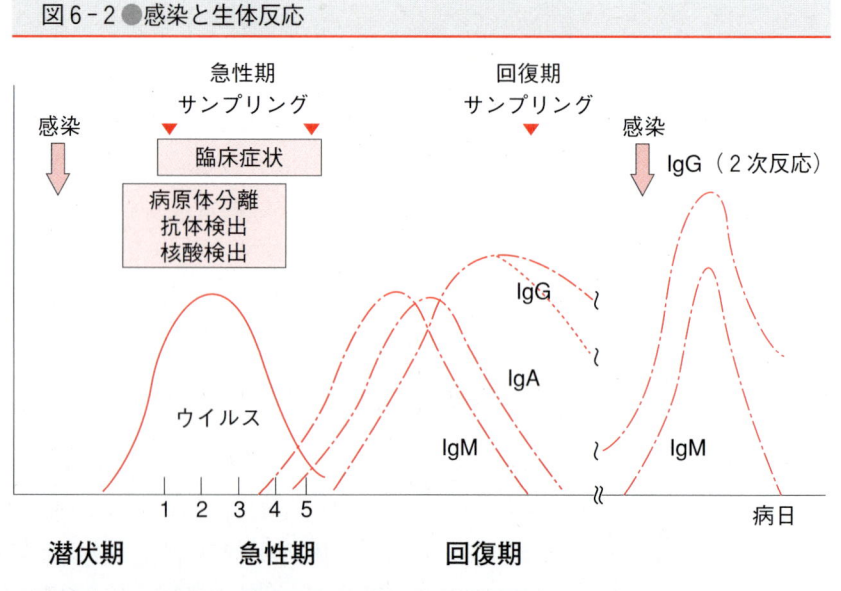

図6-2●感染と生体反応

出典／中村良子：微生物検査と基準値，臨牀看護，23(5)：632-636，1997．一部改変．

1）ウイルス感染による抗体の種類

ウイルスの感染によって産生される抗体は，ウイルスそのものを中和する**中和抗体**，**HI抗体**（hemagglutination inhibition 抗体；赤血球凝集抑制抗体），**CF抗体**（complement fixation 抗体；補体結合抗体），その他の免疫抗体があり，それらの上昇時期はそれぞれのウイルスによって異なる．

2）抗体の出現と消失時期

一般に中和抗体は感染後約1週で出現し，長期間にわたって血中に存在する．HI抗体も中和抗体とほぼ同様であるが，ウイルスの種類によっては半年ほどで急に低下するものもある．CF抗体は最も遅く出現し，早く消失する．CF抗体はHI抗体よりも遅れて上昇するので，急性期の採血時期が遅れても抗体の上昇を認めやすい（図6-3）．

中和抗体とHI抗体はウイルス粒子の表面抗原に対する抗体で，CF抗体はウイルスの内部構造の抗原に対するものである．

3）抗体の測定方法

HI抗体は**赤血球凝集抑制試験**，CF抗体は**補体結合試験**により容易に測定される．中和抗体の測定（中和試験）は，組織培養細胞や動物にウイルスと倍数希釈血清を混合して接種し，ウイルスの増殖の有無を調べるもので，高度の技術を要するため用いにくい．このような古典的方法以外のウ

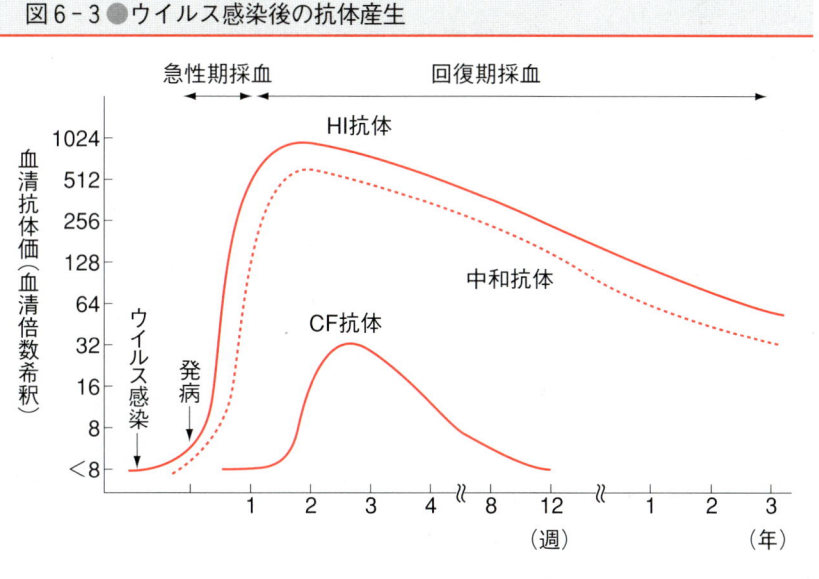

図6-3 ● ウイルス感染後の抗体産生

出典／大谷英樹，安藤泰彦編著：臨床病理学レクチュア，第2版，朝倉書店，1992, p.2-74. 一部改変.

イルス抗体の測定法としては，**間接蛍光抗体法，受身赤血球凝集反応試験，酵素抗体法**などが用いられている．

3 | 感染症の血清診断

抗体価から感染を判断する場合の原則は，①ペア血清が4倍以上または試験管2本の開きがある場合，②陰性から陽転した場合，または③特異的IgMの検出である．

血清診断とは，一般に患者血清中の抗体量（血清を2倍連続希釈して抗原抗体反応が陽性を示す最高血清希釈倍数をもって抗体量（価）とする）の推移を調べ，抗体価の上昇が少なくとも4倍以上の場合に診断が確定する．したがって，ペア血清として通常急性期（発病後できるだけ早い時期）と回復期（10～14日後）の2つの血清を用いて抗体価を同時に測定して比較するため，確定診断を下すのに日数を要する．

一方，急性期に1回の採血で血清診断の可能な方法としてIgM抗体の検出法がある．患者血清中にIgM抗体が証明された場合は，初感染があったことを示す．

抗体価の基準値は測定法により異なるが，一般的に補体結合試験と中和試験の基準値は4倍未満，赤血球凝集抑制試験は8倍未満（日本脳炎ウイルス抗体は10倍未満），間接蛍光抗体法は10倍未満（レジオネラ抗体は128倍未満，赤痢アメーバ抗体は100倍未満，FTA-ABSは20倍未満），受身赤血球凝集反応試験は40倍未満（トキソプラズマ抗体は160倍未満，TPHAは80倍未満），酵素抗体法はカットオフ値未満である．

感染症の主な血清反応検査と基準値を**表6-2**に示す．

1） 溶連菌感染症の血清診断：ASO

ASO（anti-streptolysin O）は，溶連菌の産生する代謝産物で菌体外毒素の一つであるストレプトリジンに対する抗体である．したがって，ASO値の異常上昇は溶連菌感染のあったことを意味する．

ASO値は溶連菌感染後2～3日で上昇し，3～5週でピークに達し，その後低下して6～12か月で正常に復することが多い．しかし，ASO値は溶連菌感染があっても必ず上昇するものではない．

そこで，溶連菌に関連する抗体として**ASK**（anti-streptokinase），**抗DNase-B抗体**（anti-desoxyribonuclease-B），**ASP**（anti-streptococcal polysaccharide）が上昇することがあるので，これらを同時に測定することには意義がある．

溶連菌によって発症する疾患は，扁桃炎，丹毒，猩紅熱などがあるが，そのなかでリウマチ熱と糸球体腎炎は溶連菌感染に関連して発症する重要

表6-2 ●感染症の免疫血清検査（主な検査項目と基準値）

検査項目	基準値
溶血性レンサ球菌感染症	
抗ストレプトリジンO価（ASO）	160 IU/ml以下（成人），250 IU/ml以下（小児）
抗ストレプトキナーゼ（ASK）	1280倍未満
抗デオキシリボヌクレアーゼB（抗DNase-B抗体）	340倍以下
抗多糖体抗体（ASP）	16倍未満（成人），32倍未満（小児）
梅毒血清反応	
STS：	
ガラス板法	1倍未満（定性法は陰性）
凝集法	陰性
緒方法CF	5倍未満
RPRカード法	1倍未満（定性法は陰性）
TP抗原：	
TPHA法	80倍未満（定性法は陰性）
TPHA-Ig分画（IgG,IgM）	陰性
FTA-ABS法	20倍未満（定性法は陰性）
マイコプラズマ感染症	
マイコプラズマ抗体	4倍未満（CF），40倍未満（PA）（定性法は陰性）
寒冷凝集反応	256倍未満（定性法は陰性）
レプトスピラ感染症	
レプトスピラ凝集反応	20倍未満
リケッチア感染症	
ワイルフェリックス反応	80倍未満
ツツガ虫抗体	4倍未満（CF），IgG,IgMいずれも10倍未満（FAT）
ウイルス感染症	
伝染性単核球症などのEBV感染症：	
ポールバンネル反応	224倍未満（定性法は陰性）
EB抗VCA抗体	陰性
EB抗EBNA抗体	陰性
EB抗EA抗体	陰性
B型肝炎ウイルス	
HBs抗原	陰性
HBs抗体	陰性
HBc抗体	陰性
HBe抗原	陰性
HBe抗体	陰性
C型肝炎ウイルス抗体	陰性
HTLV-I抗体	陰性
HIV抗体	陰性

な疾患であり，ASO値の測定はそれらの診断に広く利用されている．小児333 Todd単位以上，成人250 Todd単位以上をカットオフ値として判定する．しかし，健康者でもASO高値を示すことが少なくない．正確には2回以上の血清（ペア血清）を用い，抗体価の上昇が試験管2本の開き（た

とえばASO値166→333 Todd単位）があれば最近の溶連菌感染を考えてよい．

2） 梅毒の血清診断：脂質抗体・TP抗体

Treponema pallidum（TP）の感染によって産生される抗体は，まず**脂質抗原に対する自己抗体**が4～6週以降に出現し，それより遅れて梅毒罹患約3か月後**TPに特異的に反応する免疫抗体**が認められるようになる．

血清反応の脂質抗原にカルジオピン（cardiopin）とレシチン（lecithin）の混合物を用いる方法は，**STS**（serological test for syphilis）とよばれ，ガラス板法，凝集法，RPR（rapid plasma reagin）カードテスト，緒方法（補体結合反応法）などがあり，梅毒のスクリーニング検査には2～3法を組み合わせて行う．

STSの長所は，①梅毒感染後およそ4週目で陽性となること，すなわち，抗TP抗体を検出する方法よりも早い時期に陽性となり，②梅毒の治療効果の判定にも適しており，その抗体価は梅毒の臨床経過をよく反映して昇降することなどがあげられる．

一方，STSの短所は，非特異反応であるため梅毒以外の疾患で陽性になる**生物学的偽陽性反応**（biological false positive reaction；BFP）を呈することである．

梅毒の確定診断には，TPに特異的に反応する免疫抗体を検出する**TPHA**（*Treponema pallidum* haemagglutination；梅毒血球凝集反応）法と**FTA-ABS**（fluorescent treponemal antibody absorption test；梅毒蛍光抗体吸収法）が用いられる．TPHA法は手技が容易で，梅毒の血清診断法として最も有用である．FTA-ABS法はTPHA法よりも梅毒感染後早い時期に陽性となるため，TPHA法が陰性のときFTA-ABS法を用いるとよい．

TPHA法の長所は，陽性と判定されれば梅毒と考えてよいことである．短所は，①一般に感染後3か月以降に陽性を示すことで，早期診断には適さない．また，②駆梅療法でSTSが陰性を示し，治癒したと考えられるときでも陰性化しないことが多いし，まれに治療中に陰性となることがある．したがって治療効果を判定する指標としては適さない．

梅毒の血清診断の検査は2種類の抗体を検出するために，STSとTPHAの2つに分類される．日常の検査では**非特異的なSTS**と，**特異的なTP抗原を使用する血清反応**とを組み合わせて実施するのが普通である．表6-3にSTSおよびTPHA反応の総合的評価を示す．

3） B型肝炎の病態診断：HB抗原・抗体系

肝炎を起こす**B型肝炎ウイルス**（hepatitis B virus；HBV）に関連した

表6-3 ● STSおよびTPHA反応の総合的評価

STS (2～3法)	TPHA	総合的評価
−	−	・梅毒でない ・TP感染後4〜6週以内
−	＋	・陳旧梅毒 ・駆梅療法後の場合 ・まれにTPHAの生物学的偽陽性反応
＋	−	・TP感染後6週ぐらい経過した時 ・生物学的偽陽性反応の場合
＋	＋	・梅毒の確定診断

HB抗原・HB抗体系は明らかにされており，それらの測定は日常検査としてよく用いられている．

HBVは，抗原性の面から3つに区分され，生体ではそれらの抗原刺激を受けると，HBs，HBcおよびHBe抗体が産生される．

HBs抗原は，急性B型肝炎発症の前後，慢性活動性肝炎などの慢性肝障害，無症候性HBsキャリアなどの血中に検出される．**HBs抗原陽性**は，**HBVに感染していること**を示す．

HBe抗原陽性は，HBVの血中濃度が高いとされ，その血液は**HBV感染性が高い**ことを示している．

HBVに感染すると，HBs抗原，HBe抗原が血中に出現するとともにHBc抗体が出現する．HBc抗体は，数か月ないし数年にわたって血中に存在するが，中和抗体としての作用はない．**HBc抗体陽性**は，**HBV感染の既往**があったことを示すが，特にHBc抗体が著しく上昇する場合（2^{10}倍以上）は，現在HBVに感染していることを示唆する．

HBc抗体の出現に続いて，HBe抗原に対するHBe抗体の産生が起こる（seroconversion）．HBe抗体が陽性になると，HBs抗原値ならびにHBc抗体価が低下し，血中にはHBVがほとんど認められなくなる．したがって，**HBe抗体陽性**は，**感染性は低いか**あるいはほとんどないことを示す．HBs抗原陽性でHBe抗体陽性の場合は，血中にはHBVがほとんど認められず，感染性は低くなる．

HBs抗原に対する免疫反応は最後に起こり，HBs抗原が消失するとともに血中にHBs抗体が出現する．HBs抗体の多くは中和抗体としてHBVの感染防御に役立ち，終生持続する．**HBs抗体陽性**は，肝炎罹患中または治癒後に認められ，**HBV感染の既往**があったことを示す．また，ワクチン接種後には通常HBs抗体が陽性となる（図6-4）．

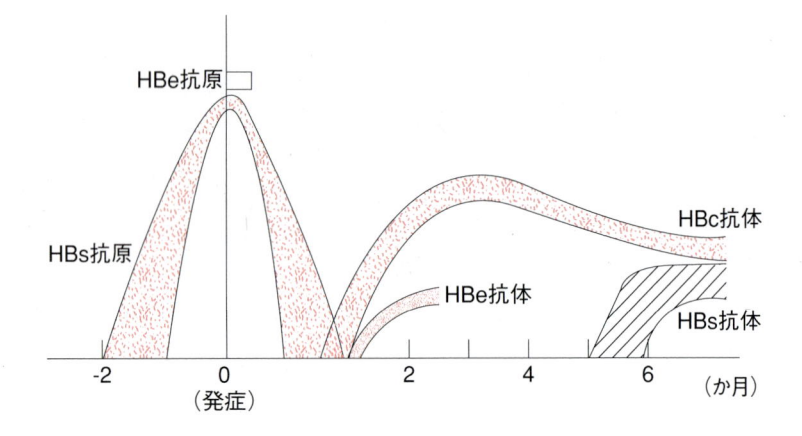

図6-4 ●急性B型肝炎におけるHB抗原・抗体系の消長

3 自己免疫関連の検査

A 臓器非特異性自己抗体

　膠原病・リウマチ疾患の患者血清中には，自己細胞成分と反応する多種類の自己抗体が検出される．特定の疾患や症状と密接に関連することが証明されており，自己抗体の測定は膠原病の早期診断や難治症例の予測など，臨床診療上有力な情報を与えてくれる．

　自己免疫疾患に関連のある主な自己抗体は，臓器特異性自己抗体と臓器非特異性自己抗体に大別される．抗核抗体，リウマトイド因子などの臓器特異性のない自己抗体は出現頻度が高い．

　したがって，スクリーニング検査としては，疾患特異性は低くても膠原病で陽性率の高いものを用いることが妥当であり，抗核抗体とリウマトイド因子を行う．

1 抗核抗体

　抗核抗体とは，**細胞核内にある抗原性物質に対する抗体群の総称**である．DNA，DNA-たんぱく，DNA-ヒストン，RNAなどの**核成分に対する自己抗体**であるが，それらは2本鎖dsDNA（native DNA，n-DNA）や1本鎖ssDNA（denatured DNA，d-DNA）など種々の程度に変性したものに対する抗体を含んでいる．

　しかし，抗核抗体のなかには抗原の性状が明確でなく，疾患に関連する名称（シェーグレン症候群Sjögren's syndrome A/Bに対して抗SS-A/B抗

体，scleroderma-70では抗Scl-70抗体）や，患者名にちなんで名づけられたもの（抗Sm抗体：Sm=Smith，抗Jo-1抗体：Jo=Johnson）もある．

膠原病患者の血中における抗核抗体陽性率はきわめて高く，抗体価も明らかな高値を示すため，膠原病各疾患の診断，ならびに予後を判断するのに役立っている．

1） 抗DNA抗体

全身性エリテマトーデス（SLE）などの膠原病の補助診断に用いられ，また疾患標識抗体として重要である．異常高値を示すのはほとんどがSLEである．

2） 抗dsDNA抗体

SLEの診断に有用であり，SLEの疾患標識抗体と考えられている．SLEの急性活動期に95%以上の高頻度で陽性となる．SLEの非活動期にも40～60%に検出される．

3） 抗Sm抗体

SLEに特異性が高い．抗Sm抗体陽性SLEは，遅発性腎症が指摘されており，予後は悪いことが多い．

4） 抗RNP抗体

SLE，強皮症，多発性筋炎/皮膚筋炎の臨床所見が重複して認められる混合性結合組織病（mixed connective tissue disease；MCTD）では，単独で高値陽性を示す特徴がある．

5） 抗SS-A抗体

シェーグレン症候群では約60%に認められる．しかし，SLEのほうが陽性率が高く，その他の膠原病にも見出される．

6） 抗SS-B抗体

抗SS-A抗体に比べシェーグレン症候群との関連が強い．シェーグレン症候群のなかで抗SS-B抗体をもつ症例は，抗SS-B抗体陰性例に比べ高γグロブリン血症，リウマトイド因子，皮膚病変（紫斑，血管炎）などの頻度が高い．

7） 抗Scl-70抗体

抗Scl-70抗体は強皮症の20～40%に見出されるが，他疾患では検出され

ない．このため，抗Scl-70抗体は強皮症の疾患標識抗体と考えられている．

8） 抗Jo-1抗体

抗Jo-1抗体は多発性筋炎および皮膚筋炎の20〜30％に見出されるが，他疾患では検出されない．このため，抗Jo-1抗体は多発性筋炎および皮膚筋炎，特に多発性筋炎の疾患標識抗体と考えられている．

2 リウマトイド因子

リウマトイド因子（rheumatoid factor；RF）は，**IgG免疫グロブリン分子に反応する自己抗体**である．主にIgMに属するが，IgG，IgAにもみられる．

RFは自己抗体のなかで，膠原病では最も高頻度に検出されることから，免疫異常をチェックするスクリーニング検査法としても利用される．特にRA患者の約70％に見出され，その著明な上昇は予後不良を意味する．

3 抗ミトコンドリア抗体

抗ミトコンドリア抗体は原形質内の構成成分**ミトコンドリアに対する自己抗体**であり，肝疾患に伴って2次的に出現する．特に肝内胆汁うっ滞が長期間続き，血中胆道系酵素やビリルビン値が上昇する自己免疫性肝疾患である原発性胆汁性肝硬変症では90％以上に出現する特異性の高い自己抗体である．

4 抗平滑筋抗体

抗平滑筋抗体は原形質内の構成成分**アクチンに対する自己抗体**である．アクチンは筋肉だけでなくどの組織にも存在するため，臓器特異性はない．抗ミトコンドリア抗体と同様に，主に肝疾患のときに認められる．特に若年ないし中年の女性にみられる自己免疫性慢性活動性肝炎では高率に40倍以上の高値陽性を示す．

B 臓器特異性自己抗体

臓器にはそれ自体に特有の抗原があって，ある特定の臓器に病変があるとその臓器の抗原に対応する自己抗体がしばしば出現する．それら自己抗体が組織障害の原因になっているのか，あるいは組織障害の結果出現したものか不明なことが少なくない．

臓器特異性自己抗体の主なものを表6-4に示す．

表6-4 ● 主な臓器特異性自己抗体とその臨床的意義

自己抗体	自己抗体によって惹起される疾患	組織障害の結果2次的に出現する抗体
サイログロブリン抗体 マイクロゾーム抗体 TSHレセプター抗体	バセドウ病	橋本病, 粘液水腫, バセドウ病 橋本病, 粘液水腫, バセドウ病
抗アセチルコリンレセプター抗体 抗横紋筋抗体	重症筋無力症	重症筋無力症
抗内因子抗体 抗胃壁細胞抗体	悪性貧血	悪性貧血
抗膵島細胞質抗体	1型糖尿病（一部）	1型糖尿病
抗糸球体基底膜抗体	糸球体腎炎 グッドパスチャー症候群	
抗血小板抗体	特発性血小板減少性紫斑病	
赤血球抗体 温式赤血球抗体 寒冷凝集素 DL抗体（寒冷溶血素）	自己免疫性溶血性貧血（狭義） 寒冷凝集素症 発作性寒冷血色素尿症	

1 抗甲状腺抗体（サイログロブリン抗体，マイクロゾーム抗体，TSHレセプター抗体）

第7章-②-B「甲状腺検査」を参照．

2 抗アセチルコリンレセプター抗体・抗横紋筋抗体

　抗アセチルコリンレセプター抗体は，神経筋接合部（シナプス）の筋膜に存在するアセチルコリンレセプターに対応する抗体である．

　重症筋無力症の原因は不明であるが，自己免疫機序によって起こると考えられている．すなわち，抗アセチルコリンレセプター抗体が筋膜に存在するアセチルコリンレセプターに結合し，補体系の活性化を介してレセプターが溶解するためにレセプターの数は減少し，神経から筋への伝達が障害される．

　抗アセチルコリンレセプター抗体は，全身性筋無力症の約90%，眼筋性重症筋無力症の約70%に見出され，他の疾患には認められていない．このため，重症筋無力症の診断的意義は大きい．

　一方，抗横紋筋抗体は骨格筋構成成分に対する自己抗体の一種であり，重症筋無力症の約60%に見出されるが，筋炎を起こす病態にもみられる．したがって，抗横紋筋抗体は，筋肉が障害を受けた結果産生されたものと考えられている．

3 | 抗内因子抗体・抗胃壁細胞抗体

　内因子は胃壁細胞によって分泌され，ビタミンB_{12}と結合する．内因子に対するレセプターは回腸に存在し，ここで内因子に結合したビタミンB_{12}はレセプターを介して吸収が促進される．抗内因子抗体が内因子に結合することによってビタミンB_{12}は内因子に結合できなくなり，その結果ビタミンB_{12}の吸収は抑制される．

　抗内因子抗体は悪性貧血に比較的特異性が高いが，他の疾患にも出現するので，悪性貧血の診断に必須の検査ではない．

　一方，抗胃壁細胞抗体は悪性貧血患者のほとんどすべてに認められるため，悪性貧血のスクリーニング検査として利用しうる．しかし，抗胃壁細胞抗体は他の疾患にも認められるので，特異性はない．

4 | 抗ランゲルハンス島細胞質抗体

　抗ランゲルハンス島細胞質抗体は，1型糖尿病の70〜90％に見出され，2次性に産生されるが，増悪因子となりうると考えられている．つまり，抗ランゲルハンス島細胞質抗体陽性はランゲルハンス島細胞における自己免疫疾患の徴候とみなされ，1型糖尿病発症の予測的価値があることが示されている．

　1型糖尿病発症直後には高頻度（約90％）に陽性を示すが，経過とともに陽性率，抗体価は低下し，発病2年後には大多数（約80％）が陰性となる．

5 | 抗糸球体基底膜抗体

　抗糸球体基底膜抗体は，**腎糸球体基底膜に対する自己抗体**である．腎炎において抗糸球体基底膜抗体が関与するものは約5％であるが，糸球体腎炎に肺胞内出血を伴うグッドパスチャー（Goodpasture）症候群での測定は意義がある．

6 | 抗血小板抗体

　抗血小板抗体は，**血小板に直接結合している抗体（PA-IgG）と血清中に存在する抗体（PB-IgG）**とがあるが，通常はPB-IgGのことをいう．血小板に反応する自己抗体はPA-IgGで，特発性血小板減少性紫斑病（idiopathic thrombocytopenic purpura；ITP）の発症に関与しており，成人に多い．PA-IgGはITP患者で約90％に見出され，著明な高値を示すことが多い．また，治療によって血小板数が増加するとPA-IgGは減少するので，ITPの診断・治療における有用性が高い検査である．

7 | 赤血球自己抗体

　抗赤血球自己抗体によって自己免疫性溶血性貧血が引き起こされるが，その自己抗体には，温式不完全抗体，寒冷凝集素および寒冷溶血素（Donath-Landsteiner抗体；DL抗体）の3種類がある．

1） 温式不完全抗体

　温式不完全抗体は，抗グロブリン試験（クームス試験）によって検出され，自己免疫性溶血性貧血を起こす．抗グロブリン試験には直接法と間接法がある．直接抗グロブリン試験は赤血球に温式不完全抗体が結合しているか否かを検査する方法で，間接抗グロブリン試験は血清中に遊離している不完全抗体を検査するものである．

　直接法陽性・間接法陰性は，自己抗体による溶血性貧血，またはペニシリン，フェナセチン，キニジンなどの薬剤による免疫性溶血性貧血が考えられる．

　直接法陰性・間接法陽性は，型不適合輸血や型不適合妊娠でみられる．

　両法陽性は，赤血球自己抗体が赤血球に結合し，さらに過剰の自己抗体が血清中にも遊離している場合であり，両法陰性は，赤血球に対する不完全自己抗体は存在しないとみなされる．

2） 寒冷凝集素

　寒冷凝集素は，寒冷凝集反応によって見出される．寒冷凝集反応は，10～20℃以下で血清中の寒冷凝集素が赤血球に結合し，凝集を起こす反応である．再び温められると，寒冷凝集素は赤血球から遊離するが，補体系が活性化され，溶血を起こす．寒冷凝集素の異常増加は，マイコプラズマ肺炎や伝染性単核症をはじめ，多くの疾患において認められるが，そのなかで溶血性貧血を起こす場合（寒冷凝集素病とよぶ）はそれほど多くはない．

3） 寒冷溶血素（DL抗体）

　DL抗体は，20℃以下では赤血球と結合し，37℃になると溶血を起こすという特性をもっている．DL抗体によって発作性寒冷血色素尿症（paroxysmal cold hemoglobinuria；PCH）が起こる．PCHの患者では寒冷にさらされた後に著明な**溶血**が起こり，ヘモグロビン尿が現れる．

C 免疫複合体関連

　生体に異物が侵入すると，抗原提示細胞に取り込まれて処理される．**免**

疫複合体（immune complexes；IC）とは，抗原に抗体が結合した抗原抗体複合物と，それに補体成分が結合した抗原抗体補体複合物をいう．

1 補体C3・C4と補体価CH50

　補体は血清に存在する一群のたんぱく群であって，少なくとも11のたんぱく成分からなる．そのなかで**補体C3**および**補体C4**は血中濃度が高く，臨床的に広く測定されている．C3は補体系の活性化経路（古典的経路；classical pathwayと副経路；alternate pathway）の共通部分のかなめに位置しており，補体のなかで最も濃度が高い．

　一方，**補体価CH50**は**補体結合反応**により赤血球の50％溶血をみる方法で，補体系が関与する溶血はC1〜C9の補体成分の活性化によって起こる．したがって，CH50値は補体系の古典的経路に関与するC1〜C9のすべての補体成分の総合として求められる．

　補体は抗体の防御機能を補強する重要な役割をもち，生体において抗原抗体複合体がつくられると，これに補体が結合し補体系の活性化によって食細胞は活発に活動する．また病原体に抗体と補体が結合されると貪食されやすくなり，貪食されると破壊される．したがって，補体成分の欠損症ではしばしば易感染性となる．

　補体成分は低下する場合に臨床的意義が大きく，診断ならびに病勢や予後の判定に役立つ．補体C3および補体C4の異常低下が認められた場合には，急性糸球体腎炎，SLEの活動期，ことにループス腎炎を伴う場合などのⅢ型アレルギー（免疫複合体型）に属する疾患と，び漫性肝障害，自己免疫性溶血性貧血，グラム陰性杆菌敗血症などを考える．

2 免疫複合体

　病原体などの異物（抗原）が体内に侵入すると，それに対応する抗体が産生され，その結果**抗原抗体複合体**である**IC**が形成される．このICは生体防御機能の一つとして働く食細胞によって貪食され処理される．しかし，ICが食細胞により貪食されずに組織に沈着すると，沈着したICに補体が結合し，補体系の活性化が起こる結果その部位に好中球が遊走し，好中球がICを貪食することによりたんぱく融解酵素が放出され，組織の障害が引き起こされる（Ⅲ型アレルギー）．このようにICが処理されずに組織に沈着して起こる疾患は，免疫複合体病とよばれる．

　ICの性状によって沈着する部位と反応の仕方が異なる．血中で抗体よりも抗原が過剰に存在するときには，形成されるICは分子量が小さく，可溶性のために全身性に散布されて各臓器に沈着する．特に腎糸球体，関節滑膜，皮膚などの血管基底膜に沈着し，糸球体腎炎や血管炎を起こしや

すい.

　代表的疾患は，血清病，SLE，特にループス腎炎，RA，溶連菌感染後の急性糸球体腎炎などである．抗体過剰のときに形成されるICは分子量が大きいので，食細胞に貪食されやすく，全身性に撒布されることはほとんどない．この場合には抗原が体内に侵入してきた局所に沈着する傾向がある．

　つまり，侵入した抗原は，その局所に運ばれてきた抗体と反応して沈降し，その局所の血管あるいは周辺の組織が障害され，組織の壊死が起こる（**アルサス反応**）．これに属するものとしては，薬物アレルギー，アニサキス症などがあげられる．

　ICの形成に関与する抗原には，細菌やウイルスなどの外因性抗原のみならず，自己の細胞成分や腫瘍細胞抗原などの内因性抗原がある．特にSLE，RAなどの自己免疫疾患ではICは血清中にしばしば著明に増量する．

4 免疫細胞関連の検査

A 免疫グロブリンの検査

　免疫グロブリン（immunoglobulin；Ig）の特徴は，①抗体活性をもつこと，②基本構造は1対のH鎖とL鎖からなること，③B細胞系の抗体産生細胞によって産生されることである．

　抗体は，5種類の免疫グロブリン（Ig）-G，A，M，DおよびEに属し，異なる抗原に対し特異的抗体を産生する．免疫グロブリンの異常は量的なものと質的なものに分けられ，量的異常は生成が増加する場合と減少する場合とがある．生成が増加する場合には，特定の抗体産生細胞（単一クローン）のみが異常増殖し免疫グロブリンを産生する場合（モノクローナルγグロブリン血症）と，多数の抗体産生細胞（多クローン）が増殖し免疫グロブリンを産生する場合（ポリクローナルγグロブリン血症）とがある．

1 免疫グロブリン（IgG・IgA・IgM）

　免疫グロブリンは，基本構造として2種類のポリペプチド鎖からなり，2本の**H鎖**（heavy chain）と2本の**L鎖**（light chain）から構成される．H鎖は抗原性の違いによって5つのクラス，IgG，IgA，IgM，IgDおよびIgEに区別される．一方，L鎖は2種類のタイプ，K型（κ鎖）とL型（λ鎖）に区別される．したがって，免疫グロブリンは5つのクラスと2つのタイプがあるので，計10種類存在することになる．

5つの免疫グロブリンIgG, IgA, IgM, IgDおよびIgEは, **B細胞系のリンパ球**とこれが分化成熟した**形質細胞**によって産生される. IgG, IgA, およびIgMの血中濃度はmg/d*l*レベルで, それらの比率は10：2：1である. IgDの血中濃度もmg/d*l*レベルであるが, IgG, IgA, およびIgMに比べるとIgDは微量のため, IgDの増加は血清たんぱく分画に影響を及ぼすことはない. 血中IgEはng/m*l*レベルの微量成分として存在し, その測定法はIgG, IgA, およびIgMとは異なり, また病態においても特徴ある変動を示す.

1） 多クローン (polyclonal) の免疫グロブリン増加 (IgG・IgA・IgM 異常高値)

多クローンの免疫グロブリンの増加とは, 数多くの抗体産生細胞が非特異的な抗原刺激を受けて増殖し, 無数の免疫グロブリンが産生される場合である.

ポリクローナルの免疫グロブリン増加を判定するために, **電気泳動法によるγ分画の形成**をみる. ポリクローナルの増加は, 幅広いバンド, またはなだらかな丘状のピークとして認められる (図6-5).

ポリクローナルの免疫グロブリン増加を示す代表的な病態としては, 肝疾患, 感染症および膠原病があげられる.

2） 単一クローン (monoclonal) の免疫グロブリン増加

特定の抗体産生細胞の増殖によって産生される免疫グロブリンは, 単一または均一であって, これはMたんぱくとよばれる.

図6-5 ●電気泳動法における免疫グロブリンのpolyclonalおよびmonoclonalの増加

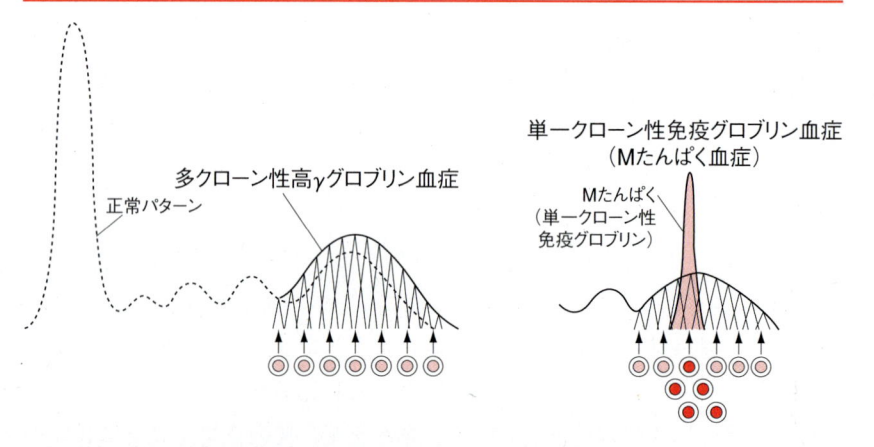

出典／大谷英樹, 安藤泰彦編著：臨床病理学レクチュア, 第2版, 朝倉書店, 1992, p.2-74. 一部改変.

モノクローナルの免疫グロブリン増加は，電気泳動では幅の狭いバンドあるいは尖鋭なピークとして認められる（図6-5）．この場合には**免疫電気泳動法**を行う必要があり，この検査によりMたんぱくの種類が同定される．

　Mたんぱくが見出される代表的な病態は，多発性骨髄腫や原発性マクログロブリン血症などのB細胞系の悪性腫瘍であり，血中に著明に増加する．

3）免疫グロブリンの低下

　血清免疫グロブリン値の低下は，IgG, IgAおよびIgMのすべて，あるいはそれらの少なくとも1つが減少ないし欠如する．その成因により，原発性のものと続発性のものに分けられる．

　免疫グロブリンのすべてがまったく認められない症例は，実際にはほとんどない．著減している場合は無γグロブリン血症と判定される．無γグロブリン血症は続発性のものにみられることはほとんどない．原発性のもので代表的な病型としては，ブルトン（Bruton）型無γグロブリン血症や重症免疫不全症などがあげられる．

　低γグロブリン血症とは，免疫グロブリンのすべてが軽度ないし中等度に低下している場合であり，続発性免疫不全症は主にこの群に属する．代表的な病態としては，リンパ肉腫や慢性リンパ性白血病などのリンパ節腫瘍性病変，多発性骨髄腫や原発性マクログロブリン血症などの悪性Mたんぱく血症，ネフローゼ症候群，たんぱく漏出性胃腸症，火傷などがあげられる．

2│免疫電気泳動（Mたんぱくの同定）

　免疫電気泳動から得られる臨床的に役立つ情報は，①Mたんぱくを同定すること，②たんぱく成分の欠乏の有無を見出すこと，③各たんぱく成分の変動を半定量的に調べることであるが，このなかで最も重要な対象はMたんぱくの同定である．

　免疫電気泳動では血清たんぱくに対する抗血清とたんぱく成分により抗原抗体反応の結果彎曲した沈降線が形成される．免疫電気泳動により明瞭な沈降線として観察しうる血清たんぱく成分は，20本前後である．Mたんぱくは免疫電気泳動では正常の免疫グロブリンにはみられない**沈降線の形態異常（M-bow）**あるいは新しい沈降線として認められる（図6-6, 7）．

　免疫電気泳動法を用いてMたんぱくを同定するために，H鎖に対する抗血清とL鎖に対する抗血清が使用される．Mたんぱくはそれらの抗血清による反応の仕方によって3つのグループに大別される．

　①抗H鎖血清の1つに反応してM-bowを形成し，抗L鎖血清の1つ

図6-6 ● 免疫電気泳動の原理

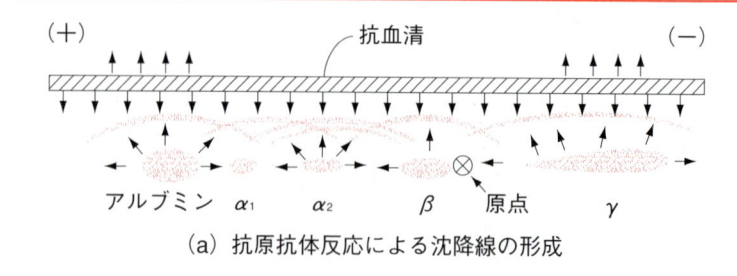

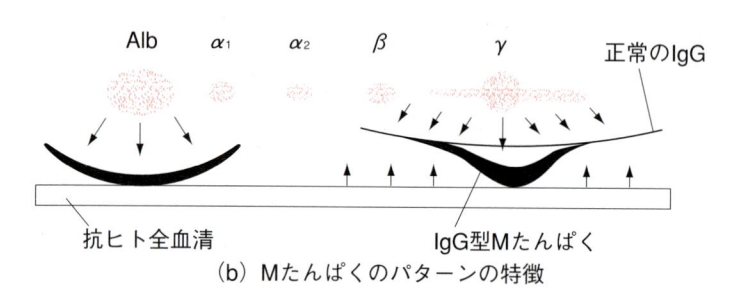

（a）抗原抗体反応による沈降線の形成

（b）Mたんぱくのパターンの特徴

図6-7 ● 免疫グロブリン異常症における沈降線パターンの特徴

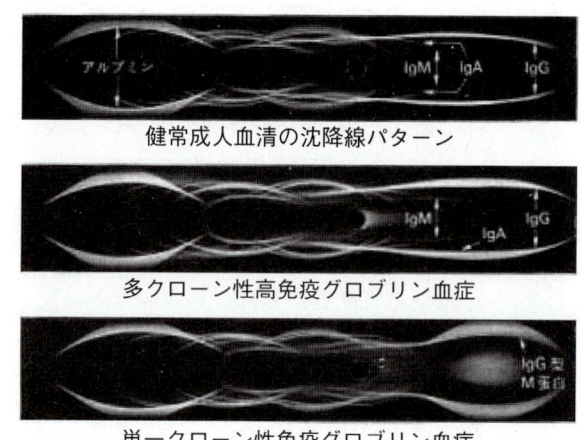

健常成人血清の沈降線パターン

多クローン性高免疫グロブリン血症

単クローン性免疫グロブリン血症

に反応する場合，**免疫グロブリン完全分子のMたんぱく**と考えてよい．完全分子のMたんぱくは10種類存在し，そのL鎖はκ鎖かλ鎖かの一方のみをもっている．

②抗H鎖血清に反応せず，抗L鎖血清のいずれかに反応する場合は，L鎖のみからなる**ベンス・ジョーンズたんぱく**である．

③抗H鎖血清の1つに反応し，抗L鎖血清に反応しない場合には，H鎖のみからなるH鎖病たんぱくが最も考えられる．

3 | IgE（Ⅰ型アレルギーの病態診断）

IgEは，血清中に微量にしか存在しないこと（約300ng/m*l*），またIgEは**レアギン**（reagin；皮膚を感作する抗体，皮膚感作抗体，アトピー抗体ともいう）として**即時型アレルギー**を起こす抗体であることなどの特徴を有することから，他の免疫グロブリンとは別に扱われる．

IgEのなかで抗体活性の明らかなものを**IgE抗体**とよぶ．IgE抗体の検出法としては**皮膚テスト**と**RAST**（radioallergosorbent test）が最も広く用いられている．IgE値の増加する代表的な疾患は，アトピー性気管支喘息，アレルギー性鼻炎，アトピー性皮膚炎，花粉症などのアトピー性疾患と寄生虫感染症であるが，IgEが低値であってもこれらの疾患は除外することはできない．

B リンパ球の検査

リンパ球はBおよびT細胞の2つに大別される．B細胞の特徴はその膜表面に免疫グロブリンが存在することであり，T細胞の特徴はヒツジ赤血球に対するレセプターを有し，ヒツジ赤血球と結合しロゼットを形成することである．

末梢血中にはB細胞が約10％，T細胞は80〜90％を占める．病原体，異物などの抗原刺激を受けるとB細胞は形質細胞に分化して抗体（液性因子）をつくり，抗体はそれに対応する抗原に特異的に反応し，抗原を排除しようとする．このようなB細胞の免疫機能は体液性免疫とよばれる．

他方，T細胞は抗原の刺激を受けると，抗原に感作されて感作T細胞となり，対応する抗原組織（移植組織，癌細胞など）を特異的に障害したり，またリンホカインとよばれる活性物質を分泌し，マクロファージを活性化することにより病原体の防御に関与している．つまり，T細胞はリンパ球そのもの（細胞性因子）が免疫機能を発揮し，これは細胞性免疫とよばれる．

1 | 体液性免疫能の検査

体液性免疫による感染防御において直接働いているのは抗体（免疫グロブリン）である．体液性免疫に関する検査は，血清を用いて**免疫グロブリンのたんぱく量**と，**抗体価の測定**が中心となる．そして，**末梢血とリンパ球のB細胞の存在の有無**が検索される．B細胞は膜表面に免疫グロブリンをもっており，これは蛍光抗体直接法により検出されるが，最近ではフローサイトメーターによって容易に検査される．

原発性免疫不全症のうち，B細胞の減少を主因とし，抗体の産生障害を示す代表的疾患は，ブルトン型無γグロブリン血症，IgA欠損症，乳児一過性低γグロブリン血症などであり，続発性免疫不全症では多発性骨髄腫，マラリアなどである．

2 細胞性免疫能の検査

1) 細胞性免疫能におけるT細胞の役割

細胞性免疫による感染防御には，**感作T細胞**が主役を演じている．体内に侵入し，マクロファージに貪食された病原体は，大部分は破壊されて処理されるが，その抗原性はマクロファージの膜表面にとどまる．マクロファージとT細胞が結合すると，T細胞は活性化する（感作T細胞）．

末梢血中のリンパ球の約90％はT細胞であり，リンパ球数とよく平行する．リンパ球数が1500/μl以下では感染の発症する限界とされている．1000/μl以下の場合は，感染症は細胞性免疫能の低下に関連すると考えてよい．

T細胞の減少を主因とする代表的な病態は原発性免疫不全症にみられ，重症免疫不全症，ディジョージ（DiGeorge's）症候群，毛細血管拡張型運動失調症（ataxia teleangiectasia），ウィスコット-アルドリック（Wiskott-Aldrich）症候群などであり，続発性免疫不全症では，HIVやヘルペスなどのウイルス感染症，ハンセン病，ホジキン（Hodgkin）病，サルコイドーシスなどがある．

2) T細胞の機能と種類

T細胞は，機能の面より主に4つのサブセットに分けられる．すなわち，①T細胞やB細胞の反応を助け，特にB細胞の抗体産生を促進する**ヘルパーT細胞**，逆に②T細胞やB細胞の反応を抑制し，抗体産生を抑制する**サプレッサーT細胞**，③異種細胞や癌細胞などの標的細胞に傷害性に働く**キラーT細胞**，および④ツベルクリン反応のような**遅延型アレルギーに関与するT細胞**である．

3) T細胞の役割

また，T細胞は**細胞表面抗原**の違いから多数のサブセットに分けられ，細胞表面抗原はCDの番号で表される．フローサイトメーターを用いると，容易にリンパ球のサブセットが区別される．

CD 4と**CD 8**は日常検査に用いられている代表的なもので，CD 4はヘルパーT細胞および遅延型反応T細胞にみられ末梢血リンパ球の約40％を

占めている．また，CD 8 はサプレッサーT細胞およびキラーT細胞にみられ，末梢血リンパ球の25～30％に検出される．健常者ではCD 4 細胞とCD 8 細胞の比は約 4：3 であるが，CD 8 は加齢とともに次第に減少するためCD 4 /CD 8 比は加齢とともに漸次増加する．また，女性は平均して男性よりもCD 4 細胞の数が多いためCD 4 /CD 8 比は一般に女性のほうが高い．

CD 4 細胞の低下とCD 4 /CD 8 比の低下は，AIDS（後天性免疫不全症候群），伝染性単核症やサイトメガロウイルス感染などのウイルス感染症およびサルコイドーシスなどでみられる．一方，**CD 8 細胞の低下とCD 4 /CD 8 比の増加**は，自己免疫性溶血性貧血，重症筋無力症などの自己免疫疾患や多発性硬化症などでみられる．

3 | リンパ球機能の検査

1） リンパ球の幼若化反応と免疫の仕組み

生体が抗原刺激を受けると，**免疫応答としてBリンパ球を介して抗体が産生され（体液性免疫の成立）**，そしてTリンパ球は感作Tリンパ球となる（**細胞性免疫の成立**）．このような免疫応答のステップで重要なことは，リンパ球が抗原刺激を受けて**幼若化反応**を起こすことである．この幼若化は，リンパ球をある特定の物質(マイトジェン;mitogen)で刺激することによっても観察される（リンパ球のDNA合成が高まり，大リンパ球化（幼若化）が起こる）．

2） リンパ球幼若化反応とT細胞の働き

リンパ球幼若化反応試験は細胞性免疫能の指標として用いられている試験管内テストの一つである．これにはTリンパ球のマイトジェンを用いての非特異的リンパ球幼若化反応，感作リンパ球に対応抗原を加えて培養する特異的幼若化反応，組織適合抗原の不適合者のリンパ球を混合培養する混合リンパ球反応がある．

T細胞の非特異的マイトジェンとしては，植物から抽出したPHA(phytohemagglutinin)が最もよく用いられ，そのほかにCon A(concanavalin A)，PWM（pokeweed mitogen）などがある．

被験者のリンパ球の幼若化反応が，対照の健常者のリンパ球の幼若化反応と比べて低下していると細胞性免疫能の低下を示す．しかし，幼若化反応の発現機構は複雑であって，この検査によって患者は細胞性免疫不全状態にあるか否かを知ることができるが，検査結果を直ちにT細胞の機能低下と断定することはできない．

PHAによるリンパ球幼若化反応の低下は，T細胞機能の低下を反映していることが多い．低値をきたしやすい疾患は，毛細血管拡張型運動失調症（ataxia teleangiectasia）やウィスコット-アルドリック症候群などの原発性免疫不全症と，続発性免疫不全症では，伝染性単核症などの感染症，免疫抑制剤，抗腫瘍剤などの薬剤，癌腫や悪性リンパ腫などの悪性腫瘍，サルコイドーシスなどである．

5 腫瘍関連抗原の検査

A 悪性腫瘍の血清学的診断

腫瘍関連抗原とは，腫瘍細胞が産生する物質や腫瘍細胞に反応して産生される物質などを総してよび，観察手段の進歩とともに新しく見出されてきている．単一クローン性免疫グロブリンであるベンス・ジョーンズたんぱくやMたんぱくと免疫電気泳動法，癌胎児性たんぱくであるAFPやCEAと免疫化学的分析法などが古くから用いられてきた．

近年では糖鎖抗原を認識するモノクローナル抗体を利用した腫瘍マーカー，I型コラーゲン代謝産物による癌骨転移を評価する骨転移マーカー，癌遺伝子あるいは癌抑制遺伝子を遺伝子クローニングやPCR法などで検索する遺伝子マーカーなど数多くの腫瘍関連マーカーが開発されている．

癌対策の重要な手段は，早期発見・治療であり，腫瘍関連抗原の検査は癌の早期発見の有力な武器になると期待された．しかし，いずれの腫瘍関連抗原も，癌がなくとも陽性となることがあり，早期癌では陰性のことが多く，進行癌でも陰性の場合があるなどの問題が指摘されており，理想的な腫瘍関連マーカーは発見されていない．

腫瘍関連マーカーの検査は，ハイリスク患者の選別，腫瘍の種類の判定，治療効果のモニター，再発の早期診断などを目的としている．診断効率を高めるためには，標的とする腫瘍で高率に出現する腫瘍マーカーを，相関性の低い項目で，抗原性の類似した項目は避けて，2～3項目程度組み合わせて検査することが重要である．

表6-5に日常診療で利用されている対象別腫瘍関連マーカーの一覧表を示す．

B 消化器系の腫瘍マーカー

食道癌や胃癌の早期診断には内視鏡検査が最善の手段であり，大腸癌も

表6-5 ●対象別腫瘍関連マーカー

食道癌	SCC, CEA, TPA, BFP, CA19-9
胃癌	CA72-4, STN, CA19-9, NCC-ST-439, CEA, TPA
結腸・直腸癌	CA72-4, STN, CA19-9, NCC-ST-439, CEA
肝細胞癌	AFP, AFP-L$_3$%, PIVKA-II
肝内胆管癌	CA19-9, CEA
胆嚢・胆道癌	CA19-9, SPan-1, DUPAN-2, SLX, NCC-ST-439, CEA
膵臓癌	CA19-9, SPan-1, DUPAN-2, SLX, NCC-ST-439, CEA, エラスターゼ1
甲状腺癌	CEA, カルシトニン, サイログロブリン
肺癌	CYFRA, SCC（扁平上皮癌）/ProGFR, NSE（小細胞癌）/SLX, CA19-9（腺癌）/CEA, TPA, BFP
乳癌	CA15-3, BCA225, CSLEX, NCC-ST-439, CEA, TPA
腎臓癌	BFP
膀胱癌	尿中NMP22, 尿中BFP, TPA, IAP
前立腺癌	PSA, PSA-ACT, free PSA/total PSA比, γ-Sm, PAP, BFP
精巣癌	AFP, BFP
卵巣癌	CA125, CA130, CA72-4, STN, GAT, SLX, TPA, hCGβ-CF, IAP, CA602
子宮癌	SCC, CA125, hCGβ-CF, TPA, IAP
骨転移マーカー	ICTP, デオキシピリジノン, NTx, PICP
遺伝子検査	テロメラーゼ活性, p53, HPVDNA, ras, c-erbB-2, DCC

便潜血反応のほうが腫瘍マーカーよりも検出効率が高い．腫瘍マーカーは消化管癌の早期診断にはあまり役立たないが，治療効果のモニターとして役立つことがある．また，腫瘍マーカーによる肝癌の可能性を示唆する情報がある場合には，超音波検査による微小肝癌の検出率は向上する．早期膵癌や早期胆嚢・胆管癌での腫瘍マーカーの陽性率は低い．

癌胎児性抗原

胎生期において産生される胎児特有のたんぱくを胎児性たんぱく（embryonic protein）とよび，CEAやAFPは代表的なものです．胎児性たんぱくは生後まもなく産生が止まり，健常成人ではほとんど認められなくなります．ところが，この胎児性たんぱくは胎児組織のみならず，癌においても産生されるため，癌患者血清には多量に見出されることになるのです．

1 CEA

1） 悪性腫瘍マーカーとしてのCEAの特徴

　CEA（carcinoembryonic antigen）は，大腸癌組織および胎児腸管に存在する癌特異性抗原として発見された分子量約20万の糖たんぱくである．消化器癌をはじめ肺癌，乳癌，甲状腺癌など多くの悪性腫瘍でCEAの産生がみられ，また腫瘍の消長が血中CEA値の変動に反映されることなどから，CEAは最も広く利用されている腫瘍マーカーである．

2） CEAの検査値と悪性腫瘍

　CEAの検査は，悪性腫瘍を疑うときや悪性腫瘍の治療後の経過観察や効果判定のために行う．CEAが10ng/mlを超える高値例では，悪性腫瘍はもちろんのこと，リンパ節や他臓器への転移も疑われる．特に胃癌や大腸癌などでは，肝や肺への転移を考える必要がある．

　通常，悪性腫瘍の場合では，CEAは漸増していくが，健常者または良性疾患の偽陽性の場合には，測定値に変動（通常は下降する）がみられることが特徴である．したがって，2～3か月後に再検して確認する必要がある．しかし，種々の悪性腫瘍も否定できないため，CEA以外の他の腫瘍マーカーを参考にすることも重要であり，また臨床所見がない場合でも，画像診断によって臓器を精査する必要がある．治療開始まで悪性腫瘍による上昇か否か不明の場合も多いが，治療後に下降を示せば明らかに悪性腫瘍である．

　ヘビースモーカーでは白血球数が増加するとともに，CEAが高値となる例が高頻度にみられるが，大多数は肺癌の検査で異常を認めない．

2 AFP

1） 肝細胞癌のマーカーとしてのAFPの特徴

　AFP（α-fetoprotein；α-フェトプロテイン）は，主に胎児の肝細胞や卵黄嚢（yolk sac）で産生される分子量約6万5000の糖たんぱくである．健常者ではきわめて微量しか存在しておらず，主に肝細胞癌で高い陽性率（45～75％）を示すことから，肝細胞癌の腫瘍マーカーとして利用されている．しかし，早期の肝細胞癌の診断にはAFPは用いられない．

　AFPは主として肝細胞癌の診断に用いられるが，肝細胞癌の発生母地としての慢性肝炎や肝硬変でも上昇がみられるので，それらとの鑑別が問題となる．10ng/ml以上のAFPの上昇を認める慢性肝炎や肝硬変からの肝

細胞癌の発生は，AFP非上昇例に比べて有意に高い．また，B型慢性肝炎でのAFPの上昇は一過性で比較的高値のことが多いが，C型慢性肝炎では軽度の上昇が持続することが多い．

2） AFP基準値と診断

AFP高値の場合には，AFP-L$_3$分画比，PIVKA-Ⅱなどの腫瘍マーカーの測定や画像診断などによる総合的な診断が必要である．1万ng/mlを超えるAFP値は慢性肝疾患ではごくまれなので，肝細胞癌と診断できるが進行癌がほとんどである．

健常者のAFPの基準値は10ng/ml以下であるが，妊婦では妊娠8週目頃より血中に現れ，32週目頃にピークに達した後に漸減し，分娩10日後には10ng/ml以下となる．妊娠中のAFPは胎児に由来するものである．

3 PIVKA-Ⅱ

1） 肝細胞癌の腫瘍マーカーとしてのPIVKA-Ⅱ

ビタミンK欠乏性たんぱく-Ⅱ（protein induced by vitamin K absence or antagonist-Ⅱ；PIVKA-Ⅱ）は，肝臓で生合成されるビタミンK依存性凝固第Ⅱ因子の前駆体たんぱくで，des-γ-carboxy prothrombinともいわれる異常プロトロンビンである．肝細胞癌に高い特異性を有する腫瘍マーカーであり，AFPとともに用いられている．

健常者では通常感度以下であり，カットオフ値を40mAU/mlとした場合，肝細胞癌に高い特異性（40〜60%）を示す．PIVKA-Ⅱ値は，腫瘍径が大きくなるにつれて高値を示す傾向が認められる．また，腫瘍の進行度をよく反映しており，高値であるほど予後が不良である．

しかし，肝細胞癌患者でも黄疸が持続し，食事摂取不良などによる低栄養状態が加わるような場合には，ビタミンK欠乏に修飾されてPIVKA-Ⅱがより高値となるため，病勢の指標となりえなくなる．

AFP分画

AFPは糖鎖構造の違いにより亜分画が存在し，肝細胞癌由来のAFPは良性肝疾患由来のAFPに比べてレンズマメレクチンに親和性を有するAFP-L$_3$分画が増加するため，AFP-L$_3$分画は慢性肝炎や肝硬変などの良性肝疾患と肝細胞癌との鑑別診断に役立つとされています．AFP-L$_3$分画比の腫瘍マーカーとしてのカットオフ値は15％未満です．

2) 腫瘍マーカーとして PIVKA-Ⅱ と AFP の併用

PIVKA-Ⅱ値とAFPは必ずしも相関しない．したがって，両者を同時測定することで，AFP低値または陰性例はPIVKA-Ⅱにより，逆にPIVKA-Ⅱ低値または陰性例はAFPによってカバーすることになり，肝細胞癌の診断能を高められる．特に，小さな肝細胞癌になるほどAFPあるいはPIVKA-Ⅱのいずれか一方しか陽性にはならないことが多いので，両者の併用が有用とされる．

PIVKA-Ⅱは，閉塞性黄疸や肝内胆汁うっ滞などで黄疸が長期に続いてビタミンK欠乏をきたした場合やワーファリンなどのビタミンK拮抗薬の投与などでも上昇することがあり，注意を要する．

4 │ CA19-9

> **糖鎖抗原**：糖鎖抗原は糖脂質の形態をとるものと糖たんぱくの形態をとるものがあり，モノクローナル抗体が認識するのは，主に糖脂質性の抗原である．糖鎖抗原の多くは，癌患者から採取した癌細胞または株化された癌細胞を免疫原としたもので，特に癌細胞に反応するモノクローナル抗体によって癌化に伴う糖脂質の量的および質的変化を特異的に認識することが可能になり，腫瘍関連抗原としてきわめて重要とされ，腫瘍マーカーとして広く臨床に応用されている．糖鎖抗原はその基幹構造からⅠ型，Ⅱ型および母核糖鎖に分類される．現在臨床応用されている糖鎖抗原の多くは，Ⅰ型糖鎖である．Ⅰ型糖鎖抗原は Galβ1→3GlcNAcβの基幹をもち，またルイス式血液型の遺伝子支配を受けているため，ルイス式血液型によっては陽性率が影響を受ける．Ⅱ型糖鎖抗原は Galβ1→4GlcNAcβの基幹をもち，ルイス式血液型のLe^{a}型を定める糖鎖の異性体であるLe^{x}の末端にシアル酸が結合したシアリルLe^{x}であり，ルイス式

糖鎖抗原*19-9（carbohydrate antigen 19-9；CA19-9）は，大腸癌培養細胞株SW1116を免疫原として作成されたモノクローナル抗体*NS19-9により認識されるⅠ型糖鎖に属する抗原で，ルイス（Lewis）式血液型のルイスA（Le^a）の糖鎖をシアル化したシアリルLe^{a}抗原である．

主に膵癌や胆嚢・胆管癌および胃癌，大腸癌の進行例で高い陽性率を示し臨床経過をよく反映することから，これら消化器系腫瘍のスクリーニングや膵癌の治療効果の判定，再発の早期発見のために用いられる．

CA19-9のカットオフ値は37U/ml以下であり，健常者でも微量に検出される．CA19-9は，早期癌での陽性率は低く早期診断には適さないが，手術後・化学療法後・放射線療法後の病態の把握に用いられることが多い．治療により腫瘍が消失または縮小したときにはCA19-9値は下降するが，再発や転移などで再び上昇する．

臨床的に膵癌などの悪性腫瘍の存在が疑われるが，CA19-9が低値または陰性の場合には，ルイス式血液型あるいはルイス式血液型の影響を受けないCA50，DU-PAN-2などを調べる必要がある．

C 呼吸器系の腫瘍マーカー

肺癌では癌細胞の種類により，発育の部位，転移の速さ，放射線療法の有効性などに差異を認めるため，癌細胞の種類を調べることが，治療方針を決定するうえで重要となる．肺癌の各腫瘍マーカーの陽性率は，肺癌細胞の種類により有意差がみられるが，腫瘍マーカーで細胞の種類を確定診断することはできず，鑑別には病理細胞診断が必要である．

血液型の遺伝子支配を受けない．腫瘍マーカーとしてはⅠ型糖鎖抗原より感度は低いものの，癌特異性はきわめて高いという特徴がある．

モノクローナル抗体：細胞融合法を利用して作成された抗体である．ある抗原に対する抗体を作成する場合，目的とする抗体を産生している抗体産生細胞と癌細胞を一定の手技を用いて融合させる．融合した細胞は，抗体産生細胞の性質と急速に分裂増殖する癌細胞の性質の両方を合わせもつことになり，目的とする抗体を無尽蔵に産生することが可能となる．こうしてつくられた抗体は1つのクローンからなるので，モノクローナル抗体とよばれる．

1 CYFRA

　CYFRAはサイトケラチン・フラグメント（cytokeratin fragment）を略した名称である．サイトケラチンは，上皮細胞の細胞骨格の形成に関与するたんぱく質で，分子量の異なる20種のサブユニットがある．癌においては可溶化したサイトケラチン19フラグメントが血中に認められ，これを特異的な抗体で測定したものがCYFRAである．主に肺非小細胞癌，特に肺扁平上皮癌で高い陽性率を示すことから，肺扁平上皮癌の腫瘍マーカーとして利用される．

　CYFRAは細胞の傷害による影響を受けないため，手術や化学療法，放射線療法による上昇は認められない．したがって，治療による影響を受けないことから，治療中または治療後のモニタリングに有用である．また，肺癌の病期の進行した症例では，より高値を示すことが確認されており，体内の腫瘍量を間接的ではあるが反映していると考えられる．

　基準値は3.5ng/ml以下であり，加齢や喫煙による影響はない．CYFRAが異常高値を示した場合には，原発性肺癌の存在を考えるが，臓器特異性は必ずしも高くないので，口腔，頭頸部，食道，泌尿器科領域などの扁平上皮癌が発生する可能性のある部位の癌についても留意する．

2 SCC抗原

　SCC抗原（squamous cell carcinoma antigen）は子宮頸部扁平上皮癌の肝転移巣より分離・精製された抗原で，分子量4万5000のたんぱく質である．SCC抗原は正常な扁平上皮（皮膚，呼吸器，食道など）にも発現しているが，扁平上皮を有する器官で高度な組織破壊や重篤な異常をきたす場合には血中に増加する．したがって，肺癌，子宮頸癌，食道癌，頭頸部癌，皮膚癌などの扁平上皮癌の腫瘍マーカーとして利用される．

　基準値は1.5ng/ml以下で，年齢や性差，あるいは妊娠や喫煙による影響はない．治療前の値が5ng/ml以上を示す場合は，リンパ節転移例や予後不良例が多い．また，各臓器の扁平上皮癌以外に，乾癬，紅斑，天疱瘡などの皮膚疾患や肺結核などの重症呼吸器疾患などでも血中濃度が上昇する．

3 NSE

　神経特異エノラーゼ（neuron specific enolase；NSE）は解糖系酵素であるエノラーゼのうち，神経組織および神経内分泌細胞に特異的に存在するアイソザイムである．主に神経内分泌腫瘍の性格を有する肺小細胞癌や神経芽細胞腫で高い陽性率を示す．また，神経細胞および神経内分泌細胞の

腫瘍化に伴い血中に逸脱する量が増加するため，進行病期に伴って高値となる．腫瘍増殖が激しい場合（NSE高値）では，治療効果判定や経過観察のモニター手段となる．

健常成人の血清NSE値の上限は5 ng/mlであり，健常小児の値は成人よりも若干高めで7 ng/mlである．神経内分泌腫瘍という組織特異性に重点をおく場合には，腫瘍マーカーとしての血清NSE値の基準値を10ng/ml以下と設定している．

4 ProGRP

ガストリン放出ペプチド前駆体（pro-gsatrin-releasing peptide；ProGRP）は，肺小細胞癌の増殖因子として見出された脳腸ペプチドホルモンの一種であるGRP（gsatrin-releasing peptide）の前駆体で，ProGRP（31-98）に対する抗体により測定される．主に肺小細胞癌で高い陽性率を示し，治療効果を反映して変動することから，肺小細胞癌の腫瘍マーカーとして利用される．ProGRPは，NSEに比べて健常者と患者との血中濃度差が著しいために信頼性が高く，比較的早期の症例でも陽性例が多い．

基準値は46.0pg/ml未満で，年齢や性差および喫煙の影響はないが，腎機能障害の影響を受けるので注意を要する．血清クレアチニン値が1.6mg/dl以上の腎機能障害患者では腎クリアランスの低下により高ProGRP血症を示し，腎不全患者では肺癌の存在なしに200pg/ml以上となることもある．ProGRPの評価にはクレアチニン値を考慮し，腎疾患の有無を検索する．

D 乳腺・婦人科系の腫瘍マーカー

早期の乳癌も，マンモグラフィや超音波検査などにより診断が可能となってきている．腫瘍マーカーの陽性率は，再発乳癌では比較的高いが原発乳癌ではきわめて低い．卵巣癌の早期診断を目的に各腫瘍マーカーが試みられているが，それらの有用性は確立されていない．子宮癌には，コルポスコープと内膜細胞診による検診は有用であるが，腫瘍マーカーはほとんど役立たない．

1 CA125

糖鎖抗原125（carbohydrate antigen 125；CA125）はヒト卵巣漿液性囊胞腺癌の培養細胞を免疫原として得られたモノクローナル抗体OC125が認識する糖たんぱくである．卵巣癌，特に漿液性囊胞腺癌できわめて陽性率が高く，しかも高値を示す．また，子宮内膜症の補助診断と治療の経過観

察にも有用とされる．

CA125は手術および化学療法施行例のなかで，予後良好な症例では速やかに低下し，予後不良な症例では再上昇がみられる．卵巣癌以外の癌では子宮体癌，肝癌，大腸癌，膵癌などに認められ，癌以外の疾患では良性卵巣腫瘍，子宮筋腫，子宮内膜症などに認められる．

また，CA125は腹膜，胸膜の非特異的刺激でも増加するため，腹膜炎，胸膜炎，胸水・腹水を伴う疾患などでは高頻度に陽性を示し，原因が細菌性，結核性，あるいは癌性にかかわらず高値を示す．

基準値は35 U/ml以下であるが，男性より女性のほうが平均値が高い．また，閉経前のほうが閉経後より高値を示すため，閉経後の女性では基準値を12〜17 U/mlに下げて判断する必要がある．

さらにCA125は月経周期に伴う変動がみられ，月経時に高値を示す．妊娠時にも測定値の変動がみられ，妊娠12週頃までは高値を示し，妊娠経過とともに基準値域に低下する．このため異常値を認めた場合は，患者の状態を確認する必要がある．

2 尿中hCGβ-コア・フラグメント

ヒト絨毛性ゴナドトロピン（human chorionic gonadotropin；hCG）は，ヒト胎盤絨毛細胞で産生される分子量3万9000の糖たんぱくで，$α$と$β$の2つのサブユニットから構成されている．尿中にhCG$β$のアミノ酸残基6-40と55-92がジスルフィド結合したhCG$β$-コア・フラグメントが見出され，卵巣癌や子宮癌で病理組織型には関係なく高い陽性率を示し，婦人科系良性疾患での偽陽性が少ないことより，婦人科系悪性疾患の有用なマーカーとされている．

特に胞状奇胎や絨毛癌などの絨毛性疾患に対する腫瘍マーカーとして特異性が高く，その診断と治療の経過観察に有用とされる．

基準値は0.2 ng/ml以下で，尿希釈や濃縮などの影響を受ける．また，分娩後，流産後，人工妊娠中絶後，hCG投与後にも認められる場合がある．

E 泌尿器系の腫瘍マーカー

前立腺癌は，高齢社会，生活様式の変化などからその発生の度合が高まり，癌死亡率が上昇している．スクリーニング検査として直腸診や経直腸的超音波診断が用いられているが，集団検診に腫瘍マーカーを使えば，前立腺癌の早期発見に役立つ可能性がある．膀胱癌においては，尿細胞診より感受性の高い検査法として注目されている．

1 PSA

　前立腺特異抗原（prostate specific antigen；PSA）は，前立腺上皮細胞で特異的に産生される分子量約3万3000の糖たんぱくであり，血中のPSAは主に$α_1$-アンチキモトリプシン（$α_1$-antichymotrypsin；ACT）と結合した**結合型PSA**（PSA-ACT）と**遊離型PSA**（free PSA）として存在している．PSAおよびPSA-ACTは前立腺癌で高値を示し病態をよく反映することから，下部尿路障害の男性症例に前立腺癌の有無を検索する目的で利用される．

　PSAは前立腺組織に特異的であり，前立腺から何らかの逸脱機構が作用すれば血中でも高値となりうる．前立腺癌では病期の進展とともに著しい高値を示し，急性前立腺炎でも高値を示す．また，経尿道手術，膀胱鏡検査，直腸診などの尿道操作でも一過性の高値を示す．なお，これら一過性のPSA値の上昇は，free PSAの増加に起因している．

　前立腺癌症例におけるPSA値は，病勢の推移と併行して変動する．根治的前立腺除去手術では術後3週間程度で基準値以下になるが，下がらない場合は付加的治療が必要であり，3〜5か月しても基準値以下に下がらない場合は遠隔転移が疑われる．放射線療法では照射終了後に基準値以下まで低下した場合は治療効果があり，予後がよい．ホルモン療法に伴いPSA値は推移し，治療後3か月で基準値以下まで低下する例では，低下しない例より寛解期間が長い．増悪する場合には，他の指標より早くPSA値が上がる．

　前立腺癌のスクリーニングを目的として設定されたPSAの基準値は4.0 ng/ml 以下で，前立腺肥大症と前立腺癌の判別に用いるカットオフ値は10.0ng/ml 以下としており，4.01〜10.0ng/ml 未満をグレーゾーンとしている．同様に，PSA-ACTの基準値は1.1ng/ml 以下，カットオフ値は5.5ng/ml 以下である．

2 BFP

　塩基性胎児たんぱく（basic fetoprotein；BFP）はヒト胎児の血清，腸および脳組織から見出された分子量5万5000の塩基性の胎児性たんぱくである．血中BFPはCEAと同様に臓器特異性が低い腫瘍マーカーである．しかし，尿中BFPは膀胱癌や腎盂尿管癌などの尿路上皮癌で高い陽性率を示し，とりわけ膀胱癌に特異性の高い腫瘍マーカーとして注目されている．尿中BFPは，膀胱癌では高い陽性率（60〜70%）を示し，尿細胞診よりも感受性の高い検査法とされる．

　血清BFPの基準値は75 ng/ml 以下であり，尿中BFPのカットオフ値は

10ng/ml以下である．尿中BFPと尿細胞診との併用により，早期膀胱癌の診断効率が上昇する．

6 輸血検査

A 血液型検査（ABO型，Rho（D）型）

血液型は赤血球の型であり，ABO血液型およびRho（D）血液型の判定を行う．

ABO血液型の判定方法は，スライドガラス法，試験管法，カラム凝集法がある．ABO血液型の判定は血液型判定用抗A抗体と血液型判定用抗B抗体を用いて，赤血球表面のA抗原およびB抗原の検出をみるオモテ試験と，血清中に存在する正常抗体としての抗A抗体および抗B抗体を，試薬としての標準A血球と標準B血球に反応させて検出するウラ試験がある．ABO血液型検査は，通常オモテ試験とウラ試験を実施して血液型が一致していれば確定できる．ABO血液型の判定基準を表6-6に示す．

オモテ試験がA型でウラ試験がB型などのように型が異なる場合をオモテ・ウラ不一致という．その主な原因を表6-7に示す．

Rh系血液型には，C, c, D, E, eの5因子を含めた45種類の抗原があり，

表6-6 ● ABO血液型判定基準

	オモテ試験（血球について）		ウラ試験（血清について）	
	抗A（青着色）	抗B（黄着色）	A型血球	B型血球
A型	＋	－	－	＋
B型	－	＋	＋	－
O型	－	－	＋	＋
AB型	＋	＋	－	－

Type and Screen

血液型のオモテ，ウラ試験と不規則抗体を調べることをType and Screenといいます．輸血の際，患者に不規則抗体がなければ，ABO血液型の一致した日本赤十字社の血液を安心して輸血することができます．不測の出血が予測される手術の際に，Type and Screenをしておくと，交差適合試験を省いて輸血ができるので，大量輸血が必要となっても適合血を素早くみつけることができます．

表6-7 ●オモテ試験とウラ試験が不一致になる原因

血球側の原因	血清側の原因
・血球の抗原性が極度に弱い場合（亜型） ・acquired B, キメラ, モザイクなど（遺伝） ・悪性疾患による抗原性低下 ・自己抗体によって血球が感作されている場合 ・赤血球膜の変化による汎凝集反応 ・異型輸血後 ・連銭形成	・血液型物質の異常増加 ・抗体が欠乏している場合（新生児を含む） ・不規則抗体の存在 ・寒冷凝集反応 ・低γグロブリン血症

そのなかでD抗原は最も強い免疫抗原性をもち，輸血副作用，新生児溶血性疾患などの原因となる．このため，Rho（D）型の判定は輸血時に必ず実施しなければならない重要な検査である．

B 交差適合試験（クロスマッチテスト）

受血者（患者）のABO型と供血者（献血者）のABO型が一致していれば，99％で適合性がある．しかし，たとえ血液型が一致しても不規則抗体＊などによる抗原抗体反応で不適合が生じるため，輸血前検査としてABO・Rho（D）血液型と不規則抗体スクリーニング検査を実施し，実際に輸血する際に交差適合試験を行うのが通常である．したがって，交差適合試験は溶血性副作用を防止するための最終的検査となる．

交差適合試験には主試験と副試験があり，主試験は受血者血清（抗体）と供血者赤血球（抗原）の反応をみるものであり，副試験は受血者赤血球と供血者血清の反応をみるものである．

主試験が陽性のときには，供血者血液は受血者に絶対輸血してはならない．一方，副試験は陽性でも反応が弱いときには輸血することが許されることがある．また，緊急を要する場合には副試験が省略されることもある．このような場合には，輸血中および後の患者の経過を注意深く観察することが重要である．

交差適合試験の方法には，生理食塩法，酵素法，間接抗グロブリン試験などがあり，これらの方法を複数組み合わせて行う．その結果不規則抗体が存在すると，赤血球の凝集が観察されるようになる．

現在日本赤十字血液センターでは，供血者の不規則抗体の有無をチェックし，陰性血を供給しているため，副試験は省略してもよい．現在副試験を行っている目的は，ABO不適合検出である．

不規則抗体：赤血球表面で抗原抗体反応を起こす抗体には抗A，抗BのようなIgM抗体と抗DのようなIgG抗体がある．抗A，抗B以外の抗体で，IgGに属する抗体を不規則抗体という．不規則抗体によっても溶血が起こるので，輸血を行う場合には必ず不規則抗体の有無を調べなければならない．不規則抗体はパネルセルとよばれるRh系，Duffy, Kidd, Lewis, MNSs, P, Diegoなどの表現型がわかっているO型血球との反応によって特異性が決定される．

第7章 ホルモン検査

1 ホルモン検査総論

A ホルモン分泌器官と疾患

ホルモンは体液性の調節因子で，種々の内分泌器官から分泌される（図7-1）．

表7-1に，ホルモン分泌器官とそこから分泌されるホルモンの関係をまとめた．内分泌疾患はこれらホルモンの過剰や不足によって起こることが多い．

表7-2には，ホルモン分泌器官と疾患との関係をまとめて示した．また，内分泌疾患は特徴的な症状を伴うことが多い．

表7-3には，内分泌疾患の主要症状と原因となる疾患との関係を示した．

B ホルモンの測定

内分泌疾患の診断のためには，血液や尿中のホルモン濃度を測定することがきわめて重要である．ホルモンの測定に多く用いられるのは，抗原抗

図7-1 ● 内分泌器官

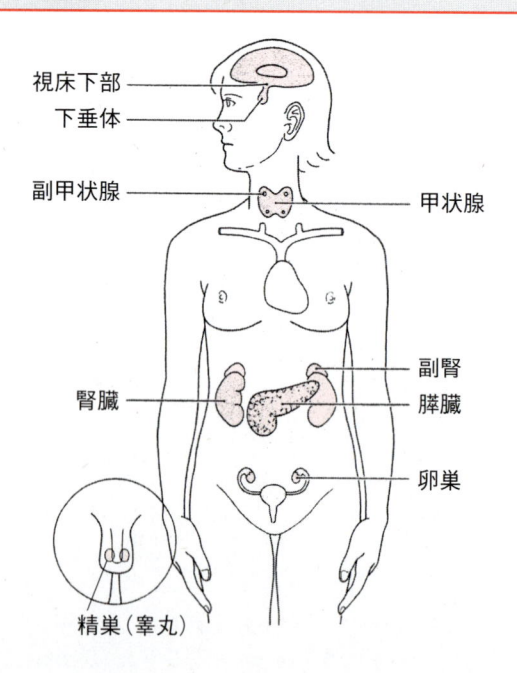

視床下部／下垂体／副甲状腺／甲状腺／腎臓／副腎／膵臓／卵巣／精巣（睾丸）

表7-1 ● 内分泌器官とホルモン

内分泌器官	ホルモン
視床下部	下垂体前葉ホルモンを制御するホルモン GRH（成長ホルモン放出ホルモン），ソマトスタチン（成長ホルモン抑制ホルモン），ドパミン（プロラクチン抑制因子），CRH（ACTH放出ホルモン），TRH（TSH放出ホルモン），Gn-RH（下垂体性性腺刺激ホルモン）
下垂体前葉	GH（成長ホルモン），PRL（プロラクチン），ACTH（副腎皮質刺激ホルモン），TSH（甲状腺刺激ホルモン），LH（黄体形成ホルモン），FSH（卵胞刺激ホルモン）
下垂体後葉	ADH（抗利尿ホルモン），オキシトシン
甲状腺	T_4（サイロキシン），T_3（トリヨードサイロニン），カルシトニン
副甲状腺	PTH（副甲状腺ホルモン）
膵臓	インスリン，グルカゴン
副腎皮質	コルチゾール，アルドステロン，副腎性アンドロゲン（DHES（デヒドロエピアンドロステロン）など）
副腎髄質	アドレナリン，ノルアドレナリン
卵巣	エストロゲン，プロゲステロン
精巣	テストステロン
胎盤	hCG（ヒト絨毛性性腺刺激ホルモン）

表7-2 ● 内分泌器官と疾患

内分泌器官	疾患
視床下部	視床下部性性腺機能低下症（カルマン症候群など），中枢性思春期早発症，神経性食欲不振症
下垂体前葉	GH：先端巨大症，巨人症，成長ホルモン分泌不全症 PRL：プロラクチノーマ ACTH：クッシング病，続発性副腎機能不全 TSH：TSH産生腫瘍，下垂体性甲状腺機能低下症 LH, FSH：下垂体性性腺機能低下症
下垂体後葉	尿崩症
甲状腺	バセドウ病，橋本病（慢性甲状腺炎），無痛性甲状腺炎，亜急性甲状腺炎，甲状腺腺腫，甲状腺癌
副甲状腺	原発性副甲状腺機能亢進症，特発性副甲状腺機能低下症
膵臓	糖尿病，インスリノーマ
副腎皮質	クッシング症候群，アジソン病，原発性アルドステロン症，副腎性器症候群
副腎髄質	褐色細胞腫
卵巣	卵巣腫瘍，卵巣機能不全症，ターナー症候群
精巣	精巣間質細胞腫，精巣機能不全症，クラインフェルター症候群

表7-3 ●内分泌疾患の主要症状と原因疾患

症状	原因疾患
低身長	成長ホルモン分泌不全症，クレチン症，ターナー症候群，副腎性器症候群，思春期早発症，小児のクッシング症候群
高身長	巨人症，類宦官症（クラインフェルター症候群，カルマン症候群）
肥満	クッシング症候群，視床下部性肥満（フレーリッヒ症候群，ローレンス-ムーン-ビードル症候群），インスリノーマ
体重減少	神経性食欲不振症，汎下垂体前葉機能不全（シモンズ病），アジソン病，甲状腺機能亢進症
高血圧	クッシング症候群，褐色細胞腫，原発性アルドステロン症，特発性アルドステロン症，甲状腺機能亢進症（収縮期血圧のみ上昇）
多尿	中枢性尿崩症，腎性尿崩症，心因性多飲，高 Ca 血症，低 K 血症，糖尿病
尿糖陽性	糖尿病，クッシング症候群，褐色細胞腫，先端巨大症，甲状腺機能亢進症
色素沈着	アジソン病，ネルソン症候群，異所性 ACTH 産生腫瘍
性腺機能低下	視床下部疾患，下垂体前葉機能不全，卵巣疾患，精巣疾患，染色体異常（ターナー症候群，クラインフェルター症候群）
性腺機能亢進	松果体腫，異所性松果体腫，副腎性器症候群

体反応を利用した免疫学的方法である．標識物質の種類によって，RIA（放射免疫測定）法，EIA（酵素免疫測定）法，CLIA（化学発光免疫測定）法などに分けられる．

従来は，放射性同位元素（アイソトープ）を使用するRIA法が主に用いられていたが，管理施設の必要や放射線被曝などの問題があるため，現在では，アイソトープを用いないnon-RIA法（EIA法，CLIA法など）が一般に行われている．

これら免疫学的測定法の特徴は，特異性が高いこと，微量の検体で測定できることである．$100\,\mu l$ 程度の血清や血漿で正確にホルモン濃度を測定することが可能である．

C 基礎値と負荷試験

ホルモン検査には基礎値の測定と薬物などによる負荷試験がある．通常，基礎値が低値の場合は分泌刺激試験を行い，基礎値が高値の場合には抑制試験を行う．負荷試験は，時間もかかり薬物の影響も出るので，患者にとっては負担になることが多い．

看護師としては，検査前に，検査の目的や手順，起こりうる副作用についても，患者にわかりやすく説明しておく必要がある．

2 ホルモン検査各論

A 下垂体検査

1 下垂体前葉

下垂体は下垂体前葉と下垂体後葉に分かれ，前葉が3/4を占める．下垂体前葉からは6種のホルモンが各々の細胞から分泌されている．

1） 成長ホルモン（GH）

GH（growth hormone）はアミノ酸191個からなるペプチドホルモンで，視床下部からのGH放出ホルモン（GRH）とGH放出抑制ホルモン（ソマトスタチン）により，二重に支配されている．GHは肝臓でソマトメジン-C（IGF-I）の産生を介して，骨端部軟骨の増殖を促進し身長増加を促す．また，たんぱく合成促進，脂肪分解促進，抗インスリン作用をもつ．

［測定法］RIA，EIA
［基準値］男性：1.5 ng/m*l*以下．女性：0.2〜9.0 ng/m*l*.
［異常値の示す意味］
　高値：先端巨大症，巨人症
　低値：成長ホルモン分泌不全症
［検査値の変動要因・注意事項］
　日内変動が大きい．特に睡眠中に増加する．インスリン注射によるGH刺激試験は低血糖を介するもので，危険を伴う場合があるので細心の注意が必要である．

2） プロラクチン（PRL）

PRL（prolactine）はアミノ酸199個からなるペプチドホルモンである．主な生理作用は，出産後の乳汁分泌作用である．

［測定法］RIA，EIA，CLIA
［基準値］男性：1〜10ng/m*l*．女性：1〜15ng/m*l*.
［異常値の示す意味］
　高値：プロラクチノーマ（プロラクチン産生下垂体腺腫），視床下部・下垂体茎疾患，妊娠，種々の薬物服用（エストロゲン製剤，ドパミン拮抗薬）．血中PRLが非常に高い（300ng/m*l*以上）場合にはプロラクチノーマのことが多い．視床下部疾患では，PRL分泌を抑制する因子（PIF）の抑

制がとれるために血中PRLは増加する．

　低値：下垂体機能低下症，薬剤（ドパミン）

［検査値の変動要因・注意事項］

　妊娠，授乳によって増加する．

　PRLの異常がみられたときは，下垂体疾患や視床下部疾患の精密検査を行う前に，妊娠の有無，薬物服用（向精神薬，抗潰瘍薬，ホルモン薬）の有無をチェックする必要がある．

3）副腎皮質刺激ホルモン（ACTH）

　ACTH（adrenocortico trophic hormone）はアミノ酸39個，分子量4500のペプチドホルモンである．視床下部のCRHにより分泌を促進され，コルチゾールにより抑制される．ACTHは副腎皮質から，コルチゾール，アルドステロンの合成・分泌を促進する．副腎外作用として，メラニン細胞刺激作用を有し，色素沈着をきたす．

［測定法］RIA

［基準値］5～40pg/ml

［異常値の示す意味］

　高値：

　①下垂体腺腫からのACTH分泌増加→クッシング病

　②副腎機能不全によるコルチゾール低下のため，フィードバックで
　　　ACTHが2次的に増加する場合→アジソン病，ネルソン症候群

　低値：

　①下垂体前葉機能低下症→シモンズ病，シーハン症候群

　②コルチゾール増加のため，フィードバックによってACTHが低下する
　　　場合→副腎皮質腫瘍によるクッシング症候群，ステロイド薬長期服用

［検査値の変動要因・注意点］

　日内変動がある（早朝に高くなり，夜間は低下する）．ストレスにより増加する．採血の痛みだけで上昇することがある．

［採血条件］

　早朝空腹時，30分以上の安静臥床後に，EDTA入り採血管に採取した血漿を用いる．

4）甲状腺刺激ホルモン（TSH）

　下垂体前葉ホルモンの一つであるが，甲状腺検査の項で述べる．

5）黄体形成ホルモン（LH）

　LH（luteinizing hormone）は分子量約3万の糖たんぱくで，視床下部の

GnRH（LH-RH）により分泌される．女性では卵巣に作用して排卵を促す．男性では精巣の間質細胞（ライディッヒ細胞）でのテストステロンの生成・分泌を促す．

［測定法］RIA，EIA，CLIA

［基準値］男性：1～10mU/ml．女性：月経周期によって変動する（卵胞期1～16mU/ml，排卵期3～90mU/ml，黄体期1～30mU/ml，閉経期4～80mU/ml）．

［異常値の示す意味］

高値：

①卵巣ホルモン，精巣ホルモン低下のため，フィードバックでLHが増加する場合→原発性卵巣機能不全（ターナー症候群など），更年期，閉経後，原発性精巣機能不全（クラインフェルター症候群など）

②視床下部からのGnRHの過剰刺激→中枢性思春期早発症

低値：

下垂体前葉機能低下症，神経性食欲不振症

［検査値の変動要因・注意事項］

性周期により異なる（排卵期に高く，卵胞期，黄体期で低い）．男性では低値．

6）卵胞刺激ホルモン（FSH）

FSH（follicle stimulating hormone）は分子量約3万2000の糖たんぱくで，視床下部のGnRHにより合成・分泌が促進される．女性では卵巣に作用して卵胞成熟を促進する．男性では精巣に作用して精子形成を促す．

［測定法］RIA，EIA，CLIA

［基準値］男性：1～15mU/ml．女性：月経周期により変動（卵胞期1～14mU/ml，排卵期3～25mU/ml，黄体期1～17mU/ml，閉経期12～235mU/ml）．

［異常値の示す意味］

FSH異常の意味はLHとほぼ同様である．

高値：

①卵巣ホルモン，精巣ホルモン低下のため，フィードバックでFSHが増加する場合→原発性卵巣機能不全（ターナー症候群など），更年期，閉経後，原発性精巣機能不全（クラインフェルター症候群など）

②視床下部からのGnRHの過剰刺激→中枢性思春期早発症

低値：

下垂体前葉機能低下症，神経性食欲不振症

［検査値の変動要因・注意事項］

女性は性周期により異なる（黄体期で低く，卵胞期に上昇し，排卵期に最も高い）．男性では低値．

2 下垂体後葉

1） 抗利尿ホルモン（ADH）

ADH（antidiuretic hormone）またはバソプレシン（vasopressin）はアミノ酸9個，分子量約1100のペプチドホルモンで，下垂体後葉から分泌される．腎集合管での水の再吸収を促進して，尿量を減少させる．血清浸透圧が高くなるとADH分泌が促進され，血清浸透圧低下により抑制される．
［測定法］RIA
［基準値］0.3～3.5pg/ml
［異常値の示す意味］
　高値：ADH分泌異常症（SIADH），異所性ADH産生腫瘍（肺小細胞癌など），腎性尿崩症（腎がADHに反応しないためADHはさらに増加する）
　低値：中枢性尿崩症（下垂体後葉のADH分泌不全），心因性多飲症，汎下垂体機能低下症
［採血条件］
　通常，飲水制限は行わない．30分安静臥床後に，EDTA入り採血管に採取した血漿を用いる．

B 甲状腺検査

下垂体前葉から分泌されるTSHの刺激により，甲状腺から甲状腺ホルモン（T_4（サイロキシン），T_3（トリヨードサイロニン））が分泌される．甲状腺から分泌されるのは主としてT_4で，T_3は末梢で脱ヨード反応によってT_4から変換されてできるものが多い．また，血中のT_4，T_3はその大部分が甲状腺ホルモン結合たんぱく（サイロキシン結合グロブリン（TBG）など）と結合した形で存在する．ホルモンとしての生理活性をもつのは，たんぱくと結合していないフリーT_4（FT_4），フリーT_3（FT_3）であるが，それぞれT_4，T_3の0.03％，0.3％を占める．

総T_4や総T_3の測定値はTBGの増減に影響されるが，FT_4，FT_3は影響を受けないため，FT_4，FT_3測定のほうがより優れた甲状腺検査である．

従来，甲状腺ホルモン検査としては総T_4，総T_3についても述べられているが，本書では以上の理由からFT_4，FT_3測定についてのみ述べる．

1) フリーT₄（FT₄）

　FT₄が高いとき甲状腺機能亢進状態と診断できる．このときTSHが低下していれば，甲状腺機能亢進の原因が甲状腺自体にあり，フィードバックによってTSHが低下したことを示している．一方，FT₄が低いときは甲状腺機能低下状態である．このときTSHが高値であれば，原発性甲状腺機能低下症である．TSHの増加はFT₄低下によるフィードバック作用の結果である．

［測定法］RIA，EIA，CLIA
［基準値］0.9〜1.7ng/dl
［異常値の示す意味］
　高値：
　①甲状腺におけるホルモンの産生・分泌がともに亢進した病態→バセドウ病
　②甲状腺濾胞の破壊によりホルモンが血中に漏出した状態→無痛性甲状腺炎，亜急性甲状腺炎
　③ホルモン産生甲状腺腺腫→プランマー病
　低値：
　①原発性甲状腺機能低下症（大部分が慢性甲状腺炎による．原発性甲状腺機能低下症ではTSHが高い）
　②下垂体性甲状腺機能低下症，視床下部性甲状腺機能低下症（この場合は，TSHは低下または正常範囲である）
　③クレチン症（先天性甲状腺機能低下症）

2) フリーT₃（FT₃）

［測定法］RIA，EIA，CLIA
［基準値］2.3〜4.3pg/ml
［異常値の示す意味］
　異常値の意味はFT₄とほぼ同様である．
　高値：
　①甲状腺におけるホルモンの産生・分泌がともに亢進した病態→バセドウ病
　②甲状腺濾胞の破壊によりホルモンが血中に漏出した状態→無痛性甲状腺炎，亜急性甲状腺炎
　低値：
　甲状腺機能低下症（原発性甲状腺機能低下症では，血中のFT₄は低下してTSHは上昇していても，FT₃が正常範囲に保たれている状態が多くみ

られる．これは，生体の防御反応として，できる限りT_3を低下させない仕組みが働いているためである）

低T_3症候群：種々の疾患で，末梢の5′脱ヨード酵素の活性低下によって血中FT_3，T_3の低下がみられる（低T_3症候群）．FT_3，T_3は低下していても甲状腺機能低下症ではないので，甲状腺ホルモン補充は必要ない．

3） 甲状腺刺激ホルモン（TSH）

TSHは下垂体前葉ホルモンの一つであり，分子量2万8000の糖たんぱくである．視床下部のTSH放出ホルモン（TRH）により分泌が刺激され，甲状腺ホルモンによって分泌が抑制される．TSHは甲状腺ホルモンの合成・分泌，甲状腺組織の増殖を促進する．

［測定法］RIA，EIA，CLIA
［基準値］0.3～4.0μU/ml
［異常値の示す意味］

高値：
①甲状腺ホルモンが低下した結果，フィードバックによってTSHが増加する場合→原発性甲状腺機能低下症（慢性甲状腺炎，甲状腺全摘術後，甲状腺アイソトープ治療後など）（大部分を占める）
②下垂体TSH産生腫瘍（まれ）

低値：
①甲状腺ホルモンが増加した結果，フィードバックによって，TSHが低下する場合→バセドウ病，無痛性甲状腺炎，亜急性甲状腺炎などの甲状腺機能亢進症（原因の大部分を占める）
②下垂体機能不全によるTSH低下（下垂体性甲状腺機能低下症）（まれ）

4） 抗TSHレセプター抗体（TRAb，TSAb）

バセドウ病の原因は，TSHレセプターに対する自己抗体が甲状腺を刺激して過剰にホルモンを産生するためである．TSHレセプター抗体にはTRAb（TSH receptor antibody）とTSAb（thyroid stimulating antiboby）がある．TRAbは甲状腺TSHレセプターと標識TSHの結合を阻害する活性で測定される．一方，TSAbは甲状腺細胞を刺激して細胞内cAMP濃度を上昇させる活性によって測定される．両者はバセドウ病で増加し，バセドウ病の診断に役立つ．

［測定法］TRAb：RRA（ラジオレセプターアッセイ），TSAb：バイオアッセイ＋RIA

TRAbについては，最近はアイソトープを使用しないnon-RRA法も普及している．

［基準値］TRAb；15％以下，TSAb；180％以下
［異常値の示す意味］
　高値：
　バセドウ病（原因の大部分を占める），特発性粘液水腫（まれ）．甲状腺機能亢進の原因の90％はバセドウ病であるが，それ以外に無痛性甲状腺炎，亜急性甲状腺炎がある．未治療バセドウ病のほとんど全例で，TRAb，TSAbの少なくとも一方は陽性である．TRAbが陽性であればバセドウ病であり，陰性では無痛性甲状腺炎・亜急性甲状腺炎の可能性が高い．

5） 抗サイログロブリン抗体（抗Tg抗体）

　バセドウ病，慢性甲状腺炎では，甲状腺に特異的なたんぱくであるサイログロブリンに対する自己抗体が認められる．従来は定性法の凝集法（サイロイドテスト）が行われていた．現在は定量法となって，感度も特異性も著しく向上した．甲状腺自己免疫疾患（特に慢性甲状腺炎）の診断に役立っている．
［測定法］RIA，ELISA（酵素免疫測定法）
［基準値］RIA；0.3 U/ml以下，ELISA；43.0 U/ml以下
［異常値の示す意味］
　高値：
　慢性甲状腺炎，バセドウ病
［注意事項］
　バセドウ病，慢性甲状腺炎の両者で増加するので，これらの鑑別には役立たない．慢性甲状腺炎はきわめて頻度の高い疾患であり，特に女性では多い．この事実を反映して，全体の10％以上が正常範囲を超える．

6） 抗甲状腺ペルオキシダーゼ抗体（抗TPO抗体）

　抗TPO抗体は，甲状腺の酵素の一つである甲状腺ペルオキシダーゼ（TPO）（甲状腺ホルモン合成酵素）に対する自己抗体である．バセドウ病や慢性甲状腺炎で多く認められる．従来は，甲状腺組織のなかの，マイクロゾーム分画という部分と反応する自己抗体を抗マイクロゾーム抗体とよんでいた（マイクロゾームテスト）．それが近年，マイクロゾーム抗体が認識する対応抗原が，甲状腺ペルオキシダーゼ（TPO）であることが明らかになった．
［測定法］RIA，ELISA
［基準値］RIA；0.2 U/ml以下，ELISA；5.9 U/ml以下
［異常値の示す意味］
　　高値：慢性甲状腺炎，バセドウ病

［注意事項］

　バセドウ病，慢性甲状腺炎の両者で陽性なので，これらの鑑別には役立たない．慢性甲状腺炎はきわめて頻度の高い疾患であり，特に女性に多い．この事実を反映して，全体の10％以上が正常範囲を越える．

7） サイログロブリン（Tg）

　甲状腺のコロイド内にあるサイログロブリンは，健常人でも少量が血中にも認められるが，甲状腺腫瘍や種々の甲状腺疾患で血中に漏出して血中濃度が上昇する．

［測定法］RIA

［基準値］5～30ng/ml

［異常値の示す意味］

　高値：甲状腺癌，甲状腺腺腫，バセドウ病，亜急性甲状腺炎，原発性甲状腺機能低下症（TSH高値の場合）．甲状腺癌の手術後に再発すると血中濃度は増加するので，再発の診断に役立つ．

［注意事項］

　種々の甲状腺疾患で高値を呈するので疾患特異性に乏しい．甲状腺腫瘍が癌であるか良性の腺腫であるかの鑑別には役立たない．

C 副甲状腺検査

1 副甲状腺ホルモン（PTH）

　甲状腺の背面に計4個存在する副甲状腺からは，カルシウム調節因子として重要なホルモンであるPTHが産生・分泌される．PTHはアミノ酸84個からなるペプチドホルモンで，骨からのカルシウム（Ca）遊離，腎からのCa再吸収促進などを介してCa濃度を上昇させる．また腎からのリン（P）再吸収を抑制して血清Pを低下させる．副甲状腺からのPTH分泌は血中Ca濃度の低下によって促進される．血中PTHの測定により，Ca，Pの代謝異常，特に高カルシウム血症，低カルシウム血症の診断・病態解析に役立つ．

［測定法］RIA

　現在，PTH分子（1-84）全体をとらえるとされるwhole PTHが最も信頼性が高い．続いてintact PTHがある．これらは，使用される抗体がPTH分子のどの部分に反応するかによって規定されている．

［基準値］intact PTH；10～65pg/ml，whole PTH；9～39pg/ml

［異常値の示す意味］

高値：
①原発性副甲状腺機能亢進症（副甲状腺の腫瘍によりPTHの生成・分泌が増加）
②続発性副甲状腺機能亢進症（慢性腎不全などによる低カルシウム血症に反応してPTHが増加）
③偽性副甲状腺機能低下症＊（腎尿細管PTH受容体の異常症のため，反応性にPTHが増加）

低値：
①特発性や術後の副甲状腺機能低下症
②悪性腫瘍などによる高カルシウム血症のため，反応性にPTHが低下する場合

> 偽性副甲状腺機能低下症：本症ではPTHを投与しても腎が反応しないため，尿中にリン酸やcAMPの排泄増加がみられない．エルスワース-ハワード試験は，これを利用して偽性副甲状腺機能低下症の診断に用いられる．

D 副腎検査

1 副腎皮質

副腎は皮質と髄質に分かれ皮質が80％を占める．副腎皮質は解剖学的には，図7-2に示したように3層に分かれ，それぞれのホルモンを分泌する．副腎皮質ホルモンはコレステロールを原料にして生成される．

1） コルチゾール

コルチゾールは副腎皮質の束状層から，下垂体のACTH刺激によって合成・分泌される，生体にとって最も重要なステロイドホルモンである．糖新生，抗炎症，たんぱく異化などの作用を有し，代謝されて17-OHCSとし

図7-2● 副腎皮質・副腎髄質とホルモン

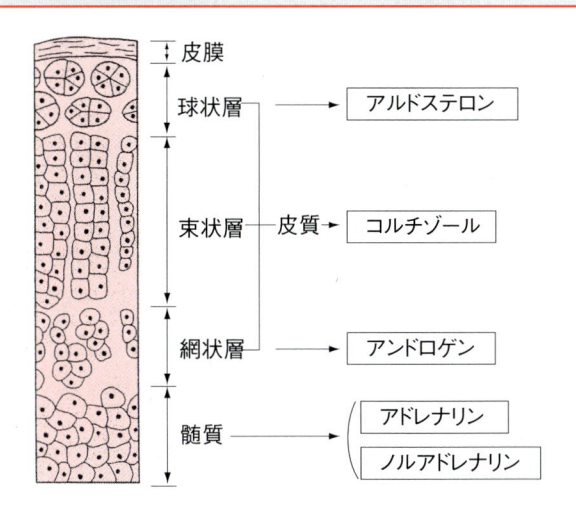

層	ホルモン
皮膜	
球状層	アルドステロン
束状層（皮質）	コルチゾール
網状層	アンドロゲン
髄質	アドレナリン／ノルアドレナリン

表7-4 ● クッシング症候群の鑑別診断

	コルチゾール	ACTH	CRH試験（ACTH測定）	デキサメサゾン抑制試験（2mg）	デキサメサゾン抑制試験（8mg）	メトピロンテスト(17-OHCS測定)	副腎シンチグラム
下垂体腺腫（クッシング病）	↑	↑	過剰反応	抑制（−）	抑制（＋）	過剰反応	（両側過形成）
副腎腫瘍（腺腫, 癌）	↑	↓	低反応	抑制（−）	抑制（−）	低反応	（片側のみ取り込み↑）
異所性ACTH産生腫瘍	↑	↑↑	低反応	抑制（−）	抑制（−）	低反応	（両側過形成）
正常	→	→	正常反応	抑制（＋）	抑制（＋）	正常反応	（正常）

て尿中に排泄される．

［測定法］RIA

［基準値］ 5〜25μg/ml（8:00〜9:00）

［異常値の示す意味］

　高値：

　　①副腎皮質に原因がある場合→副腎皮質腫瘍，副腎皮質過形成

　　②下垂体腺腫（ACTH産生腺腫）→クッシング病

　　③異所性ACTH産生腫瘍

　以上をまとめてクッシング症候群というが，病因鑑別のための診断法を表7-4に示す．

　低値：

　　①原発性副腎機能不全→アジソン病

　　②続発性副腎不全→下垂体機能不全

［検査値の変動要因・注意事項］

　朝方に高く，夜間に低い日内変動がある．ストレスによって増加する．

［採血条件］

　早朝空腹時30分安静臥床後に採血する．

　血清でも血漿でもよいが，ACTHの測定と同時に行われることが多いので血漿を用いることが多い．その場合は，EDTA入り採血管に採取される．

2） アルドステロン

　アルドステロンは副腎の球状層から分泌されるミネラルコルチコイド

である．レニン-アンギオテンシン系の刺激や，下垂体のACTH刺激，K$^+$により分泌が調節される．主な作用は，腎の遠位尿細管でのNa再吸収，K$^+$，H$^+$の排泄促進である．アルドステロンの過剰状態では代謝性アルカローシスを呈し，欠乏状態では代謝性アシドーシスになる．

［測定法］RIA
［基準値］30〜200pg/m*l*（随時採血）
［異常値の示す意味］
　高値：
　①副腎原発性の分泌増加→原発性アルドステロン症（腺腫），特発性アルドステロン症（過形成）
　この場合は，レニン活性が低下していることが特徴である．
　②続発性アルドステロン症→浮腫性疾患（ネフローゼ，肝硬変，うっ血性心不全），循環血液量の減少（出血），腎虚血性疾患（悪性高血圧，腎血管性高血圧）
　この場合は，レニン-アンギオテンシン系の賦活により，2次的にアルドステロンの分泌増加がみられる．
　低値：
　①原発性副腎機能不全→アジソン病
　②続発性副腎機能不全→下垂体機能不全
［検査値の変動要因・注意事項］
　①立位歩行で増加し，食塩摂取で低下する．②朝高く夜間に低い日内変動がある．③降圧利尿薬で増加，ACE阻害薬で低下する．
［採血条件］
　早朝空腹時安静臥床後に採血する．
　血清でも血漿でもよいが，一般には，レニン活性（血漿で測定）と同時に採血するので血漿で行われる．その場合は，EDTA入り試験管を使用する．

3） 副腎性男性ホルモン（デヒドロエピアンドロステロンサルフェート（DHEA-S），デヒドロエピアンドロステロン（DHEA），アンドロステンジオン）

　副腎皮質の網状層からは，下垂体のACTH刺激により3種の副腎性アンドロゲン（男性ホルモン）が分泌される．男性ではアンドロゲンのうち副腎由来が2/3を占め，精巣由来は1/3である（女性では大部分が副腎由来）．最も多量に分泌されるのはDHEA-Sである（25mg/日）．これらは代謝されて，17-KSとして尿中に排泄される．
［測定法］RIA

[基準値] DHEA-S 400～1500ng/ml, DHEA 1.2～7.5ng/ml，アンドロステンジオン　男性：0.43～1.74 ng/ml，女性：0.16～2.06 ng/ml

[異常値の示す意味]

高値：

①副腎原発性に増加する場合→副腎腫瘍（癌，腺腫），先天性副腎過形成

②ACTH増加による2次性副腎機能亢進→クッシング病

低値：

①原発性副腎機能低下症→アジソン病

②下垂体性副腎機能低下症

[検査値の変動要因・注意事項]

3種の副腎性アンドロゲンは年齢による変化が著しく，小児で低値，成人で高く，高齢でまた低くなる．

2 副腎髄質ホルモン

副腎髄質は，発生学的には交感神経の節後線維にあたる．そのため，交感神経の化学伝達物質（アドレナリン，ノルアドレナリン：カテコールアミンと総称される）が分泌される．血中濃度はストレスによる変動が大きい．1日分泌量を調べる場合は尿中排泄量が測定される．

1） 尿中カテコールアミン

交感神経末端からは主にノルアドレナリンが分泌されるが，副腎髄質から分泌されるカテコールアミンはアドレナリンが多い．カテコールアミンのうち，ノルアドレナリンは主としてα作用（末梢血管収縮作用，血圧上昇作用など）であり，アドレナリンは主としてβ作用（心拍数増加，心収縮力増加，血管拡張，気管支拡張作用など）を有する．

[測定法] HPLC（高速液体クロマトグラフィー）

[基準値] アドレナリン15μg/日以下，ノルアドレナリン120μg/日以下，ドパミン700μg/日以下

[異常値の示す意味]

高値：褐色細胞腫，交感神経芽細胞腫

[検査値の変動要因・注意事項]

種々のストレス（低血糖，体位，運動）で増加するため，ストレスを避ける．

[採尿条件]

6N塩酸30mlを加えた蓄尿ビンに24時間蓄尿採取する（酸性蓄尿を行わないとカテコールアミンが分解して偽低値を示す）．

2） 血中カテコールアミン

検査の目的は尿中カテコールアミンと同じである．1日の分泌量を知るには24時間蓄尿による尿中カテコールアミン測定のほうがよい．
［測定法］HPLC
［基準値］アドレナリン120pg/ml以下，ノルアドレナリン60〜500pg/ml，ドパミン30pg/ml以下
［異常値の示す意味］
　　尿中カテコールアミンに同じ．
［検査値の変動要因・注意事項］
　　尿中カテコールアミンと同じ．
［採血条件］
　　安静仰臥位30分後にEDTA入り採血管に採取した血漿を用いる．
　　採血時の痛みによるストレスを軽減する工夫が必要．

3） バニリルマンデル酸（VMA）

バニリルマンデル酸（VMA）は，カテコールアミンの尿中最終代謝産物で，カテコールアミン分泌異常（主として褐色細胞腫）のスクリーニングに役立つ．
［測定法］尿定性（濾紙法），HPLC
［基準値］尿定性；陰性，HPLC 1〜7 mg/日
［異常値の示す意味］
　高値：褐色細胞腫，神経芽細胞腫
［検査値の変動要因・注意事項］
　　尿中カテコールアミン測定と同様．
　　その他，種々の薬剤（カテコールアミン製剤，レセルピンなど）で高値になる．

E 性腺検査

1 男子性腺

1） テストステロン

テストステロンは，精巣のライディッヒ（Leydig）細胞から分泌される強力な男性ホルモンである．下垂体のLH刺激により分泌される．生理作用は男性の第2次性徴発現である．血中では，大部分が結合たんぱくと結

> フリーテストステロン：検査法は RIA で，基準値は男性 14.0～40.0 pg/ml となっている．

合しており，生理作用を有するフリーテストステロン*は 2～3％にすぎない．男子性腺の機能異常（男子の思春期早発や遅延，成人男性の不妊症，男性機能低下）の診断に役立つ．

［測定法］RIA
［基準値］成人男性：270～1070 ng/dl．女性：6～86 ng/dl
［異常値の示す意味］
　高値：
　①精巣ならびに副腎の男性ホルモン産生腫瘍
　②先天性副腎過形成
　低値：
　①原発性性腺機能不全→クラインフェルター症候群（この場合は，LH，FSH が増加する）
　②下垂体性性腺機能不全（この場合は LH が低下する）

［検査値の変動要因・注意事項］
　小児期では低く，思春期から成人で高くなり，60 歳以降は徐々に低下する．

2 女子性腺

女性では卵巣からエストロゲン，プロゲステロンなどの女性ホルモンが産生される．これらは下垂体からの性腺刺激ホルモン（LH, FSH）により，妊娠中は胎盤からの絨毛性性腺刺激ホルモン（hCG）の刺激によって分泌される．エストロゲンは女性の第 2 次性徴発現をつかさどる．エストロゲンのなかでエストラジオール（E_2）が生理的に最も重要である．プロゲステロンは卵巣機能，胎盤機能を表し，妊娠の持続作用，高体温作用を有する．

1）エストラジオール（E_2）

エストラジオール（E_2）は最も強力な女性ホルモンである．卵巣機能異常，すなわち月経異常や不妊症の診断に役立つ．また，排卵誘発療法の際の卵胞発育のモニタリングに使用される．

［測定法］RIA，CLIA
［基準値］男性：15～60 pg/ml．女性：月経周期・妊娠により変動（卵胞期 25～100 pg/ml，排卵期 150～450 pg/ml，黄体期 70～220 pg/ml，妊娠前期 2200～7400 pg/ml，妊娠中期 9000～1 万 9000 pg/ml，妊娠後期 1 万 6000～3 万 3000 pg/ml，閉経後 35 pg/ml 以下）．

［異常値の示す意味］
　高値：

①エストロゲン産生卵巣腫瘍
　②卵巣過剰刺激症候群
　③先天性副腎皮質過形成
　④多胎妊娠
　⑤男性では肝疾患

低値：
　①原発性性腺機能不全（ターナー症候群など．LH，FSHは高値）
　②下垂体性性腺機能不全（LH，FSHは低下）→シーハン症候群，シモンズ症候群
　③閉経後

[検査値の変動要因・注意事項]
　年齢による変動（小児期に低い，思春期から成人で高値，閉経期以後低下）．月経周期で変動．妊娠で著増．

2） プロゲステロン

　プロゲステロンは，女性の卵巣機能，胎盤機能の指標として重要である．女性の非妊娠時には，下垂体のLHサージに続いて排卵が起こった後，月経黄体から分泌される．妊娠時は，週数が進むにつれて胎盤から分泌されるようになる．したがって，女性の黄体機能の異常，胎盤機能の異常の診断に役立つ．

[測定法] RIA，CLIA
[基準値] 男性：0.4ng/ml以下．女性：月経周期・妊娠によって変動（卵胞期0.1～1.5ng/ml，黄体期2.0～28ng/ml，閉経後0.2ng/ml以下，妊娠前期9.0～47ng/ml，妊娠中期17～146ng/ml，後期55～255ng/ml）．

[異常値の示す意味]
　卵胞期には1ng/ml以下であるが，排卵7日目には10ng/ml以上のピークに達する．それ以下では黄体機能不全が疑われる．特に2ng/ml以下では無排卵が疑われる．妊娠中は徐々に増量し，100～200ng/mlに達する．低値の場合は子宮内胎児発育不全など異常妊娠の可能性がある．

　妊娠以外の異常高値，異常低値には以下のものがある．
高値：先天性副腎過形成，男性化副腎腫瘍
低値：黄体機能不全，胎盤機能不全，副腎機能不全

[検査値の変動要因・注意事項]
　性周期・妊娠週数により大きく変動する．男性では副腎，精巣から分泌される．

F 膵臓ホルモン検査

1） インスリン（IRI）

　インスリンは膵のβ細胞から分泌されるアミノ酸51個，分子量6000のペプチドホルモンで，ブドウ糖などの刺激で分泌が促進される．インスリンは血糖を低下させる重要な膵ホルモンである．相対的欠乏により耐糖能異常をきたし，糖尿病を引き起こす．
［測定法］RIA，EIA，CLIA
［基準値］5〜11μU/l
［異常値の示す意味］
　高値：肥満型糖尿病，インスリノーマ，インスリン自己免疫症候群，インスリン抗体（外因性インスリン注射による），インスリン受容体異常，インスリン抵抗性因子（クッシング症候群，成長ホルモン過剰），肝硬変，腎不全
　低値：1型糖尿病，重症型糖尿病，膵摘術後，飢餓状態
　糖尿病の診断は75gブドウ糖負荷試験によって決定される．その際インスリン分泌反応を調べることにより1型糖尿病か2型糖尿病かの区別もある程度可能である．
［検査値の変動要因・注意事項］
　食事によって上昇する．インスリン注射を受けている患者では，内因性のインスリン分泌は正確に測定できない．
　また，注射によるインスリン抗体が存在する場合はインスリンが高く測定される．

2） 血中C-ペプチド（血中CPR），尿中C-ペプチド（尿中CPR）

　膵のβ細胞からインスリンの前駆体であるプロインスリンが分泌されるが，血中に分泌される直前に，インスリンとC-ペプチド1分子ずつに分解される．すなわち，CPRとIRIとは等モルで血中に分泌されるため，C-ペプチドの測定によって，インスリン分泌能を推測することができる．
　特に，IRIが内因性インスリン分泌を正しく反映しない病態（インスリン抗体，外因性のインスリンを投与されている場合）には有用である．また，尿中CPR排泄量は1日のCPR分泌量を反映するので，血中CPRの代わりに測定されることもある．
［測定法］RIA，EIA，CLIA
［基準値］血液；0.5〜2.0ng/ml，尿；50〜100μg/日

［異常値の示す意味］
　高値：インスリノーマ，インスリン自己免疫症候群，肥満症，甲状腺機能亢進症，腎不全
　低値：糖尿病，膵疾患
　CPRが低値の場合，インスリン依存性糖尿病（IDDM）の可能性があるが，特に24時間尿中CPRが30μg/日以下の場合はその疑いが強い．
［検査値の変動要因・注意事項］
　食事の影響を受ける．尿中CPR測定では24時間の蓄尿を用いるが，4℃で蓄尿し，0.05～0.1％のアジ化ナトリウム（NaN_3）で活性低下を防止する．

G その他の重要なホルモン検査

1) ソマトメジンC（IGF-I）

　ソマトメジンC（IGF-I）はGHの作用によって主として肝臓でつくられる成長因子である．軟骨細胞の増殖を促進する．IGF-Iは血中レベルが一定しているので，GH分泌状態を知るための最もよい指標である．
［測定法］RIA
［基準値］小児期；20～400ng/ml，思春期；160～1400ng/ml，成人；100～400ng/ml
［異常値の示す意味］
　高値：先端巨大症，巨人症
　低値：成長ホルモン分泌不全症，下垂体機能低下症，肝疾患，低栄養状態
［検査値の変動要因・注意事項］
　年齢による変動が著しい．生下時は低いが徐々に増加し，10歳を超える頃から成長期にかけて最大で成人の値より高い．男女差はない．

2) 血漿レニン活性（PRA），血漿レニン濃度

　レニンは，腎糸球体に近い傍糸球体細胞から分泌されるアンギオテンシノーゲン分解酵素で，アンギオテンシンIを産生する．レニン分泌は腎血流量低下，血圧低下によって促進される．
　血漿レニン活性（PRA）は，単位時間当たりにアンギオテンシノーゲンをアンギオテンシンIに変換するレニンの酵素活性を指標とする．一方，レニン濃度は免疫学的方法（RIA）により，直接レニン濃度を測定する．
［測定法］RIA
［基準値］血漿レニン活性（PRA）0.5～2.0ng/ml/時（早朝安静空腹臥床時），血漿レニン濃度10～80pg/ml

［異常値の示す意味］

ほとんどの場合，レニン活性とレニン濃度は並行する．

高値：

①循環血液量の減少，Naの低下，各種浮腫性疾患→腎血管性高血圧，出血，脱水（循環血漿量の減少），肝硬変，浮腫

②レニン産生腫瘍（まれ）

低値：

循環血液量の増加，Naの増加→原発性アルドステロン症

［検査値の変動要因・注意事項］

食塩摂取増加でレニンは低下し，食塩摂取不足でレニンは増加する．

立位負荷・利尿薬投与でレニンは増加する．測定には，EDTA入り採血管に採取した血漿を用いる．

3） 心房性ナトリウム利尿ペプチド（ANP），脳性ナトリウム利尿ペプチド（BNP）

ANPは心房から分泌されるNa利尿ホルモンで，心房圧の上昇，体液量の増加によって分泌が促進される．したがって，浮腫，心不全などの診断・病態把握に役立ち，うっ血性心不全の重症度の診断に役立つ．BNPは心室から分泌されるが，ANPと同様，うっ血性心不全の指標として有用である．

［測定法］RIA

［基準値］ANP 43.0 pg/ml以下，BNP 18.4 pg/ml以下

［異常値の示す意味］

高値：心不全，浮腫，本態性高血圧症，腎不全

低値：脱水症，食塩欠乏

心不全，腎不全，高血圧などによる体液量のアンバランスが，治療により改善するとANP，BNPは正常に向かうので，治療効果の指標となる．

［検査値の変動要因・注意事項］

食塩摂取で増加し，体位の影響がある（立位から臥位への変換で増加し，下肢挙上でも増加）．また，体液量に影響する薬物の影響を受ける．

［採血］

早朝空腹絶飲時．30分以上の安静臥床．食塩摂取量をできるだけ一定に保つ．EDTAおよびアプロチニン入りの試験管に採取した血漿を用いる．冷却遠心後に凍結保存．

第8章
微生物検査（感染症検査）

1 検体採取

　感染症の原因微生物を検出するためには，原因微生物を含む検体を採取し，検査に供する必要がある．感染症の急性期には原因微生物が検出されるが，回復期や抗菌薬投与後は原因微生物が急速に消失するため検出できない場合が多い．このため原因微生物を検出するためには，①感染症が急性期にある，②抗菌薬が投与されていない，③感染病巣を反映する検体である，の3つの条件を備えた検体が検査に供される必要がある．

A 各種検体採取法

1 咽頭擦過物

　咽頭炎の検査には咽頭擦過物が用いられる．扁桃や咽頭の発赤部や膿性部を滅菌綿棒で強く擦過して擦過物を採取する．軽く拭ったのでは唾液しか採取されないため，病原微生物が検出できない場合がある．なおインフルエンザウイルスの検出には鼻腔の擦過物を検査に用いる．インフルエンザウイルスは発症から2～4日目に高率に検出される．

2 喀　痰

　喀痰は肺炎や気管支炎の検査に用いられる．喀痰は睡眠中に気道内に停留しているため起床時に採取しやすい．喀痰採取で重要な点は唾液と痰との鑑別である．唾液中には多量の口腔内常在菌と扁平上皮細胞が含まれ，これが痰を汚染する原因となる．細菌性肺炎では病巣部から得られた痰には原因菌とともに多数の好中球が検出される．このような痰は膿性で黄色の色調を呈することが多いが，唾液は無色透明な色調を示す．唾液を検査に供することは誤診につながるため避けるべきである．

3 尿

　尿の採取法には，経尿道的採尿法として中間尿法とカテーテル採尿法があり，経皮的採尿法として膀胱穿刺法がある．本来尿は無菌であるが，尿道には常在菌が存在するため経尿道的採尿法では常在菌が汚染菌として少量混入する．このため尿の培養検査では定量培養が必要となる．

　中間尿法は，外陰部の常在菌の汚染を軽減するため尿道口付近を消毒液または石けん水で洗浄し，最初に出てくる尿を捨て，その後に出てくる尿

を採取する方法である．患者への侵襲は少ないが外陰部の汚染菌の混入を生じやすい．カテーテル採尿法は尿道にカテーテルを挿入して尿を採取する方法であり，中間尿法より外陰部の常在菌の汚染は少ないが，患者に苦痛を与えるため，正確な定量培養が必要な場合や自力で排尿できない患者に用いられる．膀胱穿刺法は最も無菌的に採尿できる方法であるが，患者への侵襲が強いため排尿が困難な患者などに対してのみ用いられる．

起床時が最も尿中菌量が多いため，採尿するには早朝が望ましい．膀胱カテーテル留置中の患者から採尿する場合は，患者に最も近い部位を選び，カテーテル表面をアルコールで消毒した後，注射針で穿刺して採尿する．尿は主に塗抹検査や培養検査に用いられるが，最近は肺炎の診断を目的として肺炎球菌やレジオネラの尿中可溶抗原の検出にも用いられる．

4 便

下痢症の検査では検体として便が用いられる．下痢は病原菌や毒素に対する生体の防御作用の一つであり，下痢の改善とともに急速に病原体は便中から消失する．特に腸炎ビブリオは消失が早く，発症から5日後には便から検出されなくなる．このため下痢症の病原体を検出するためには初診時の採便を心がける必要がある．

下痢症には，ロタウイルスやノロウイルスなどのウイルス性下痢症，赤痢アメーバやクリプトスポリジウムなどの原虫性下痢症，*Clostridium difficile*のトキシンA・Bや腸管出血性大腸菌のベロ毒素などの毒素性下痢症などがあり，下痢症の検査では多種の病原体や毒素に対する検査が必要となる．

5 血 液

菌血症，敗血症，感染性心内膜炎の検査では血液が検体となる．血液は本来無菌であるが，各種感染症の進展により血中に細菌や真菌が侵入する状態が生じる．このときに悪寒とともに急激な発熱がみられる．血中に侵入した細菌や真菌は補体や好中球によって速やかに処理され，患者は解熱する．このため血液培養では発熱時に採血する必要がある．

採血は静脈でも動脈でもよいが，病原菌が動脈系に放出される可能性が高い心内膜炎では動脈血採血が望ましい．採血にあたっては採血部の皮膚をポビドンヨードとエタノールを用いて入念に消毒する．採血した血液は嫌気性菌用と好気性菌用の2本の培養びんに入れ，直ちに培養を開始する．なお血液培養は検出率が低いため3回以上検査を繰り返す必要がある．血液はエンドトキシンやβ-D-グルカンの定量検査にも用いられる．

6 髄　　液

　髄液は髄膜炎や脳炎の検査に用いる．穿刺部位を入念に消毒した後，腰椎の椎間に穿刺針を挿入して髄液を採取する．髄液は滅菌した遠沈管に採り，採取後は直ちに検査室に届ける．低温に弱い髄膜炎菌が検出される可能性があるため，髄液は長時間室温に放置してはならない．なお髄膜炎が疑われる場合は必ず血液培養を同時に行う．

7 関 節 液

　関節液は本来無菌であり関節液から細菌が検出されれば関節炎などの原因菌と考えられる．穿刺部位をポビドンヨードとアルコールで消毒し，穿刺針を関節内に挿入して関節液を採取する．痛風による関節炎では関節液に尿酸結晶が認められる．

8 体 腔 液

　腹水や胸水は元来健康人には存在しないが，炎症，心不全，腎不全，低たんぱく血症などが原因となって出現してくる．胸膜炎や腹膜炎が疑われる場合は胸水や腹水は重要な検体になる．穿刺部位を消毒し，注射針穿刺して胸水や腹水を採取する．超音波検査を併用することによって正確に検体を採取することができる．胸水は結核菌に対する検査も同時に行う必要がある．

9 胆　　汁

　胆汁は胆道感染症の検査に用いられる．穿刺針を用いて経皮経肝的に採取する方法，経口的に十二指腸までチューブを挿入して採取する方法がある．

10 膿

　膿瘍は，まだ表面の皮膚が破れていない閉鎖性膿瘍と，皮膚が破れて空気に触れた開放性膿瘍に大別される．閉鎖性膿瘍では採取部位を消毒した後，注射器などを用いて膿瘍を穿刺し，膿瘍の周辺部から膿を採取する．膿瘍の中央部は生菌が少なく検査に適さない．開放性膿瘍でも膿瘍の周辺部から膿を採取する．膿瘍の原因菌には嫌気性菌が多いため嫌気性菌検査が必要となる．閉鎖性膿瘍では嫌気性菌が検出できる可能性が高いため，採取した膿は専用の容器に入れて密閉し，可能な限り迅速に検査室に届ける．

B 検体の保存法

採取した検体は直ちに検査室に移送し，迅速に処理する必要がある．室温に長時間放置されると肺炎球菌，インフルエンザ菌，嫌気性菌などが死滅し，緑膿菌，セラチア，クレブシエラなどが過剰に増殖してくる．また抗菌薬投与例では検体中の抗菌薬によって感受性菌が死滅し，耐性菌が過剰に増殖してくる．このように微生物検査に用いる検体は本質的に保存に適さない．

しかし微生物検査を検査センターに外注するなど，やむを得ず検体を保存する場合は以下の点に留意する必要がある．

① 原則として検体は採取後直ちに4℃保存する．室温に長時間放置してはならない．
② 髄膜炎菌と淋菌は低温で死滅しやすいため，これらの菌種が疑われる検体は保存できない．
③ 血液や髄液の培養は検体採取後，直ちに孵卵器に入れて培養を開始する．
④ 嫌気性菌の存在が疑われる検体は，空気を遮断した専用の容器に入れて密封し，できるだけ早く検査室に届ける．特に嫌気性球菌は死滅しやすいため検体採取後20分以内に検査を開始する必要がある．

2 微生物検査の種類と適応

A 塗抹検査

塗抹検査は検体をスライドガラスに塗布し，メタノールなどで固定した後，適当な染色を施し，これを検鏡して微生物の形態および染色性，細胞所見，結晶，異物などを観察する検査法である．また，培養検査で発育した細菌や真菌の集落について形態や染色性を観察する検査としても使用される．

臨床検査で用いられる染色法として，グラム染色，抗酸菌染色，芽胞染色，メチレンブルー単染色，鞭毛染色，グロコット染色，ヨードカリ染色などがある．染色法で特に重要なのはグラム染色である．グラム染色は1884年にデンマークの内科医Hans Cristian Joachim Gramによって考案された細菌の染色法である．原法は前染色にゲンチアナ紫を用い，その後ヨード液を作用させ，これをエタノールで脱色し，その後サフラニンを用いて

表 8-1 ● 主要菌種に対する染色法と分離培地および培養条件

菌種	染色法	分離培地	培養法	培養温度	培養時間
肺炎球菌, レンサ球菌, ブドウ球菌	グラム染色	ヒツジ血液寒天培地	好気培養		1〜2日
インフルエンザ菌		チョコレート寒天培地			
腸内細菌科, 非発酵菌		マッコンキー寒天培地, ドリガルスキー改良培地			
サルモネラ, 赤痢菌		SS 寒天培地			
エルシニア		CIN 培地			2日
コレラ菌, 腸炎ビブリオ	グラム染色, 鞭毛染色	TCBS 寒天培地			1日
カンピロバクター		スキロー培地	微好気培養	35〜37℃	2日
百日咳菌	グラム染色	ボルデー‐ジャング培地	好気培養		3〜7日
レジオネラ菌	ヒメネス染色	B-CYE α培地			
バクテロイデス属菌	グラム染色, 芽胞染色	バクテロイデス培地	嫌気培養		2〜5日
破傷風菌, ボツリヌス菌		ブルセラ HK, GAM 寒天培地			
クロストリジウム・デフィシル		CCMA 培地, CCFA 培地			
ジフテリア菌	ナイセル染色	レフレル培地	好気培養	35〜37℃	2〜3日
結核菌, 非定型抗酸菌	抗酸染色, 蛍光染色	小川培地, ミドルブロック7H9液体培地			1〜8週
低温発育性抗酸菌				28℃	2〜8週
真菌	グラム染色	サブロー寒天培地	好気培養	30℃	2〜14日

後染色する二重染色法である．グラム陽性菌と陰性菌では細菌壁の構造に違いがあり，グラム陽性菌ではゲンチアナ紫とヨードの結合物がアルコールに脱色させずに細胞壁に残るため，青〜紫色に染色される．これに対してグラム陰性菌はアルコールに脱色され，後染色のサフラニンによって菌体は赤色に染まる．ゲンチアナ紫は染色液の結晶が析出しやすいため，現在は前染色にクリスタル紫を用いるハッカー（Huker）の変法やB&M（Bartholomew & Mittwer）法が広く用いられている．なおカンピロバクターなど赤色に染まりにくい菌種に対しては後染色に石炭酸フクシン（パイフェル液）を用いる．

主要な細菌のグラム染色性を表8-1に示した．

B 培養（分離・同定）検査

微生物の発育に必要な栄養素を含む培地に検体を塗布し，適当な培養条件を与えて一定時間培養し，発育した集落から感染症の原因菌を推定する検査法である．

培養検査に用いる培地にはできるだけ多くの細菌を発育させる非選択培地と，特定の細菌のみを発育させる選択培地があり，検査ではこれらの

表8-2 ● 検出菌の起炎性の判断

検出菌の起炎性の判断	検体	備考
起炎菌の可能性が高い	血液, 髄液, 関節液, 膿(閉鎖性)	検体採取時に皮膚常在菌が混入する可能性がある
菌種と菌量から起炎性を推定	尿($\geq 10^5$/ml), 喀痰, 胆汁	1) 好中球を多く含む検体であること 2) 検体の室温放置による汚染菌増殖の可能性がある
菌種から起炎性を判定	咽頭粘液, 膿(開放性)	好中球を多く含む検体であること
特定菌の検出が必要	便	分離培養に選択培地を使用

培地を組み合わせて使用する．培養条件は，通常の大気中で行う好気培養，酸素を除き窒素と水素と炭酸ガスの混合ガスで行う嫌気培養，炭酸ガス濃度を3〜7%に高めた炭酸ガス培養，酸素濃度を3%程度に下げた微好気培養などがある．培養温度は通常は35〜37℃で行うが，真菌培養は30℃で，*Mycobacterium marinum*の検出は28℃で培養を行う．培養時間は通常の速育性菌は18〜48時間の培養で集落が発育するが，嫌気性菌では24〜72時間，真菌では1〜14日，抗酸菌では7〜28日を要する．分離培地に発育した集落について菌種の同定などの検査を行う．

培養検査は生きた微生物が得られるため，菌種の同定，血清型別，毒素産生能，薬剤感受性などの性状検査に応用できる利点がある．同定検査と薬剤感受性検査には自動機器が広く導入されている．培養検査は検体の保存や抗菌薬の影響を受けやすく，室温に長時間放置された検体や抗菌薬投与後の検体は検査に不適である．また，喀痰や便など常在菌を多量に含む検体は分離菌の病原性の解釈に注意が必要である．

表8-2に培養検査の分離菌の解釈について整理した．

C 薬剤感受性検査

感染症の原因菌と推定される集落については，治療薬を選択するために薬剤感受性検査を行う．薬剤感受性検査には抗菌薬の発育阻止濃度（minimum inhibitory concentration；MIC）を直接測定する希釈法と，直径6 mmの円形濾紙に抗菌薬を一定量含有させたディスクを用い，培地に塗布した被検菌がディスク周囲に形成する阻止円直径からMICの近似値を求めるディスク拡散法がある．希釈法はMIC値で報告されるが，ディスク法はあらかじめ定められた感受性の判定基準により，感性（sensitive；S），

中間（intermediate；I），耐性（resistant；R）の3つのカテゴリーで報告される．最近は新しい抗菌薬耐性菌が次々と登場しており，耐性菌の性状も急速に多様化している．これを受けて薬剤感受性検査も複雑化している．

D 免疫学的検査

特異抗体を用いて検体中の微生物を検出する方法（抗原検出法）および既知の微生物を抗原として患者の血中抗体を検出する方法（抗体検出法）がある．これらについては第6章の「免疫血清検査，輸血検査」参照．

E 遺伝子検査

臨床検査に応用されはじめた新しい検査法である．その原理は核酸プローブ法と核酸増幅法からなる．

1 核酸プローブ法

1） DNAプローブ法

DNAはアデニン（A），グアニン（G），シトシン（C），チミン（T）の4種の塩基からなるが，常にA-T，C-Gの対をなす．細菌やウイルスの遺伝子から種特異性の高い部分や毒素産生遺伝子，抗菌薬耐性遺伝子などを取り出し，DNA断片とする．これに標識酵素を付けたものがDNAプローブである．

DNAは二本鎖のラセン構造をもつが，加熱により2本のDNAが一本鎖に乖離する．再び温度を下げると二本鎖の構造に復帰する．この温度を下げるときにDNAプローブを加えると，検査に用いた微生物の染色体にこれと相補的な構造があれば，DNAプローブは遺伝子に組み込まれる．この反応を利用して目的とする遺伝子を検出する．この反応をDNA-DNAハイブリダイゼーションという．染色体DNAの代わりに大量に存在するリボソームRNAを検出することも可能であり，これをDNA-RNAハイブリダイゼーションという．

2 核酸増幅法

1） DNA増幅法

二本鎖DNAは加温により一本鎖DNAに乖離するが，ここで一本鎖DNAにプライマーを結合させ，4種の塩基とDNAポリメラーゼを加えて反応

させると，プライマーの伸張反応により遺伝子のDNAと相補的にDNAが合成される．この処理を1回行うたびに目的のDNAは2倍に増幅され，この処理をn回繰り返すことでDNAは2^n倍に増幅される．この反応をpolymerase chain reaction（PCR）という．このサイクルを30回程度繰り返してDNAを増幅し，検査に用いる．

2） RNA 増幅法

最初にリボゾームRNA（rRNA）と結合するプライマーおよび逆転写酵素によってrRNAと相補的な構造をもつDNAを合成し，これをRNA分解酵素によりRNA鎖を分解し，一本鎖DNAとする．逆転写酵素はDNAポリメラーゼの作用ももつため，この作用によって一本鎖DNAは二本鎖DNAに合成される．さらにRNAポリメラーゼの作用によりこの二本鎖DNAからRNAが増幅される．これらの酵素の作用によりこの反応が連続して繰り返されrRNAが増幅される．

3） 遺伝子型別法

細菌などの遺伝子を制限酵素で切断し，電気泳動パターンから細菌を遺伝子的に型別する手法が病院感染菌などの疫学的調査に利用されている．

遺伝子検査は，感染症病原体の遺伝子，癌遺伝子，代謝疾患遺伝子などの検査に広く応用されはじめており，今後も検査領域が拡大される可能性が高い．検査法の改良によって検査時間も徐々に短縮されており，1～6時間程度で検査結果が得られるため迅速検査法として利用できる．

現在は，感染症領域では，結核菌，B型肝炎ウイルス，C型肝炎ウイルスなどの検査に利用されているが，将来は，細菌，ウイルス，マイコプラズマ，クラミジアなどの検出，毒素産生遺伝子，薬剤耐性遺伝子などの検査にも応用される可能性が高い．

③ 病原微生物の種類とその概要

感染症の病原体は，**一般細菌，嫌気性菌，抗酸菌，マイコプラズマ，リケッチア，クラミジア，ウイルス，真菌，原虫**など多種多様である．表8-3に主な感染症とその病原体を示した．

A 一般細菌

細菌はグラム染色性と形態から，**グラム陰性杆菌，グラム陰性球菌，グ**

表8-3 ● 主な感染症と原因微生物

臓器	感染症名	主な原因微生物
呼吸器	咽頭炎	化膿レンサ球菌，ジフテリア菌，アデノウイルス，EBウイルス
	中耳炎	肺炎球菌，インフルエンザ菌，化膿レンサ球菌，黄色ブドウ球菌
	気管支炎，肺炎	肺炎球菌，インフルエンザ菌，肺炎マイコプラズマ，黄色ブドウ球菌，百日咳菌，結核菌，レジオネラ，オウム病クラミドフィラ，肺炎クラミドフィラ
	肺膿瘍	嫌気性球菌，フソバクテリウム，α溶血性レンサ球菌
中枢神経系	髄膜炎	新生児：大腸菌，クレブシエラ，B群レンサ球菌，リステリア菌 小児：インフルエンザ菌，肺炎球菌，髄膜炎菌 成人：肺炎球菌（結核菌，クリプトコックス・ネオフォルマンス）
	脳炎	単純ヘルペスウイルス，日本脳炎ウイルス，ヒト免疫不全ウイルス（HIV）
尿路	膀胱炎	大腸菌，表皮ブドウ球菌，プロテウス・ミラビリス
	腎盂腎炎	急性：大腸菌，クレブシエラ 慢性：緑膿菌，腸球菌，カンジダ，セラチア
	尿道炎	淋菌，クラミジア・トラコマチス，ウレアプラズマ
肝・胆道	胆囊炎，胆管炎，肝膿瘍	大腸菌，クレブシエラ，腸球菌，バクテロイデス，ウエルシュ菌
腹腔内	腹膜炎	大腸菌，クレブシエラ，バクテロイデス，ウエルシュ菌
消化管	感染性	カンピロバクター，サルモネラ，腸炎ビブリオ，赤痢菌，エルシニア菌，腸管粘膜侵入性大腸菌
	毒素性	ボツリヌス菌，黄色ブドウ球菌，ウエルシュ菌，コレラ菌，毒素原性大腸菌，腸管出血性大腸菌，クロストリジウム・ディフィシル
皮膚・軟部組織	蜂巣炎，癤	黄色ブドウ球菌，化膿レンサ球菌
	破傷風	破傷風菌
心・血管	心内膜炎	α溶血性レンサ球菌，表皮ブドウ球菌，黄色ブドウ球菌，カンジダ
網内系	チフス	チフス菌，パラチフスA菌
呼吸器	在郷軍人病	レジオネラ
	結核	結核菌
スピロヘータによる疾患	梅毒	梅毒トレポネーマ
	ワイル病	レプトスピラ
	ライム病	ボレリア
リケッチアによる疾患	つつが虫病	オリエンチア・ツツガムシ
	日本紅斑熱	日本紅斑熱リケッチア
クラミジアによる疾患	オウム病	オウム病クラミドフィラ
	尿道炎	クラミジア・トラコマチス
	肺炎	肺炎クラミドフィラ
ウイルスによる疾患	かぜ症候群	インフルエンザウイルスA・B，パラインフルエンザウイルス，アデノウイルス，ライノウイルス，コロナウイルス
	肺炎	RSウイルス
	麻疹	麻疹ウイルス
	風疹	風疹ウイルス
	流行性耳下腺炎	ムンプスウイルス
	伝染性紅斑	パルボウイルスB19
	突発性発疹	ヘルペスウイルス6型

表8-3 ●（つづき）

臓器	感染症名	主な原因微生物
ウイルスによる疾患	水痘, 帯状疱疹	水痘-帯状疱疹ウイルス
	小児麻痺	ポリオウイルス
	尋常性疣贅	パピローマウイルス
	伝染性単核症	EB(Epstein-Barr)ウイルス
	日本脳炎	日本脳炎ウイルス（フラビウイルス）
	AIDS	ヒト免疫不全ウイルス（HIV）
	ATL	ヒトT細胞白血病ウイルス（HTLV-Ⅰ）
	A型肝炎	A型肝炎ウイルス（エンテロウイルス72）
	B型肝炎	B型肝炎ウイルス
	C型肝炎	C型肝炎ウイルス
	乳児嘔吐下痢症	ロタウイルス
	食中毒	ノロウイルス

ラム陽性球菌，グラム陽性杆菌に大別される．主な細菌の区分を表8-4に示した．

表8-4 ●グラム染色性と形態による細菌の分類

染色性	形態	特徴	科・属	主な菌種
陽性	球菌	房状	ブドウ球菌属	黄色ブドウ球菌，表皮ブドウ球菌
		双球菌	レンサ球菌属	肺炎球菌
		レンサ状	レンサ球菌属	化膿レンサ球菌，B群溶血性レンサ球菌
			腸球菌属	*Enterococcus faecalis, Enterococcus faecium*
	杆菌	有芽胞	クロストリジウム属	破傷風菌，ボツリヌス菌，ガス壊疽菌群，ディフィシル菌
			バシラス属	セレウス菌，炭疽菌
		無芽胞	コリネバクテリウム属	ジフテリア菌
		小杆菌	リステリア属	リステリア菌
陰性	球菌	双球菌	ナイセリア属	髄膜炎菌，淋菌
			ブランハメラ属	ブランハメラ・カタラーリス
	杆菌	単杆菌	腸内細菌科	大腸菌，クレブシエラ，セラチア，エンテロバクター，サルモネラ，チフス菌，パラチフスA菌，赤痢菌，エルシニア，プロテウス，シトロバクター
			ブドウ糖非発酵菌	緑膿菌，セパシア菌，アシネトバクター
		カンマ状	ビブリオ科	コレラ菌，腸炎ビブリオ
		ラセン菌	カンピロバクター属	*Campylobacter jejuni, Campylobacter coli*
			ヘリコバクター属	*Helicobacter pylori*
		小杆菌	ヘモフィルス属	インフルエンザ菌，パラインフルエンザ菌
			ボルデテラ属	百日咳菌
			フランシセラ属	野兎病菌

1 グラム陰性杆菌

1） 腸内細菌科

通性嫌気性グラム陰性杆菌で，ブドウ糖を発酵的に利用でき，オキシダーゼ反応が陰性の細菌群を腸内細菌科と称する．人や動物の腸管内に棲息する菌種と，河川や井戸水などの環境に棲息する菌種がある．腸内細菌科には，大腸菌，赤痢菌，サルモネラなど，臨床的に重要な菌種が多く含まれる．

（1） エシェリヒア属

Escherichia coli（大腸菌）．

棲息場所：ヒトや動物の腸管内に棲息する．

病原性：以下の感染症の原因となる．

①尿路感染症（膀胱炎，腎盂腎炎，尿道炎など）

②腸管感染症（表8-5）

③肝・胆道系感染症（胆嚢炎，胆管炎，肝膿瘍など）

④髄膜炎（新生児）

⑤肺炎（主に入院患者）

⑥腹腔内感染症（腹膜炎，腹腔内膿瘍など）

⑦皮膚・軟部組織感染症（術後創感染，褥瘡感染など）

⑧敗血症（尿路感染症，肝・胆道系感染症から発展することが多い）

大腸菌はO抗原（細胞壁リポ多糖抗原）とH抗原（鞭毛抗原）に型別され，O157：H7などと表示される．

感受性：大腸菌は各種抗菌薬に良好な感受性を示すが，最近，キノロン薬やペニシリン薬の耐性菌が増加している．

（2） クレブシエラ属

Klebsiella pneumoniae（肺炎杆菌），*Klebsiella oxytoca*．

棲息場所：ヒトや動物の腸管内および自然環境中に棲息する．

表8-5 ● 下痢原性大腸菌

大腸菌の種類	病原因子	症状
毒素原性大腸菌（ETEC）	コレラ毒素に類似した易熱性毒素（LT）と耐熱性毒素（ST）を産生する	水様性下痢，コレラ様症状，旅行者下痢症
腸管粘膜侵入性大腸菌（EIEC）	腸管粘膜に侵入し炎症を生じる．症状は赤痢と類似	血便，赤痢様症状
腸管出血性大腸菌（EHEC）	vero 毒素（1型，2型）．血清型はO157：H7，O26，O11などが多い	血便，脳症，溶血性尿毒症症候群（HUS），血小板減少性紫斑病（TTP）
腸管付着性大腸菌（EAEC）	血球凝集を生じる線毛をつくる	水様性下痢
病原性大腸菌（EPEC）	不明．O26，O55，O127，O111など20型	小児に多い．水様性下痢

病原性：腸管感染症を除き，大腸菌と同様の感染症の原因となる．

感受性：ペニシリン薬に自然耐性を示す．最近は第三世代セフェム薬に耐性を示す基質拡張型 β-ラクタマーゼ（extended spectrum β-lactamase；ESBL）産生株が増加している．

（3） サルモネラ属

Salmonella Typhi（チフス菌），*Salmonella* Paratyphi（パラチフスA菌），*Salmonella* Typhimurium（ネズミチフス菌），*Salmonella* Enteritidis（腸炎菌）など．

ヒトに病原性を示す大部分のサルモネラは*Salmonella choleraesuis* subsp. *choleraesuis*に含まれる．このため正式な菌名表示は*Salmonella choleraesuis* subsp. *choleraesuis* serovar Typhiとなるが，略して*Salmonella* Typhiのように，血清型の部分をイタリック体を用いずに表示することになった．

棲息場所：両生類，爬虫類，鳥類，哺乳類の腸管内に棲息する．このため鶏卵，鶏肉，ペットの鳥，亀，蛇などが感染源となる．

病原性：食中毒を含む腸管感染症の原因となる．敗血症を併発して急性心内膜炎や骨髄炎などを発症する例もみられる．チフス菌とパラチフスA菌は重篤なチフス症（敗血症）を発症する．

感受性：第一選択薬のキノロン薬に耐性を示す株が少数検出される．

（4） シゲラ属

Shigella dysenteriae（A群赤痢菌），*Shigella flexneri*（B群赤痢菌），*Shigella boydii*（C群赤痢菌），*Shigella sonnei*（D群赤痢菌）．

細菌性赤痢の原因菌である．*S. dysenteriae*は志賀毒素を産生する．

棲息場所：ヒトの腸管内に保菌され保菌者が感染源となる．ヒト以外ではサルから検出された報告がある．

病原性：食中毒を含む腸管感染症の原因となる．下痢は血便を呈する．高齢者の多い施設などで病院感染もみられる．*S. dysenteriae*による例は重症例が多い．

感受性：第一選択薬のキノロン薬に耐性を示す株が少数検出される．

（5） エルシニア属

Yersinia enterodilitica（腸炎エルシニア），*Yersinia pseudotuberculosis*（偽結核菌）．

棲息場所：ウシやブタなど家畜の腸管内に棲息する．肉や牛乳が感染源となる．

病原性：食中毒を含む腸管感染症の原因となる．なお病原性の強い*Yersinia pestis*（ペスト菌）はエルシニア属に含まれる．

感受性：キノロン薬に耐性を示す株が少数検出される．

その他の腸内細菌科には以下のものがある．これらはいずれも病院感染

の原因として重要である．

（6） エンテロバクター属
Enterobacter cloacae，*Enterobacter aerogenes*．

（7） セラチア属
Serretia marcescens（霊菌）．

（8） シトロバクター属
*Citrobacter freundii*など．

（9） プロテウス属など
Proteus mirabilis, *Proteus vulgaris*, *Morganella morganii*, *Providencia rettegeri*など．

2） ブドウ糖非発酵性グラム陰性杆菌

ブドウ糖を発酵的に利用できないグラム陰性杆菌群であり，偏性好気性でオキシダーゼ反応が陽性の細菌が多い．緑膿菌が代表的菌種である．病原性が弱い細菌が多いが，消毒薬や抗菌薬に強い耐性を示すため病院感染菌として重要な存在である．

（1） シュードモナス属
Pseudomonas aeruginosa（緑膿菌）．

棲息場所：自然環境中に広く棲息する．病院感染菌として重要な存在である．

病原性：主に感染抵抗力が低下した患者に，尿路感染症，呼吸器感染症，皮膚軟部組織感染症，敗血症など種々の感染症を発症する．

感受性：多くの抗菌薬に強い耐性を示す．特にカルバペネム薬，アミノ配糖体薬，キノロン薬に耐性を示す多剤耐性株（multiple drug resistant *Pseudomonas aeruginosa*；MDRP）の増加が臨床で大きな問題となっている．

（2） アシネトバクター属
Acinetobacter calcoaceticus, *Acinetobacter lowfii*, *Acinetobacter baumani*など．

棲息場所：自然環境中に広く棲息し，植物からも検出される．病院感染菌として代表的存在である．最近欧米で病院感染菌として分離の増加と抗菌薬の耐性化が問題になっている．

病原性：主に感染抵抗力が低下した患者に種々の感染症を発症する．

感受性：緑膿菌と同様に多くの抗菌薬に強い耐性を示す．

（3） *Stenotrophonas maltophilia*
棲息場所：自然環境中に棲息する．

病原性：主に感染抵抗力が低下した患者の喀痰や尿から検出されるが，治療の必要がない例も多い．

感受性：カルバペネム薬の自然耐性菌であり，カルバペネム薬投与例か

ら高率に検出される．多くの抗菌薬に強い耐性を示す．

（4） その他の非発酵菌

①*Chryseobacterium meningosepticum*

②*Burkholderia cepacia*

③*Alcaligenes xylosoxydans*

棲息場所：いずれの菌種も自然環境中に広く棲息する．病院感染菌として重要な存在である．

病原性：主に感染抵抗力が低下した患者に，血管カテーテル感染症，尿路感染症，呼吸器感染症などを発症する．

感受性：いずれの菌種もクロルヘキシジンや逆性石けんなどの汎用消毒薬と多くの抗菌薬に強い耐性を示す．

3） グラム陰性小杆菌

腸内細菌科より小さな菌体をもつグラム陰性杆菌群で，栄養要求性が高く，分離培養には特殊な培地を必要とする菌種が多い．

（1） ヘモフィルス属

Haemophilus influenzae（インフルエンザ菌），*Haemophilus parainfluenzae*（パラインフルエンザ菌）．

棲息部位：インフルエンザ菌は小児の咽頭に常在菌として保菌される．思春期以降は加齢に伴って保菌率は低下する．

病原性：インフルエンザ菌は小児に肺炎，気管支炎，喉頭蓋炎，中耳炎，髄膜炎，関節炎などを発症する．成人でも呼吸器感染症の原因となる．

感受性：β-ラクタマーゼ産生によるアンピシリン耐性株が検出されていたが，最近，β-ラクタマーゼを産生しないアンピシリン耐性株（β-lactamase nonproducing Ampicillin-resistant *H. influenzae*；BLNAR）が増加している．キノロン系薬，第三世代セフェム薬，カルバペネム薬（特にメロペネム）などには感受性を示す．

（2） ボルデテラ属菌

Bordetella pertussis（百日咳菌），*Bordetella parapertussis*（パラ百日咳菌）．

百日咳菌は発症者から感染し，小児を中心に強い気管支炎（百日咳）を発症する．成人例もみられる．分離培養にはボルデー-ジャング培地などを用いる．

（3） フランシセラ属

Francisella tularensis（野兎病菌）．

野兎病の原因となる．野兎から経皮的に感染し，腋窩などのリンパ節に膿瘍を形成する．

（4） その他のグラム陰性杆菌

①カンピロバクター属

カンピロバクター属は微好気性で彎曲した形態を示す．下痢症の原因菌として重要な存在である．

⟨*Campylobacter jejuni*, *Campylobacter coli*⟩

棲息部位：鳥類やほ乳類の腸管に棲息する．鶏肉，鶏卵などが感染源になる例が多い．

病原性：腸管感染症の原因となる．細菌性下痢症で最も高頻度に検出される．

感受性：マクロライド薬やキノロン薬が有効であるが，最近耐性株が増加している．

⟨*Campylobacter fetus*⟩

新生児や感染抵抗力が低下した患者に敗血症を発症する．

②ヘリコバクター属（*Helicobacter pylori*）

胃の粘膜面に棲息する．胃潰瘍や十二指腸潰瘍の増悪因子となるため，再発を繰り返す例では除菌が必要となる．小児ではほとんど検出されないが，保菌率は加齢とともに増加し，日本では40歳以上の年齢層の70％以上から検出される．胃からの除菌にはマクロライド薬とアモキシシリンを併用する．

③ビブリオ属

ビブリオ属菌は海水や淡水中に棲息する細菌で，培養には食塩を添加したTCBS培地などを用いる．ビブリオ属には腸管感染症として重要なコレラ菌が含まれる．

⟨*Vibrio cholerae*（コレラ菌）⟩

棲息部位：海水中に棲息する．流行地への旅行や輸入海産魚介類が感染の原因となる．古典的なアジア型とエルトール型があり，最近検出されるのはほとんどエルトール型である．

病原性：コレラ毒素（CT）を産生し，血清型がO-1またはO-139のコレラ菌のみをコレラと診断する．血清型O-1とO-139以外のコレラ菌は集団発生する可能性が低いためコレラとして扱わない．これらは非O-1コレラ菌（*Vibrio choleae* non O-1）またはNAGビブリオと称される．

感受性：テトラサイクリン薬やキノロン薬が治療に用いられる．

⟨*Vibrio parahaemolyticus*（腸炎ビブリオ）⟩

棲息部位：海水中に棲息する．海水の温度が高くなる夏季に流行が多い．海産魚介類が感染の原因となる．

病原性：食中毒を含む腸管感染症の重要な原因菌である．

感受性：特に抗菌薬投与を必要としない例が多いが，重症例ではテトラサイクリン系薬やキノロン薬を用いる．

〈その他のビブリオ〉

Vibrio mimicus, *Vibrio fluvialis*.

いずれの菌種も海水中に棲息し，腸管感染症の原因となる．

〈*Vibrio vulnificus*〉

海水中に棲息する細菌である．外傷や食物を介して感染し，肝硬変や重症の糖尿病をもつ患者に重篤な敗血症を発症する．きわめて致命率が高く，迅速な治療が必要である．

④エロモナス属

Aeromonas hydrophilia, *Aeromonas sobria*.

エロモナス属菌は海水や淡水中に棲息し，水道水などを介して経口的に感染し，下痢症や胆道感染症を発症する．

⑤プレジオモナス属

Plesiomonas shigelloides.

エロモナス属菌と同様な病原性を示す細菌である．

⑥レジオネラ属

Legionella pneumophila, *Legionella micdacei*, *legionella bozemanii*など．

1976年に米国のフィラデルフィアのホテルで開催された在郷軍人会の参加者に原因不明の肺炎が多発し多数の死者を出した．*L. pneumophila*はその肺炎の原因菌として発見された細菌である．

棲息場所：河川，池，温泉，落葉などの自然環境中に広く棲息し，アメーバや珪藻類に寄生している．冷却塔水，循環式浴槽，温泉などが感染源として重要である．

病原性：重症肺炎，気管支炎などを発症する．

感受性：治療はキノロン薬とリファンピシンを併用する．

2　グラム陰性球菌

1）ナイセリア属

ナイセリア属菌は口腔内常在菌として多種の菌種が存在するが，これらは非病原性である．臨床的に重要なナイセリア属菌には淋菌と髄膜炎菌がある．いずれの菌種も低温に弱く死滅しやすいため検出には迅速な検査が必要である．

（1）淋　　菌（*Neisseria gonorrhoeae*）

淋病の発症者や本菌の保菌者との性的接触により感染する．特に女性は本菌を腟内に保菌していても無症状で経過する例が多いため感染源になりやすい．淋病は性感染症として重要な疾患であり，しかも増加傾向にある．最近，キノロン薬に耐性株が急増しているため，経口抗菌薬による治療が

困難になっている.

（2） 髄膜炎菌 (*Neisseria meningitidis*)

本菌は咽頭に保菌され，保菌者から感染し髄膜炎の原因となる．最近，ペニシリン薬に対する耐性化が問題になっている．

（3） ブランハメラ属 (*Branhamella catarrhalis*)

ヒトの口腔内常在菌であるが，気管支炎や肺炎の原因となる．

3 グラム陽性球菌

1） ブドウ球菌属

ブドウ球菌属は通性嫌気性グラム陽性球菌で，カタラーゼ反応陽性の菌群である．コアグラーゼ産生性によりコアグラーゼ陽性群と陰性群に大別される．コアグラーゼ陽性菌は黄色ブドウ球菌が，陰性菌は表皮ブドウ球菌が代表的存在である．

（1） 黄色ブドウ球菌 (*Staphylococcus aureus*)

棲息部位：ヒトや動物の鼻腔，咽頭，皮膚などに常在する．

病原性：本菌はエンテロトキシン，ショック毒のTSST-1など多種の病原因子をもち，以下に示す広範な感染症を発症する．β-ラクタム薬に強い耐性を示すメチシリン耐性黄色ブドウ球菌 (methicillin-resistant *Staphylococcus aureus*；MRSA) は病院感染菌として重要な存在である．

①皮膚軟部組織感染症（癰，癤，蜂巣炎）
②骨関節感染症（骨髄炎，関節炎）
③腸管感染症（食中毒，MRSA腸炎）
④急性心内膜炎
⑤トキシックショック症候群 (toxic shock syndrome)
⑥呼吸器感染症（肺炎，肺膿瘍）
⑦血管カテーテル感染
⑧敗血症

感受性：通常の黄色ブドウ球菌には第一世代セフェム薬などを用いる．MRSAには，バンコマイシン，テイコプラニン，アルベカシン，リネゾイドなどを用いる．

（2） 表皮ブドウ球菌 (*Staphylococcus epidermidis*)

棲息部位：ヒトや動物の鼻腔，咽頭，皮膚，腸管内などに常在する．

病原性：本菌の病原性は弱く，膀胱炎，心内膜炎，血管カテーテル感染などの原因となる．黄色ブドウ球菌と同様に本菌にもβ-ラクタム薬耐性株が多く検出される．

感受性：黄色ブドウ球菌と同様である．

2） レンサ球菌属

レンサ球菌の溶血性は，β溶血（集落の周囲が溶血し透明化する），α溶血（集落の周囲が緑変する），γ溶血（集落の周囲に溶血がみられない）に大別され，β溶血を示す菌群を溶血性レンサ球菌と称する．レンサ球菌属には化膿レンサ球菌，肺炎球菌など臨床的に重要な細菌が含まれる．

（1） 化膿レンサ球菌（*Streptococcus pyogenes*）

棲息部位：小児の咽頭から高率に検出される．血清型A群に属しA群溶血性レンサ球菌とも称される．

病原性：咽頭炎の原因となる．また本菌による咽頭炎の続発症として急性糸球体腎炎とリウマチ熱がある．

感受性：ペニシリン薬に高い感受性を示し，耐性株は検出されていない．

（2） B群溶血性レンサ球菌（*Streptococcus agalactiae*）

棲息部位：ヒトの腸管や腟内に保菌される．血清型B群に属する．

病原性：腟炎，新生児髄膜炎などの原因となる．

感受性：ペニシリン薬に感受性を示す．

（3） 肺炎球菌（*Streptococcus pneumoniae*）

棲息部位：ヒトの鼻腔や咽頭に保菌される．

病原性：肺炎，気管支炎，中耳炎，副鼻腔炎，髄膜炎などの主要な原因菌である．

感受性：ペニシリン薬に対して中等度の耐性を示すペニシリン耐性肺炎球菌（penicillin-resistant *Streptococcus pneunoniae*；PRSP）が急増している．PRSPにはカルバペネム薬やバンコマイシンを用いる．

（4） 緑色レンサ球菌（viridans streptococci）

口腔内に常在するα溶血性レンサ球菌の総称であり，*Streptococcus sanguis*，*Streptococcus mitis*，*Streptococcus milleri*などの菌種が含まれる．肺膿瘍や心内膜炎の原因となる．

3） 腸球菌属

腸球菌属はヒトの腸管に常在する細菌である．病原性は弱いが，まれに尿路感染症，胆道感染症，腹膜炎，心内膜炎などの原因となる．元来多くの抗菌薬に自然耐性を示し，治療薬はアンピシリン，バンコマイシン，リネゾリドなどに限られる．特にバンコマイシン耐性腸球菌（vancomycin-resistant enterococci；VRE）は欧米で病院感染菌として問題となっている．

（1） *Enterococcus faecalis*

腸球菌属で最も多く臨床材料より検出される．本菌はアンピシリンに感受性を示す．

（2） *Enterococcus faecium*

本菌はヒトの腸管や植物から検出される．アンピシリン耐性株も多く，腸球菌属で最も強い耐性を示す菌種である．

4 グラム陽性杆菌

1） コリネバクテリウム属

（1） ジフテリア菌（*Corynebacterium diphtheriae*）

ジフテリアの原因となる．ジフテリア発症者および本菌の咽頭保菌者から経気道的に感染し，偽膜性咽頭炎，肺炎，心筋炎などを発症する．

2） バシラス属

バシラス属は有芽胞グラム陽性杆菌である．臨床的に重要な菌種として炭疽菌とセレウス菌がある．

（1） 炭疽菌（*Bacillus anthracis*）

本菌は土壌中に存在し，動物の糞や毛などから芽胞が感染し炭疽を発症する．炭疽の病型には，経気道的に感染する肺炭疽，接触感染による皮膚炭疽，経口感染による腸炭疽がある．肺炭疽と腸炭疽は死亡率が高い．炭疽は人獣共通感染症であり，ヒツジ，ヤギ，ウシなどの家畜と野生動物が感染する．

（2） セレウス菌（*Bacillus cereus*）

空気中の落下菌として検出される．下痢症を発症し食中毒の原因となる．芽胞を有するため多くの消毒薬に耐性を示し，血管カテーテル感染症などの原因となる．血液培養で本菌が短期間に複数の患者から検出された場合は消毒用アルコールの汚染を疑う必要がある．

3） リステリア属

（1） リステリア菌（*Listeria monocytogenes*）

グラム陽性の短杆菌でヒトや動物の腸管内に棲息する．本菌に汚染された牛乳，チーズ，肉などが感染源となる．健康人に感染症を発症することは稀であるが，新生児や感染抵抗力が低下した患者に敗血症や髄膜炎を発症する．

B 偏性嫌気性菌

1 有芽胞嫌気性菌

1） クロストリジウム属

　クロストリジウム属は偏性嫌気性の有芽胞菌で，ボツリヌス菌，破傷風菌は神経毒を，ウエルシュ菌は腸管毒を産生する．本属による感染症は特有な症状を示すものが多い．

（1） 破傷風菌（*Clostridium tetani*）

　破傷風の原因菌である．芽胞は土壌中や植物など自然環境中に棲息する．傷口に黄色ブドウ球菌などの好気性菌が感染して壊死部が生じると，本菌の芽胞が増殖し毒素（テタノプラスミン）を産生する．この毒素が神経系に蓄積され，光や接触などの刺激に対して痙攣発作などの過敏反応を呈するようになる．治療には痙攣を抑える精神安定薬と抗毒素血清を投与する．化膿部が残存する場合はペニシリン薬を用いる．

（2） ボツリヌス菌（*Clostridium boturinum*）

　ボツリヌス症の原因となる．芽胞は土壌，植物など自然環境中に棲息する．経口的に感染し，運動神経麻痺を生じる．死亡率が高く危険な感染症である．原因食は缶詰や真空パックなどが多い．食品中で本菌が増殖し，産生された毒素が腸管から吸収されると神経伝達が障害され，眼瞼下垂，嚥下障害，呼吸筋麻痺などを生じて重篤となる．乳児では本菌が腸管内で増殖し，産生毒素によってボツリヌス症を発症する．これを乳児ボツリヌス症という．治療は抗毒素血清の投与と気道の管理である．

（3） ガス壊疽菌群

　Clostridium perfringens（ウエルシュ菌），*Clostridium novyi*，*Clostrodium histolyticum*）の3菌種が含まれる．これらの菌種は土壌中に棲息し，傷口より芽胞が感染し，多量のガスと溶血毒を産生して重篤な皮膚軟部組織感染（ガス壊疽）を引き起こす．ウエルシュ菌はエンテロトキシンを産生し食中毒の原因になる．本菌群はペニシリン薬に高い感受性を示す．壊死は急速に進行するため患部の切断が必要な場合がある．

（4） ディフィシル菌（*Clostridium difficile*）

　本菌はヒトの腸管内に棲息し，toxin Aとtoxin Bの2種類の毒素を産生する．抗菌薬に強い耐性を示すため，抗菌薬投与例の腸管内で過剰に増殖し，産生毒素が原因となって偽膜性大腸炎，出血性腸炎などの下痢症を発症する．最近は病院感染菌として重視されている．治療にはバンコマイシ

ンを経口投与する．

2　無芽胞嫌気性菌

芽胞を作らない偏性嫌気性菌群は，ヒトの咽頭，腸管，腟，皮膚などに多量に常在する．菌性感染症，肺膿瘍，嚥下性肺炎，肝膿瘍，子宮付属器炎，腹腔内膿瘍などの原因となる．

1）バクテロイデス（*Bacteroides*）属

グラム陰性杆菌で無芽胞嫌気性菌では臨床検体から高率に検出される．*Bacteroides fragilis*，*Bacteroides distasonis*，*Bacteroides ovatus*，*Bacteroides thetaiotaomicron*などがある．クリンダマイシンとカルバペネム薬に感受性を示すが，クリンダマイシンには耐性株が高率に検出される．

2）フゾバクテリウム（*Fusobacterium*）属

口腔内や腸管の常在菌であり，肺膿瘍，嚥下性肺炎などの原因となる．*Fusobacterium nucleatum*，*Fusobacterium necrophorum*などがある．多くの抗菌薬に良好な感受性を示す．

3）ペプトストレプトコッカス（*Peptostreptococcus*）属

偏性嫌気性グラム陽性球菌で，人の口腔や腸管などの常在菌である．歯性感染症，肺膿瘍，誤嚥性肺炎，皮膚軟部組織などの原因となる．*Peptostreptococcus anaerobius*，*Peptostreptococcus magnus*などがある．多くの抗菌薬に良好な感受性を示す．

C　抗酸菌

抗酸菌染色で赤色に染色される菌群を抗酸菌と総称する．主に*Mycobacterium*属を指し，結核菌が含まれる．結核菌以外の*Mycobacterium*属菌を非結核性抗酸菌（non-tuberculous mycobacteria；NTM）あるいはMycobacteria other than *Mycobacterium tuberculosis*（MOTT）と称する．表8-6に示したが，非結核性抗酸菌は発育の速度や集落の発色性から4

表8-6 ● 非結核性抗酸菌の分類（Runyonの分類）

群	性状	主な菌種
Ⅰ群	光発色菌群	M. kansasii, M. marinum
Ⅱ群	暗発色菌群	M. scrofulaceum
Ⅲ群	非光発色菌群	M. avium, M. intracellulare, M. xenopi
Ⅳ群	迅速発育菌群	M. fortuitum, M. chelonei subsp. chelonei

群に分けられる．

1 結核菌 (*Mycobacterium tuberculosis*)

棲息場所：本菌の感染者や保菌者の喀痰から空気感染する．

病型：本菌は結核の原因菌であり，肺，胸膜，腸管，脳・髄膜，腎，骨，肝など，多くの臓器に結核病巣を形成する．日本の結核患者は現在でも3000人弱の死者を含む約3万人の新規患者が毎年報告されている．結核菌は経気道的に肺，さらに肺門リンパ節に侵入する．多くはここで石灰化を残して治癒する．この際ツベルクリン反応が陽転化する．感染例の10%程度は感染から9か月〜2年後に肺炎や胸膜炎を発症する．結核菌の検出率は，液体培養法，遺伝子検査（PCR法），小川培地による培養法，塗抹検査の順で高い．しかし，培養法は液体培養法で1〜3週間，小川培地法で4〜8週間を要するため，早期診断では塗抹検査が重要である．

治療法：抗結核薬として，リファンピシン，イソニアジド，エタンブトール，ストレプトマイシン，ピラジナミドなどがあり，治療は2〜4種の薬剤を併用する．欧米では多剤耐性結核菌（リファンピシンとイソニアジドの両剤の耐性株）の増加が問題となっている．

2 非結核性抗酸菌

Mycobacterium avium, *Mycobacterium intracellulare*, *Mycobacterium kansasii* などは主に肺結核の治療後の患者や慢性気道疾患をもつ患者に感染し，難治性の肺炎を惹起する．*M. avium*, *M. intracellulare* はAIDS患者に敗血症や消化管潰瘍を発症することがある．これらの菌種は多くの抗結核薬に耐性を示す株が多く，抗結核薬に加えてマクロライド薬やキノロン薬が治療に用いられる．

また，*Mycobacterium marinum* は海水および淡水中に棲息する．海釣りの際の受傷や魚との接触によって本菌が経皮的に感染し，皮膚に結節性病変を形成する．本菌は低温菌のため培養検査は28℃で行う．

D 放線菌

1 ノカルジア (*Nocardia*) 属

Nocardia asteroides, *Nocardia brasiliensis*, *Nocardia farcinica* などがある．土壌や植物などに棲息し，まれに肺炎，胸膜炎，脳膿瘍などを発症する．治療にはサルファ薬，テトラサイクリン薬，カルバペネム薬などを用いる．

2 アクチノマイセス（Actinomyces）属

Actinomyces islaeri などが含まれる．土壌中に存在し，眼，肺，顎下腺などに感染し腫瘤状の病変を形成する．治療は病巣部を切開しペニシリン薬を投与する．

E マイコプラズマ（Mycoplasma）科

細胞壁を欠く細菌で，ヒトや動物の気道などの粘膜面に棲息している．発育にはPPLO培地など特殊な培地を必要とする．

1 マイコプラズマ属

1）肺炎マイコプラズマ（*Mycoplasma pneumoniae*）

棲息場所：ヒトや動物の気道に棲息し，気管支炎や肺炎の発症者の喀痰から感染する．

病型：小児を中心に，肺炎，気管支炎，胸膜炎などを惹起する．痰の少ない頑固な咳が特徴の症状である．呼吸器以外にも，肝炎，関節炎，心筋炎，髄膜脳炎など多彩な病像を呈する．成人は小児から感染する例が多い．本症の診断は抗体価の上昇による．

治療：治療にはテトラサイクリン薬，マクロライド薬，キノロン薬などを用いる．細胞壁を欠くため細胞壁合成阻害剤であるペニシリン薬やセフェム薬は無効である．

2）*Mycoplasma hominis*

尿道炎や膣炎の原因となる．まれに新生児に感染し肺炎や菌血症を発症することがある．

3）ウレアプラズマ（*Ureaplasma urealyticum*）

尿道炎の原因菌の一つとされる．尿道粘膜や膣に棲息し，性行為によって感染する．

F スピロヘータ（Spirohaeta）目

ラセン型の菌体をもつ．本目にはトレポネーマ，レプトスピラ，ボレリアの3科が含まれる．本目菌の感染症として梅毒，ワイル病，ライム病などがある．

1 トレポネーマ（*Treponema*）科

梅毒トレポネーマ（*Treponema pallidum*）については，第6章の「免疫血清検査，輸血検査」参照．

2 レプトスピラ科

レプトスピラはネズミなどの尿細管に棲息し尿中に排出される．本菌に汚染された水田や下水などに入ったヒトが経皮的に感染し，敗血症，黄疸，腎障害など多彩な症状を呈する疾患であり，以下の病原体がある．なおイヌ型レプトスピラ症の病原体は犬が保菌する．

①ワイル病病原体（*Leptospira interogans* serovar *icterohaemorrhagiae*）
②秋疫A病原体（*Leptospira interogans* serovar *australis*）
③秋疫B病原体（*Leptospira interogans* serovar *hebdomadis*）
④秋疫C病原体（*Leptospira interogans* serovar *autumnalis*）
⑤イヌ型レプトスピラ症病原体（*Leptospira interogans* serovar *canicolas*）

レプトスピラの感染から2～20日後に，高熱，眼球結膜の充血，筋肉痛，腎不全，黄疸，心筋炎などの症状を呈する．診断は，暗視野顕微鏡検査により尿中からレプトスピラを直接検出するか，抗体価の上昇による．

治療：本症の治療にはストレプトマイシンを用いる．高度の腎不全患者には血液透析が必要である．

3 ボレリア科

1） ライム病病原体（*Borrelia burgdorferi*）

野生の鹿などに寄生するマダニの咬傷によってヒトに感染する．米国に多い疾患であるが日本でも北海道などで発生の報告がある．

症状：ダニの咬傷から数日して慢性遊走性紅斑が出現し（第1期），数週～数か月後に皮膚，関節，神経系，眼，循環器などに続発性の病変がみられる（第2期），数年にわたり慢性化した関節炎，角膜炎，萎縮性肢端皮膚炎などがみられる（第3期）．診断は抗体価の上昇による．

治療：本症の治療にはテトラサイクリン薬を投与する．

G リケッチア科

発育に生きた細胞を必要とする偏性寄生性細菌の一つである．サイズは0.3～0.5×0.5μmと小さい．人への感染にはダニなどの節足動物が媒介し，ダニの吸血時にヒトに感染する．発熱，紅斑，白血球減少などを呈する疾

患が多い．リケッチアによる疾患には，発疹チフス（*Rickettsia typhi*），ロッキー山紅斑熱（*Rickettsia richettsii*），Q熱（*Coxiella burnetii*），エーリキア症（*Ehrichia chaffeensis*）などがあるが，日本ではつつが虫病と日本紅斑熱がみられる．リケッチア症の治療にはテトラサイクリン薬，クロラムフェニコールなどを用いる．

1 オリエンチア属

1） つつが虫病病原体（*Orientia tsutsugamushi*）

棲息場所：野ネズミの耳介などに棲息するフトゲツツガムシ，アカツツガムシ，タテツツガムシなどが本菌を保有し，ヒトへの感染源となる．毎年600例以上が報告されている．

病状：アカツツガムシによるものは古典型つつが虫病とよばれ，その他のツツガムシよるものを新型つつが虫病とよぶ．古典型は夏季に，新型は冬季に多くみられる．新型はフトゲツツガムシによるものが多い．ツツガムシに刺されると刺口に水疱が生じ，その後黒色の痂皮に覆われる．この時期から高熱，皮疹，肝機能異常，白血球数減少，血小板減少などの所見がみられる．診断は抗体価の測定による．なおワイル-フェリックス（Weil-Felix）反応は本症では陽性率が低い．

2 リケッチア属

1） 日本紅斑熱病原体（*Rickettsia japonica*）

棲息場所：野生動物が保有するマダニに媒介される．

病状：マダニの咬傷から感染し，高熱，紅斑，肝機能異常，白血球数減少，血小板減少などの所見がみられる．診断は抗体価の上昇による．本症ではワイル-フェリックス反応が高率に陽性となる．

H クラミジア科

クラミジアは人を含む哺乳類や鳥類に広く棲息する細胞内寄生性細菌である．感染性を有する0.2〜0.4μmの基本小体が細胞の貪食作用により細胞内に取り込まれ，細胞質で封入体を形成するとともに網様体に変化し，この網様体が二分裂によって増殖する．増殖した網様体は再び基本小体に変化し，細胞の崩壊とともに細胞外に放出され，新しい基本小体が再び他の細胞に感染する．クラミジア症の治療にはテトラサイクリン薬，キノロン薬，マクロライド薬を用いる．

1 クラミジア属

1) トラコーマクラミジア (*Chlamydia trachomatis*)

　ヒトの尿道や腟に保菌され性行為などによって感染し，尿道炎，子宮頸管炎，封入体結膜炎，鼠径リンパ肉芽腫などの原因となる．本菌を腟に保菌する妊婦から新生児に感染し，眼球結膜炎，肺炎，心筋炎などを発症する．診断は抗原検査や遺伝子検査による．

2 クラミドフィラ属

1) オウム病クラミドフィラ (*Chlamydophila psittaci*)

　オウムやインコなどの輸入された鳥類に多く保菌され，経気道的に人に感染し，肺炎（オウム病＝鳥病）を発症する．本菌による肺炎の特徴的症状は，高熱，頭痛，間質性肺炎などである．鳥も発症することが多い．診断は抗体価の上昇による．

2) 肺炎クラミドフィラ (*Chlamydophila pneumoniae*)

　保菌者から経気道的に感染し，気管支炎や肺炎を発症する．診断は抗体検査による．

真　菌

　真菌による感染症には，皮膚に感染する表在性真菌症と深部臓器に感染する深在性真菌症がある．表在性真菌症では皮膚糸状菌が，深在性真菌症ではカンジダなどの酵母様真菌と，アスペルギルスなどの糸状菌が原因となる．これらの真菌は健康人に感染を惹起することはまれであるが，感染抵抗力の減弱した患者に致命的な感染を生じることがある．深在性真菌症の検査には，塗抹検査，培養検査，抗原検出法，β-(1,3)-D-グルカン，病理検査などが用いられる．

1 皮膚糸状菌

　皮膚軟部組織，爪，毛髪などに白癬などの真菌症を発症する．皮膚糸状菌には*Trichophyton*属，*Microsporum*属，*Epidermophyton*属など含まれる．これらの真菌は土壌中に棲息し，ヒトや動物の感染部から胞子が感染する．

2 深在性真菌症の原因菌

1） カンジダ属

　人の口腔，皮膚，腸管，腟などの常在性の酵母様真菌で，真菌として最も多く検出される．*Candida albicans, Candida glabrata, Candida parapsylosis, Candida guilliermondii* などが含まれる．カンジダ属菌は主に感染抵抗力が減弱した患者に，血管カテーテル感染症，口内炎，食道炎，肺炎，肝膿瘍，脾膿瘍，敗血症，髄膜炎，尿路感染症など広範な感染症を惹起する．治療はアムホテリシンB，フルコナゾール，イトラコナゾール，ミカファンギン，ボリコナゾールなどを用いる．

2） クリプトコックス・ネオフォルマンス（*Cryptococcus neoformans*）

　土壌中に棲息し，大きな莢膜を保有する．鳩の糞などから経気道的に肺に感染し，肺に結節性の病変を形成する．さらにリンパ節内で増殖し，リンパ行性に脳に感染病巣を形成する．本菌による脳炎と髄膜炎はAIDS患者に高率にみられる．外傷後に皮膚軟部組織に肉芽腫様病変を形成することもある．診断は血液や髄液から莢膜抗原を検出するか培養法による．治療にはアムホテリシンB，フルコナゾール，ボリコナゾールなどを用いる．

3） アスペルギルス・フミガタス（*Aspergillus fumigatus*）

　土壌に棲息し，塵埃などによって経気道的にヒトの肺に感染する．特に空洞を残して治癒した肺結核患者や，感染抵抗力の減弱した患者に多発し，アスペルギローマ（菌球）や侵入性肺炎などを惹起する．いずれも重篤な疾患である．また外耳炎の原因となり，喘息のアレルゲンともなる．治療はアムホテリシンB，イトラコナゾール，ミカファンギン，ボリコナゾールなどを用いる．

4） ムーコル（*Mucor*）

　接合菌（Zygomycata）に属する．土壌中や植物に棲息し，塵埃や果実などを介して経気道的にヒトに感染する．*Rhizopus, Rhizomucor, Mucor, Absidia* の4属が含まれる．こられの真菌は副鼻腔に感染し，副鼻腔を浸潤しながら血行性に撒布し，血管内壁に沿って増殖する．診断が難しく治療が困難なため，予後不良の疾患である．治療はアムホテリシンBを用いるが，確実な治療効果は期待できない．

5） ニューモシスチス・イロベチイ（*Pneumocystis jirovecii*）

AIDS患者，血液疾患患者，ステロイド薬投与患者など感染抵抗力が減弱した患者に重篤な肺炎を発症する．診断は肺胞洗浄液などをグロコット染色やトルイジンブルー染色して菌体を検出する．治療はST合剤，ペンタミジンを用いる．

J ウイルス

ウイルス性疾患には多くの感染症があり，そのほとんどは急性疾患で一過性の感染に終わるが，一部のウイルスは長期間にわたって持続感染する．ウイルス性疾患の診断はIgMとIgG抗体価の測定により行われる．疾患によって異なるが，IgM抗体は感染成立後2週～1か月後と早期に出現するため急性期の診断に利用できるが，IgG抗体は感染成立後2週～6か月後と遅れて陽性化するために，病初の診断には役立たない．

なお，インフルエンザウイルスやロタウイルスでは抗原検査が利用できるため，病初の診断が可能である．EBウイルスなどヘルペスウイルス科のウイルスやC型肝炎ウイルスは持続感染するため，患者がウイルス感染の活動性の時期であるか否かの判定が必要であり，このような疾患ではウイルスの種々の部位を対象とした複数の抗原抗体検査が行われる．また，エイズウイルスでは抗HIV薬の適応や治療効果の判定のために血中HIV量の測定も行われている．

1 ヒト免疫不全ウイルス（human immunodefiency virus；HIV）

ヒト免疫不全ウイルスは第6章「免疫血清検査，輸血検査」参照．

2 肝炎ウイルス

肝炎ウイルスについては，第5章「臨床化学検査」および第6章「免疫血清検査，輸血検査」参照．

3 EBウイルス（Epstein Barr virus；EBV）

EBVはヘルペスウイルス科に属し，伝染性単核症，上咽頭癌，バーキット腫などの原因となる．日本人は新生児期にEBVに80％以上が感染しており，新しい感染か持続感染の再燃かの鑑別が診断上重要となる．

EBVの検査には抗体検査として，抗viral capsid antigen（VCA）-IgM抗体およびVCA-IgG抗体，抗early antigen（EA）抗体，抗EB nuclear antigen（EBNA）抗体があり，さらにスクリーニング検査としてポール-

表8-7 ● EBウイルス感染症の診断

| 抗体 ||||判定|
VCA*-IgM	VCA-IgG	EBNA*-IgG	EA*-IgG	
−	−	−	−	EBVの感染なし
＋	＋	−	＋	初感染（伝染性単核症）
−	＋	＋	−〜＋	既感染（再活性化なし）
−	＋	−	＋	初感染または再活性化
−	＋（高値）	＋	＋（高値）	高度再活性化**

*VCA：EB viral capsid antigen，EBNA：EB nuclear antigen，EA：EB early antigen.
** バーキットリンパ腫や上咽頭癌例にみられる

バンネル（Paul-Bunnel）反応がある．VCA-IgM抗体はEBVの初感染で急性期に出現し，1〜2か月後に陰性化する．VCA-IgM抗体が陽性の場合はEBVの初感染と診断できる．抗VCA-IgG抗体はEBV感染後1〜2か月後に出現し生涯陽性が持続する．EBV感染のスクリーニング検査に用いられるが，日本では健康人の80％以上が80〜160倍の抗体価を示すためEBV感染症のスクリーニング検査としては役立たない．EA-IgG抗体はEBVの最近の感染および再活性化で陽性となる．上咽頭癌やバーキットリンパ腫で高値を示す．EBNA-IgG抗体はEBVに感染した細胞の核内に出現するEBNAに対する抗体である．VCA-IgG抗体より遅れて出現し生涯持続する．ポール-バンネル反応はEBV感染症の急性期に陽性となるため伝染性単核症のスクリーニング検査として用いられる．この検査は同時にダビッドソン吸収試験を行ってEBV感染による凝集因子であることを確認する必要がある．表8-7にEBV感染症の判定法を示した．

4　腸管ウイルス感染症

下痢を発症するウイルスにはロタウイルス，ノロウイルスなどがある．ノロウイルスによるものは最近患者が急増している．

1）ロタウイルス（*Rotavirus*）

ロタウイルスはレオウイルス科（Reoviridae）に属するウイルスで，乳児嘔吐下痢症の原因となる．水様性下痢，嘔吐，腹痛などの症状を呈する．小児に多いが成人にも感染する．保育所や病院などで集団発生する．

2）ノロウイルス（*Norovirus*）

ノロウイルスはカリシウイルス科（Caliciviridae）に属するウイルスで，急速に感染例が増加しており，最近は年間1万2000〜1万7000例を数え，食中毒の原因微生物の第1位を占めている．原因食は生ガキが多い．

第9章 病理学的検査

病理学的検査は人体の組織や細胞を調べる検査で，癌などの確定診断につながる重要な部門である．この部門は，病院病理部，臨床病理部，病理検査部，診断病理部（科）などとよばれることもある．本章では，検査の種類，検査の流れ，検体の取り扱い上の注意などを中心に説明する．

1 病理学的検査の種類

　病理学的検査（pathological examination，病理検査）は，手術・試験切除・死体解剖などにより得られた組織や細胞について，肉眼および顕微鏡で形態学的に診断するとともに，遺伝子などの分子生物的検査をする部門である．癌の確定診断のように最終診断的な要素が強く，臨床検査のなかでも重要な位置を占めている．それだけに診断はもちろん，診断のもとになる検体の処理やガラス標本の作製は慎重でなければならない．看護部としては，主に検体提出時に病理検査との接点がある．

　病理検査には，病理組織検査，細胞診検査，病理解剖の3種類があり，このほかに電子顕微鏡検査を加えることがある．それぞれについて後で詳しく述べるので，ここでは簡潔に説明する．

A 病理組織検査

　病理組織検査とは，生検（biopsy，バイオプシー，胃粘膜などの小組織を切り取ること）や手術材料（摘出した臓器）の一部，解剖で取り出した臓器の一部などを顕微鏡標本にして病変を調べる検査のことである．

　一般に，臨床から提出された組織は，10%ホルマリンに固定し，適当な大きさに切り，アルコールで脱水し，次いでパラフィン包埋する．これをミクロトーム＊（図9-1）で4～6μmに薄切し，ヘマトキシリン・エオジン（HE）などで染色後，カバーガラスを載せて封入する．できあがった標本は，病理医により光学顕微鏡で鏡検（顕微鏡で診ること）され，病理学的所見を記載したうえで最終的な病理診断がつけられる．標本は，臨床検査技師により作製され，病理診断は医師によって行われる（図9-2）．

ミクロトーム：組織片を薄切する機械で，目的によりパラフィン切片用，凍結切片用，電子顕微鏡用などがある．

B 細胞診検査

　細胞診検査とは，喀痰などの分泌物や子宮腟部の擦過物，尿，乳腺分泌物，腫瘍の穿刺吸引物（注射器で吸引したもの），捺印標本（腫瘍などの割面にガラスを押し付けて細胞を採取する方法）を対象とし，パパニコロ

図9-1 ●ミクロトーム

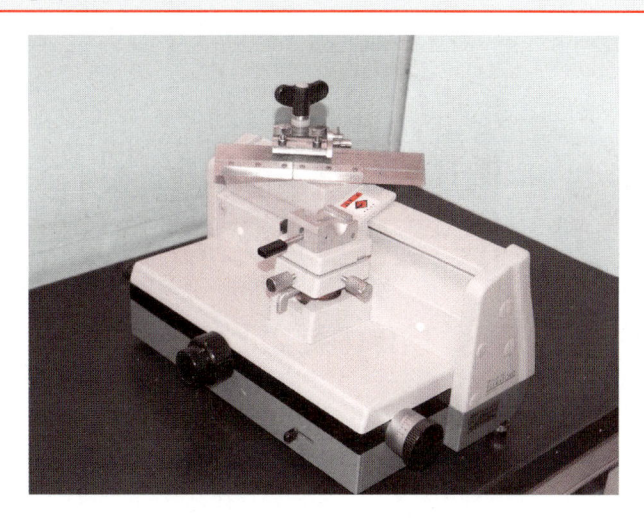

図9-2 ●病理組織診断の手順

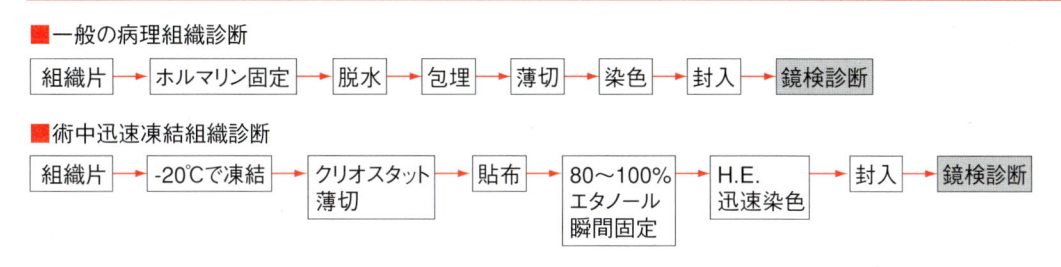

■一般の病理組織診断

組織片 → ホルマリン固定 → 脱水 → 包埋 → 薄切 → 染色 → 封入 → 鏡検診断

■術中迅速凍結組織診断

組織片 → -20℃で凍結 → クリオスタット薄切 → 貼布 → 80～100%エタノール瞬間固定 → H.E.迅速染色 → 封入 → 鏡検診断

ウ染色やギムザ染色を行い鏡検することをいう．

C 病理解剖

解剖には病理解剖，行政解剖，司法解剖，系統解剖の4種類がある．
① **病理解剖**：病気で死亡した患者の病態を調べる解剖で，主に病理医が行う．
② **行政解剖**：自殺や孤独死など異状死として警察に届け出られた死体のうち，犯罪に無関係と判断された死体の死因を明らかにするもので，監察医制度がある地域では監察医が行う．
③ **司法解剖**：犯罪が関係する事例の解剖で，法医解剖ともよばれる．通常は医科大学の法医学教室で行われる．
④ **系統解剖**：学生教育の一環として行う解剖学実習のための解剖．篤志家の献体によることが多い．

なお，たとえば心臓だけの解剖のような，全身の一部だけを調べる場合

を局所解剖という．病理解剖は，死体解剖保存法によって規定されており，実施するには遺族の承諾書が必要である．標本の作り方は，病理組織検査と同じである．

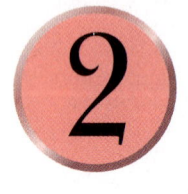

② 検体の種類と保存法および検査室への提出法

A 検体の種類と採取法

検体の種類は（表9-1）に示すように，手術切除検体，試験切除検体（生検），解剖時の切除検体，実験動物の切除検体，細胞診の検体の5種類に大別される．手術切除検体と試験切除検体の2つを取り扱う場合を，外科病理（surgical pathology）検査ともよぶ．

1） 手術切除検体

手術切除検体は，外科医によって切除された病変部の検体が提出される．このうち，外科医が手術中に診断を知り，その結果によって切除範囲や手術方法を決定するための検体を術中迅速凍結組織診断用検体とよび，その他一般の手術検体と区別する．術中迅速凍結組織診断用検体は主として悪性腫瘍の疑いのあるときに実施され，検体採取後10分前後で診断がつく．凍結した標本を薄く切るため，凍結切片診断（frozen section diagnosis）ともいう．この場合，術中細胞診を併用すると診断がより確実になる．いずれも生の検体を扱うので，感染性の検体には十分な注意が必要である．

表9-1 ●検体の種類

1. 手術切除検体
   (1) 術中迅速凍結組織診断用検体
   (2) 一般の手術検体
2. 試験切除検体
   (1) 試験切除検体
   (2) 試験搔爬検体
   (3) 鋏切生検検体
   (4) 針生検検体
3. 解剖時の切除検体
4. 実験動物の切除検体
5. 細胞診の検体

2） 試験切除検体

試験切除検体（生検）は，リンパ節・皮膚・軟部腫瘍などの試験切除検体，子宮内膜の採取に鋭匙をもって組織をかき取る試験掻爬検体，切除鉗子で消化管粘膜・子宮腟部・気管支などの組織を採取する鋏切生検検体，肝臓や腎臓などを穿刺して小組織片を採取する針生検検体などがある．

3） 解剖時の切除検体

解剖試料についての検索が行われる．解剖時に各臓器から病変部の組織を解剖医が適当な大きさに切り出し，10％ホルマリンに固定する．1晩以上固定した後，スライドガラスに張り付けることができる大きさに切り出し，厚さも3〜4mm以下にする．

4） 実験動物の切除検体

臨床とは関係がないが，実験動物の臓器を切除し，この病変を観察するために出される検体もある．大学の病理学教室などで実験動物を使っている施設では多数の動物検体が提出される．

5） 細胞診の検体

細胞診の検体の種類は全身臓器にわたり，その採取法も多彩である．重要な点は，塗抹標本を乾燥させないことである．詳細は細胞診の項で述べる．

検体提出時の注意点：まず，材料の大きさによって適当な大きさの容器を選択する．固定液は十分に入れ，液漏れしないよう密栓する．容器に患者名などを記入する際は，記入間違いのないように気をつける．搬送時は容器を破損しないよう注意し，検体の受け渡し時には病理部の係員と患者名などを確認し合う．検体を生のまま搬送するときは，乾燥しないよう工夫し，感染にも注意する．

B 検査法の種類と固定法

病理組織検査法には，表9-2に示すように数種類ある．

1） 肉眼的検査法

まず，摘出標本を肉眼的に観察し，病変の部位と種類を特定する．そして，どの部位に対してどのような検査を実施するかを決定し，標本を採取

表9-2 ● 病理組織検査法の種類

(1) 肉眼的検査法
(2) 光学顕微鏡による検査法
(3) 電子顕微鏡による検査法
(4) 組織化学的検査法
(5) 蛍光抗体法・酵素抗体法
(6) 組織培養法

する．

2) 光学顕微鏡的検査法

次によく用いられるのは光学顕微鏡による検査法である．採取した切除検体は，通常10%ホルマリンで固定*する場合が多いが，検査目的によっては他の固定液を用いることもある．これらの固定液の量は，切除材料の容積1に対し30〜50倍の割合で用いる．固定液が少ないと組織が十分に固定されない．できあがったガラス標本を図9-3に示す．

3) 電子顕微鏡的検査法

電子顕微鏡による検査も重要であり，細胞内の微細構造を検索するのに適している．検体は1mm立方に切り出した小組織片を2.5%のグルタールアルデヒド液で前固定し，オスミウム酸で後固定する．電子顕微鏡には，薄切切片に電子線を透過し，その透過像で微細構造を観察する透過型（図9-4）と，コーティングした細胞表面に電子線を当てその跳ね返りをとらえて立体画像化する走査型がある．

> **固定**：病理でいう固定とは，組織や細胞の自己融解や腐敗を防ぐため，組織のたんぱくを凝固させることをいう．これによって細胞内での反応を止め，組織の諸成分の形態を生前の状態に近く長期保存できる．検査目的に沿った固定液を選択する．

図9-3 ● 組織標本

肝生検
胃生検
大腸ポリープ
前立腺TUR
大腸手術材料

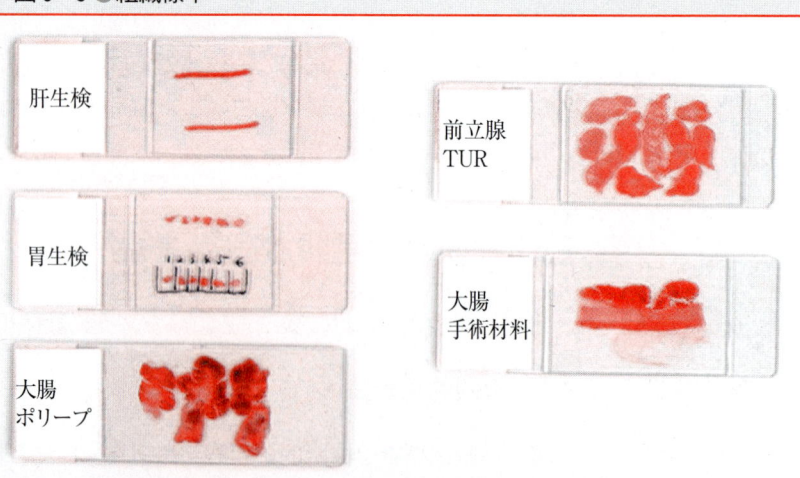

図9-4 ● 透過型電子顕微鏡

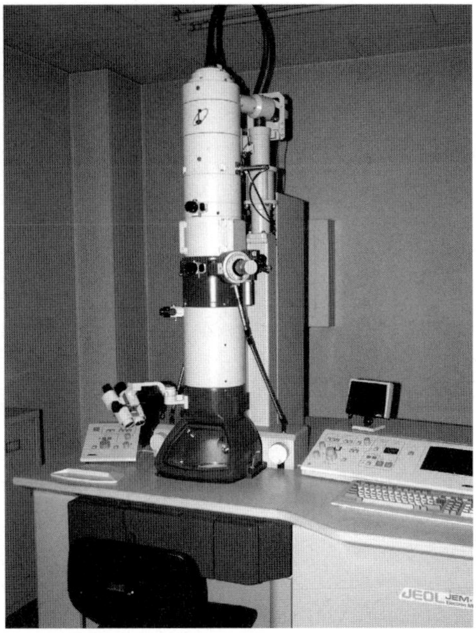

4) 組織化学的検査法

　組織化学的検査法は，組織中の酵素やホルモンなどの局在を調べるのに適している．凍結切片を未固定のまま染色する場合と，冷アセトン・冷ホルマリン固定を行う場合の2つの方法がある．

5) 蛍光抗体法と酵素抗体法

　蛍光抗体法および酵素抗体法は，抗原抗体反応を利用して特異たんぱくを同定する方法である．前者ではFITCという蛍光物質，後者ではペルオキシダーゼという酵素が用いられることが多い．これは，ホルモン，免疫グロブリン，細菌，真菌，原虫，ウイルス，HBs抗原，α-フェトプロテイン，リンパ球表面マーカーなどの同定に用いられる．固定は95%エタノールがよいが，10%ホルマリンでも構わない．

6) 組織培養法

　目的に合致した培養液や培養環境のもとで腫瘍細胞や線維芽細胞を培養し，その変化を観察する．

図9-5 ●臓器保存容器

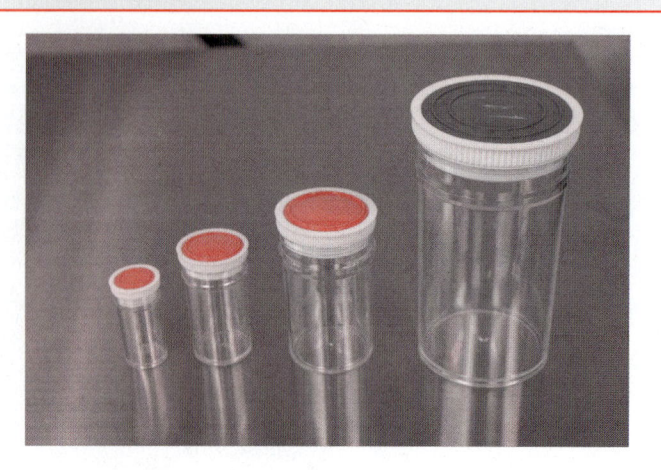

C 検体の保存法および検査室への提出法

　手術切除検体および試験切除検体は，10%ホルマリン液に入れるか，これがない場合は，乾燥しないように生理食塩水を含ませたガーゼに包み，ビニール袋に入れて病理検査室にできるだけ早く提出する．その際，患者名・採取年月日・臓器名・受持ち医名・切除部位・検索希望目的を書いた手術伝票を切除材料に貼付して病理検査室に提出する．

　切除検体が小さい場合には，生理食塩水を含んだガーゼまたは濾紙に包んでシャーレに入れ，検査伝票とともに届けてもよい．記載の不備な申込書は，診断上大きな支障をきたすので，注意が必要である．

　解剖時の切除検体および実験動物の切除検体は，ともに10%ホルマリンで固定されているため，それほど急いで検査する必要はないが，2か月以上ホルマリンのなかに放置しておくとホルマリン色素が出て見にくくなるので，できるだけ早く検査したほうがよい．検体容器の入口部が狭いものでは，検体を入れることはできても，固定後に組織が硬くなって容器から取り出せなくなるので，口の広い容器を使うことが大事である．容器の種類を図9-5に示す．

3 病理検査の実際

A 外科病理

　外科病理（surgical pathology，または病院病理，臨床病理，診断病理と

よぶ場合もある）では，診断および治療のために切除された検体が多数提出される．手術室，外来，病棟で採取された組織は，病理検査室に送られ，病理（専門）医によって診断される．臨床診断が不確実な場合には，術中迅速凍結組織検査と試験切除を実施し，採取した小組織片により病理診断を下す．肺癌例の肉眼写真，顕微鏡写真を図9-6, 7に示す．

　外科病理検査のために提出される検体のうち頻度の高いものをあげると，胃腸粘膜，虫垂，胆嚢，痔核，乳腺，子宮，扁桃，皮膚などである．外科病理検査で診断できる臓器は多数あり，重要な臓器と頻用される診断名を表9-3に示した．

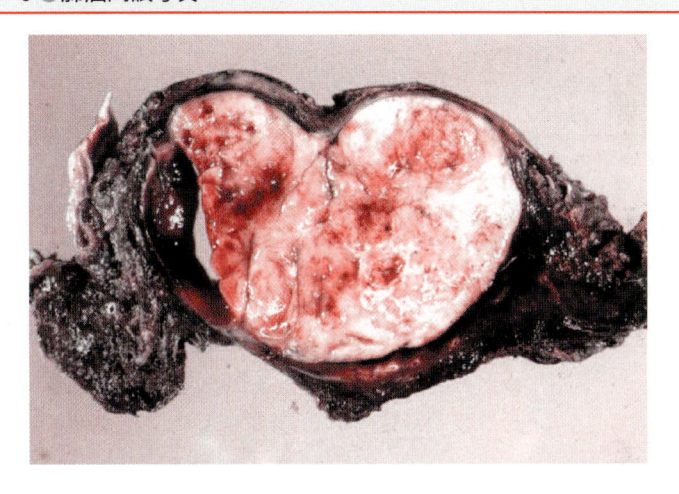

図9-6 ●肺癌肉眼写真

図9-7 ●肺腺癌組織像

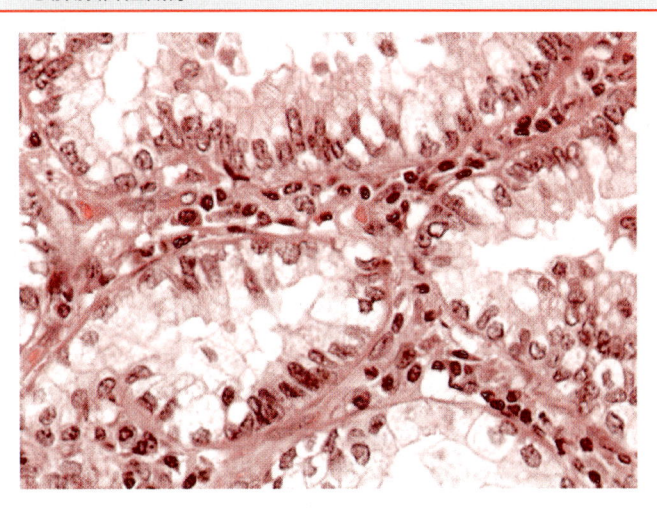

表9-3 ●外科病理検査で頻用される診断名

臓器	診断名
消化器	食道炎，慢性胃炎，食道・胃・十二指腸潰瘍，食道・胃・大腸癌，潰瘍性大腸炎，憩室炎，急性虫垂炎
肝・胆道	急性・慢性肝炎，肝硬変，原発性・転移性肝癌，胆石症，胆囊炎
泌尿器	急性・慢性腎炎，腎盂腎炎，膀胱癌，前立腺肥大症，前立腺癌
産婦人科	子宮筋腫，子宮癌，卵巣囊腫，卵巣癌，子宮外妊娠
乳房	女性化乳房，慢性乳腺炎，線維腺腫，乳癌
皮膚	母斑，粉瘤，ボーエン病，皮膚癌，悪性黒色腫，パジェット病
脳・脊髄	脳腫瘍，脳膿瘍，髄膜炎，脳炎
甲状腺	亜急性甲状腺炎，橋本病，甲状腺腺腫，甲状腺癌
呼吸器	肺癌，肺結核，肺炎

B 細胞診

1 細胞診の種類と特徴

細胞診（cytology）は，米国のパパニコロウ（Papanicolaou）教授により婦人科領域での癌診断として剝離細胞診が1928年から利用されるようになった．その後，細胞診は表9-4に示すように，全身の臓器の病変に適応され，その診断率もきわめて高い．細胞診は剝離細胞診と穿刺吸引細胞診の2つに大別される．

表9-4 ●細胞診検査材料の種類

1. 女性性器系：腟壁，子宮頸管，子宮体部内膜の擦過・吸引材料，卵巣内容の穿刺吸引材料
2. 呼吸器系：喉頭・気管・気管支の吸引・擦過材料，喀痰，肺穿刺吸引（経皮，経気管支）材料
3. 泌尿器系：尿，膀胱洗浄液，尿管カテーテル尿，腎穿刺吸引材料
4. 消化器系：食道・胃・直腸の洗浄液および擦過物，十二指腸液，胆汁液，膵液，肝穿刺吸引材料，胆管ドレナージ液
5. 体腔液：胸水，腹水，心囊液
6. 乳腺分泌物：乳頭異常分泌物，穿刺吸引材料
7. 造血器系：骨髄およびリンパ節穿刺吸引材料
8. 皮膚系：皮膚擦過物，皮膚分泌液
9. 神経系：髄液，脳穿刺液
10. 運動系：関節液，骨穿刺吸引材料，筋肉穿刺吸引材料
11. 口腔系：口腔・歯肉・舌擦過材料

1) 剝離細胞診

剝離細胞診は，子宮分泌液，喀痰，尿などに剝離された細胞を詳しく検索し診断する方法である．自然に剝離した細胞または人為的に剝離した細胞を対象とする．細胞を剝離するのにブラシなどを利用する場合，これを擦過細胞診という．

2) 穿刺吸引細胞診

1960年頃からスウェーデンを中心として発達した，身体の表在部ないし深部臓器に存在する病変に直接穿刺し，細胞を採取し検査する方法である．最近では，X線テレビ，CTスキャン，超音波などの監視のもとで穿刺部位を確認しながら採取するので診断率も高く，わが国でも普及している．穿刺吸引細胞診がよく行われる臓器は，乳腺・唾液腺・甲状腺・リンパ節など，比較的体外から到達しやすい臓器である．

3) 細胞診の長所と短所

細胞診がこのように普及したのは，①検体採取が簡単なこと，②経済的であること，③病理組織検査にみられるような特殊な技術や煩雑な検体採取を必要としないこと，④患者の苦痛がきわめて少ないこと，⑤繰り返し検査ができ集団検診にも適していること，などの理由による．しかし，細胞診にも，①組織構造が判別できないとか，②細胞の壊死や変性が強い場合などには診断ができない，という欠点もある．

4) 的確な診断を下すシステム

細胞診は，細胞検査士（cytotechnologist）により塗抹標本を観察し良性か悪性かのスクリーニングが行われ，悪性の疑いのある標本は細胞診の専門医が最終診断を下すシステムになっている．日本における細胞診断の教育システムや資格制度は世界をリードする水準にあり，スクリーニングを行う細胞検査士は全国で5998名，細胞診専門医は2113名（2006年5月現在）いる．

5) 頻度の高い臓器

細胞診のなかで最も頻度が高く，また基本となるのは，婦人科細胞診であり，通常どこの病院でも細胞診の検体の60〜80%を占めている．次いで喀痰やブラシ擦過を中心とした呼吸器系の検体が多い．さらに体腔液，尿，乳汁および乳房穿刺液などが検体として提出される．呼吸器系の細胞診は近年最も精力的に研究されている分野で，喀痰をはじめX線テレビ透視下

の病巣擦過細胞診，経内視鏡的穿刺吸引細胞診，経皮穿刺吸引細胞診などが病巣の部位より選択実施されている．肺は手術や試験切除などが簡単にできないため，喀痰細胞診が最も一般的な検査法となっている．

2 細胞診検体の採取と標本作製法

検体の種類により，検体の採取法，処理法，保存法，標本作製法は異なってくる（表9-5）．検体の採取は熟練した医師によって実施されなければならない．

表9-5 ●細胞診の種類と検体の取り扱い方

種類	検体	採取部位	採取方法	採取量	検体処理法	検体保存	染色法とスライド枚数
呼吸器	新鮮喀痰	気管・肺	経口的に喀出		直ちに塗抹・固定	4℃で12時間以内	Pap染色4〜6枚
	固定喀痰	気管・肺	サコマノ法	5〜10ml	ミキサーにかけた後塗抹	6〜12か月保存可能	
	病巣擦過物	気管支・肺の病巣部	気管支鏡擦過TVブラッシ	ごく少量	直ちに塗抹・固定	保存不可	
	穿刺吸引液	末梢および中間肺	経皮・経気管支穿刺吸引	同上	同上	同上	
体腔液	胸水・腹水・心囊液	胸腔・腹腔心囊	針穿刺	100〜200ml	遠沈・塗抹・固定	4℃で24時間以内	2Pap染色4枚ギムザ染色1枚PAS染色1枚
婦人科	プールスメア子宮腟部スメア頸管内スメア子宮内膜スメア	後腟円蓋部子宮腟部子宮頸部子宮体部	綿棒・木ベラ・吸引綿棒・木ベラ綿棒・木ベラ・吸引吸引・洗浄	ごく少量	直ちに塗抹・固定	保存不可	Pap染色各1枚
	自己採取スメア	後腟円蓋部，子宮腟部	自己採取	1〜5ml	遠沈・塗抹	1週間以内	Pap染色2枚
ホルモン細胞診	腟スメア	腟側壁上部1/3	綿棒	ごく少量	直ちに塗抹・固定	保存不可	Pap染色1枚
尿	新鮮尿	排泄尿	容器に採取	100〜200ml	遠沈・塗抹・固定	同上	Pap染色2枚ギムザ染色2枚
髄液	新鮮髄液	クモ膜下腔	穿刺	1〜5ml	同上・膜フィルター法	同上	Pap染色1枚ギムザ染色1枚
消化器	病巣擦過スメア	食道・胃・小腸・大腸	内視鏡下病変部擦過	ごく少量	直ちに塗抹・固定	同上	Pap染色4枚ギムザ染色1枚
	胆汁・膵液・洗浄液	胆管，胆囊，膵管	PTCD, 胆囊穿刺ERCP	5〜100ml	氷中の試験管に採取遠沈・塗抹・固定	氷中で5〜10分	Pap染色3枚PAS染色1枚
乳房	分泌液・穿刺吸引液	乳頭部乳房内腫瘤	乳房圧迫により分泌液採取，経皮穿刺吸引	少量	直接スライドガラスに塗抹・固定	保存不可	Pap染色4〜6枚

PTCD：経皮胆管ドレナージ　　ERCP：内視鏡的逆行胆管膵造影法　　Pap染色：パパニコロウ染色

1） 液状検体の取り扱い

胸水・腹水・心嚢液・尿・髄液などの液状検体は，よく撹拌し，試験管に約10m*l*採取し，遠沈後，沈渣をスライドガラスに塗抹し，直ちに95％エタノール液に浸し固定する．液状検体でも細胞成分が少ないときには，ミリポア膜，ヌクレオポア膜という5μmの微細孔が開いている合成膜を用い，濾過器で陰圧にして，その膜上に細胞を集めてそのまま固定し，染色する膜フィルター法もよく利用されている．

このほか，遠沈器とスライドガラスを組み合わせて，遠沈物を直接スライドガラス上に受けて標本とするオーストミア法，さらに検体を特殊な液体保存液に採取・保存・塗抹するliquid based cytology（LBC）なども用いられる．

2） 粘液性検体

喀痰・子宮分泌液・乳汁分泌液などの粘液性の検体は，スライドガラス上に綿棒で塗抹する．液状検体や粘液検体のいずれの場合でも，塗抹標本は直ちに95％エタノール液に固定しなければならない．

3 細胞診検体の固定と染色

細胞診検体の固定法には，湿固定と乾燥固定の2種類がある．

1） 湿　固　定

細胞診では通常湿固定，すなわちスライドガラスに塗抹後乾燥させないですぐに95％エタノール液に浸す．固定後の標本はパパニコロウ染色を行

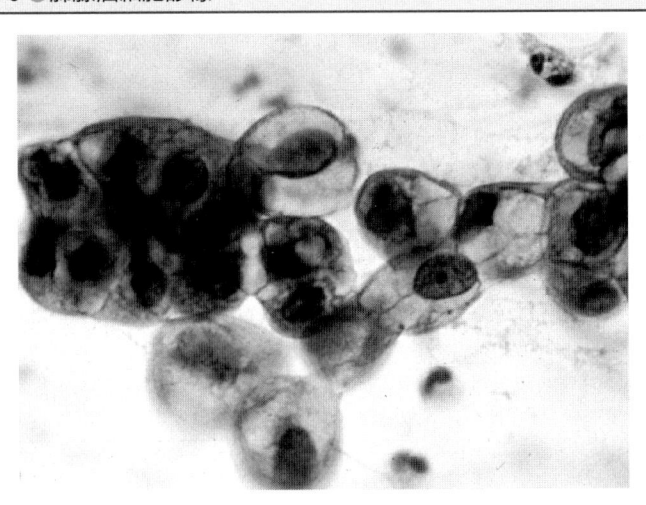

図9-8 ●肺腺癌細胞診像

う．パパニコロウ染色では，核が濃青藍色で細胞質が緑色または橙色に染まる．細胞診顕微鏡像の例を図9-8に示す．

2） 乾燥固定

体腔液やリンパ節穿刺吸引液では，塗抹後直ちに乾燥させる乾燥固定をも併用し，ギムザ染色やライト染色をして鏡検する．ギムザ染色は白血球などの血液細胞の観察に適している．

4 結果の解釈と報告様式

1） 結果の解釈と確定診断

細胞診の報告書が返却されると，臨床医は診断の解釈と患者のその後の処置を考える．細胞診断が良性病変か悪性病変であるかをまず最初に確認する．良性病変の場合は，どのような疾患に属するかを確認する．悪性病変の場合には，組織型を確認し，治療方針を立てる．悪性か良性かいずれとも鑑別し難い場合は，繰り返し検査したり，採取方法を変えたり，試験切除を実施したりして確定診断する．

臨床的に悪性病変が疑われ，ただ1回の細胞診で陰性の場合には，以後4～5回連続して細胞診を行い，その結果で判定する．現在，乳腺や甲状腺を中心に，新しい報告様式が発案され実行されている．

2） パパニコロウ分類

細胞診断には，一般にパパニコロウ分類が用いられている．パパニコロウ分類ではクラスⅠ～Ⅴまで分けられ，クラスⅠ，Ⅱが良性病変，クラスⅣ，Ⅴが悪性病変である．クラスⅢは良性か悪性か決めかねる場合につける．クラスⅢをクラスⅢaとクラスⅢbに分け，前者を良性の境界病変，後者を悪性の境界病変と分類する方法（3段階法）もかなりの施設で採り入れられている（表9-6）．

また，婦人科以外ではこのクラス分類を簡略化して陰性（−），疑陽性（±），陽性（＋）の3段階方式を採用している施設も少なくない．最近，

表9-6 ●パパニコロウ分類

クラスⅠ	……異型細胞の認められない場合（陰性）
クラスⅡ	……異型細胞を認めるが，悪性の疑いのない場合（陰性）
クラスⅢ*	…悪性の疑いはあるが，悪性と判断できない場合（疑陽性）
クラスⅣ	……悪性の疑いがきわめて濃厚な異型細胞を認める場合（陽性）
クラスⅤ	……悪性と判断できる異型細胞を認める場合（陽性）

*クラスⅢのなかに，良性域に近い疑陽性をクラスⅢa，悪性域に近い疑陽性をクラスⅢbと亜型に分けて記載する．

図9-9 ●鏡検風景

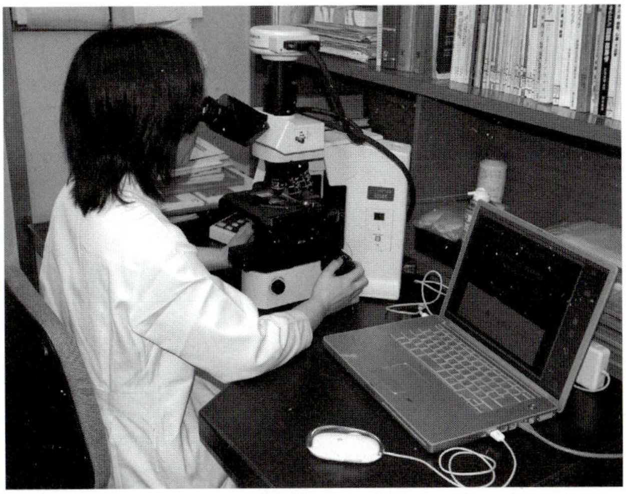

米国ではベセスダ（Bethesda）方式という新しい分類法が婦人科領域（頸部のみ）に採り入れられ，広く使われているが，わが国では導入している施設は限られている．細胞診の鏡検風景を図9-9に示す．

C 病理解剖

　病気で死亡した患者の死体を解剖して，その死因と各臓器における病変を明らかにすることを病理解剖（autopsy）または剖検とよぶ．病理解剖をするには，遺族の承諾のもと死体解剖資格を有する医師が行わなければならない．資格がない医師が実施する場合は，地域の保健所長の許可を得てから行う．剖検する場所も規定されていて，自宅で行うことはできない．臨床検査技師が剖検を介助する施設が多い．

　病理解剖を始める前に，死亡した患者の担当医が病理解剖医に臨床診断や臨床経過を知らせ，解剖目的を明確にする必要がある．病理解剖医は，病変臓器の肉眼所見を立ち会っている担当医に知らせ，解剖終了時に肉眼的病理診断を下す．同時に各臓器の病変部位から1〜3個の組織片を採取し，10％ホルマリン液に固定後，脱水・包埋・薄切・染色・封入・鏡検の順で調べ，最終的には顕微鏡所見を含めた最終病理診断報告書が提出される．

　病理解剖の意義：病理解剖は，単に正しい診断をするだけでなく，臨床側の疑問点を解明するためにも必要である．さらに臨床医の診断や治療が適切であったか否かを判定し，担当医自身が反省する資料となる．このよ

うな目的で，院内各職種が参加する臨床病理検討会**CPC**（clinico-pathological conference）を開催し，剖検結果を日常業務に還元しなければならない．

これは看護師にとっても，看護した患者の死因を自分の目で確かめることができるので，看護知識の向上にきわめて有効な手段となる．時間と機会が許す限り，剖検を見学することが望まれる．

D 病理検査の外部委託

近年，臨床検査の外部委託（外注）が進む傾向にあり，極端な例では，検査室全体を外部委託する施設まである．これには，いわゆる民間の検査センター（衛生検査所）の増加と内容の充実があり，他方では，一般の病院では特殊な検査に対応できないことや，費用の面で外注したほうが安くできるという理由がある．病理検査も例外ではなく，特に病理医や細胞検査士の少ない地方病院では，かなりの規模の施設でも病理検査を外注している．

ここで問題になるのは，検査結果に対する精度管理または精度保証である．検体や報告書が離れた所へ移動することになるので，問題も発生しやすくなる．当初はトラブルも多かったが，検査システムが充実してきた最近では，病院で検査するのと同じレベルに達しているか，またはそれ以上の検査センターも少なくない．

検体を送る側も，検体の取り違えや破損のないよう万全の体制で望む必要がある．院内検査でも外注検査でも，患者検体の重要性には変わりがない．検査センターによっては，検体の取り扱い方について細かく規定したマニュアルを作成しているところも多いので，検体を提出する側としてもぜひ，それに従って実施することが必要である．

E 臨床検査の自動化と遠隔診断

コンピュータの発達は，臨床検査室にも大きな影響を与え，臨床化学検査では多項目同時測定機が広く使用されている．病理検査では他の部門に比較して自動化は遅れているが，それでも自動染色装置（図9-10），自動封入装置，自動包埋装置が広く使用されているし，データの入力から報告までをシステム化している施設が増加している．今後，自動化が精度保証に大いに役立つことが期待されている．

また，自動化とは異なるが，画像送信による病理・細胞診の遠隔診断が広まりつつある．これにより，常勤病理医のいない地方病院でも術中迅速診断を含めた病理診断が可能となるであろう．

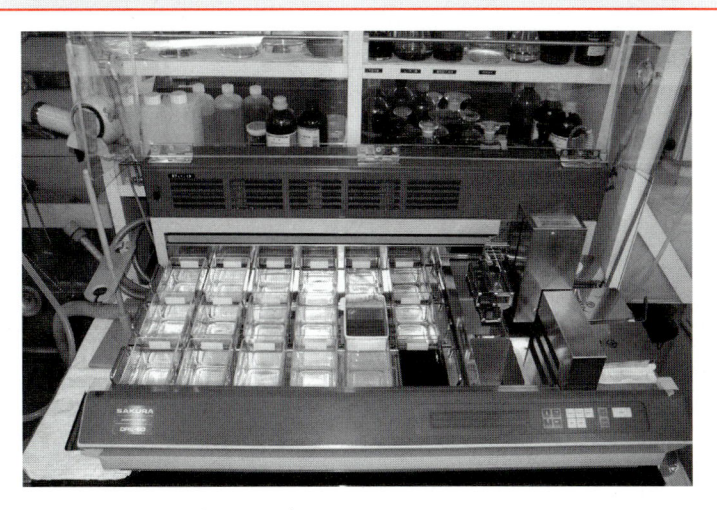

図 9-10 ● 自動染色装置

F 看護と病理検査

　現在の医療は，チーム医療である．異なった職種との連携プレーがいかにうまくいっているかがその病院の質を反映する．病理検査と看護部の接点は，検体の採取・搬送・結果の問合せ・診断結果の授受である．臨床検査や病歴システムが電子化されるに伴って，結果報告や問合せの問題は少なくなったが，検体の受け取りと搬送にはトラブルが起こらないような工夫が必要である．

　最も注意しなければならないのは検体の取り違えである．これを防ぐには，検体容器のラベル添付の際のダブルチェック，検体授受時のダブルチェックを励行するとよい．また，病理検査では悪性腫瘍の最終診断を報告するので，看護師側での守秘義務厳守も重要である．さらに，生の臓器を扱うことも少なくないので，感染性の検体には十分注意し，その情報を病理部に周知する必要がある．

第10章 生理機能検査

1 循環機能検査

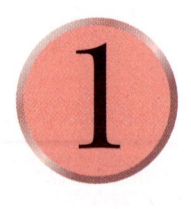

A 心電図検査

　心臓は全身に血液を循環させるポンプとして働いており，その指令を送っているのが洞結節という部分である．洞結節は，1分間に70回前後の頻度で自動的に電気的な興奮を発生し，それが心臓全体に伝播する刺激伝導系である特殊心筋と，これらの興奮を受けてポンプとして心臓機能を行う作業心筋に働く．この心筋の電気的変化を，体表面に装着した電極から誘導し，波形として記録したものが心電図（electorocardiogram；ECG）である．

　刺激伝導系は，洞結節→結節間経路→房室結節→ヒス（His）束→左右の脚→プルキンエ（Purkinje）線維から構成され，プルキンエ線維から作業心筋である固有心筋に刺激が伝導される．刺激（興奮）の伝導により心房・心室が収縮する（図10-1）．

1 検査の意義

　心電図検査は，心臓の形態をみるものではなく，心臓の電気現象を観察し，心臓の電気的機能を評価するものである．したがって，不整脈や急性心筋梗塞などの心不全の診断には欠かせない検査である．一般的には，心電図検査の適応疾患として以下のものがある．

・不整脈の有無
・心房・心室肥大症

図10-1 ●心臓の刺激伝導系

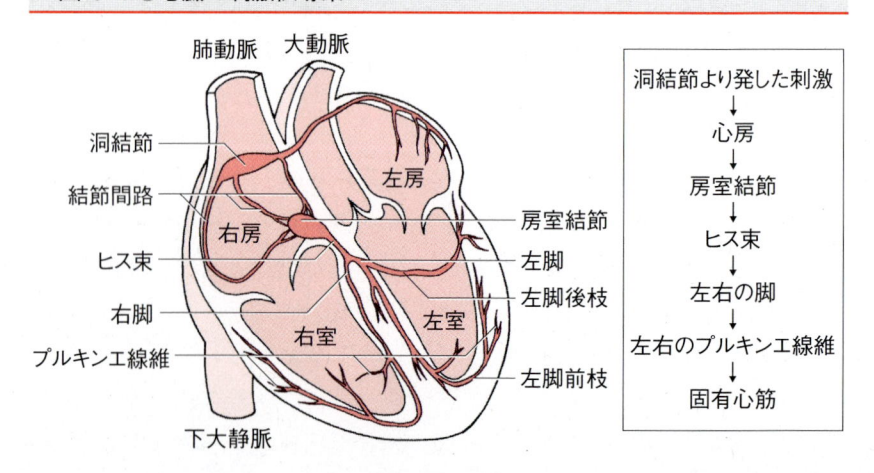

・虚血性心疾患（狭心症，心筋梗塞）
・心膜炎
・電解質異常（K，Ca）
・薬剤中毒（ジギタリス，キニジンなど）
・心臓に影響する全身疾患（甲状腺機能亢進症など）

検査は簡易で繰り返し施行できるため，診療や健診で活用されている．看護師は，ICU（intensive care unit）やCCU（coronary care unit）などで心電図検査を必要とする患者に接する機会も多く，また患者の急な胸痛や意識消失などに遭遇した場合には，可及的速やかな心電図検査または心電図モニターの装着が望まれ，それによってその後の迅速で適切な処置を行うことが可能となる．したがって，心電図にかかわる検査機器の取り扱い方や緊急処置が必要な波形について十分理解しておく必要がある．

2 心電図の誘導法

1） 誘導法の種類と記録方法

心電図は，2個の電極をからだのどの部分に装着しても記録することは可能である．しかし，装着する場所により記録される波形は異なり，みている部位も異なる．そこで，電極をどこに設置するかの取り決めがあり，それを心電図の誘導法（leads of electrocardiogram）とよんでいる．

各電極にはプラスとマイナスの極性があり，各誘導はプラスの電極の方向に興奮が伝播してきたときに，上向きに記録されるようになっている．

通常，用いられる誘導法は，標準12誘導である（表10-1）．

標準12誘導には，①標準四肢誘導（双極誘導）法，②単極四肢誘導法，

表10-1 ●標準12誘導心電図の誘導法

誘導法	電極装着部位
標準四肢誘導法	第Ⅰ誘導：左手―右手 第Ⅱ誘導：左足―右手 第Ⅲ誘導：左足―左手
単極肢誘導法	aV_R：右手―左手と左足の結合した不関電極 aV_L：左手―右手と左足の結合した不関電極 aV_F：左足―右手と左手の結合した不関電極
単極胸部誘導法	V_1：第4肋間胸骨右縁―四肢を結合した不関電極 V_2：第4肋間胸骨左縁―四肢を結合した不関電極 V_3：V_2とV_4の中点 V_4：第5肋間で左鎖骨中線との交点 V_5：V_4の高さで左前腋窩線上 V_6：V_4の高さで左中腋窩線上

③単極胸部誘導法がある．
（1） 標準四肢誘導法

標準四肢誘導法（standard limb lead）は，電極を右手，左手，左足に付け，各々の2つの電極間の電位差を記録する方法で，電極を装着した部位各々に電位差が存在することから，双極誘導ともよばれ，第Ⅰ誘導，第Ⅱ誘導，第Ⅲ誘導の誘導がある（図10-2）．

通常，標準四肢誘導はすべて陽性に記録されるようになっていて，心臓の電位（右胸心を除く）は，右上側から左下へ伝導するために，下記のように設定されている．

- 第Ⅰ誘導：左手から右手の電位を差し引いた電位で，心臓の左側の心電図である．
- 第Ⅱ誘導：左足から右手の電位を差し引いた電位で，心臓の下側の心電図である．
- 第Ⅲ誘導：左足から左手の電位を差し引いた電位で，心臓の下側の心電図である．

（2） 単極肢誘導法

単極肢誘導法（unipolar limb lead）は，ゴールドバーガー（Goldberger）が考案した，不関電極を用いた四肢誘導法である．

右手，左手，左足のいずれか2つの電極に抵抗（10～100kΩ）を介して結ぶと，この部分の電位差がなくなる．この結合部と残りの電極との電位差を記録する方法である（図10-3）．

（3） 単極胸部誘導法

単極胸部誘導法（unipolar chest lead）は，四肢に付けた電極を一点に結ぶ（ウィルソン（Wilson）の結合電極）もので，この結合部分の電位差がないことを利用し，この結合部と胸部に付けた電極との電位差を記録す

図10-2●標準四肢誘導法

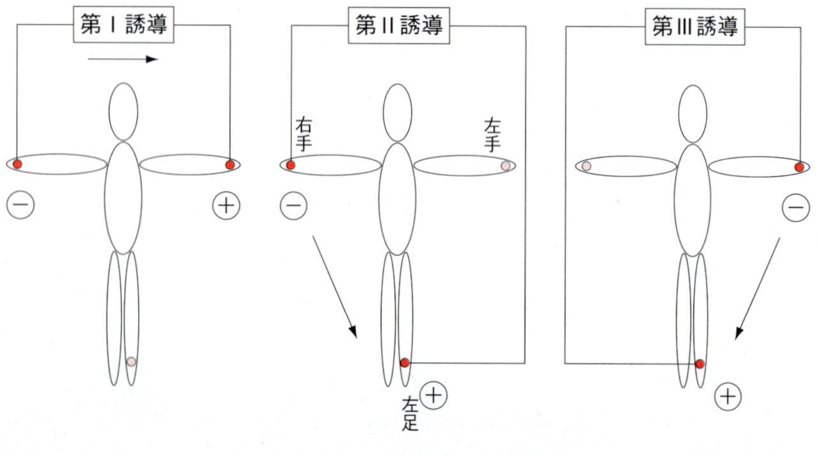

図10-3 ●単極肢誘導法

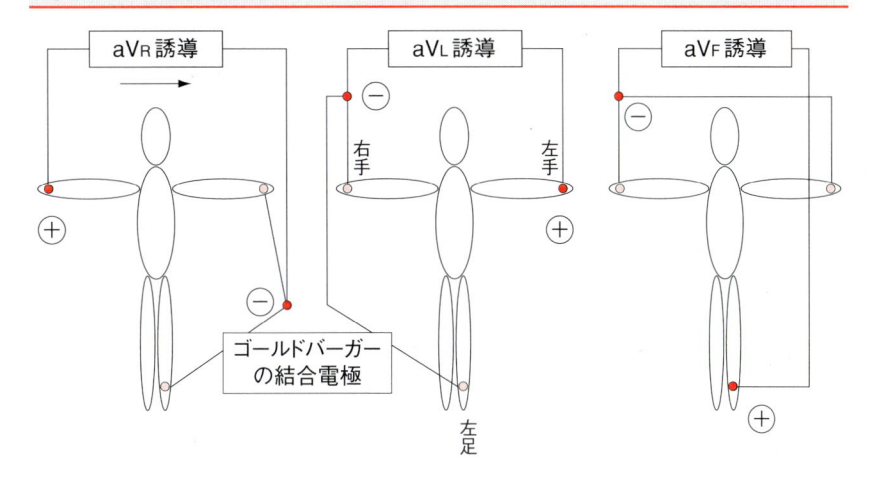

図10-4 ●単極胸部誘導法

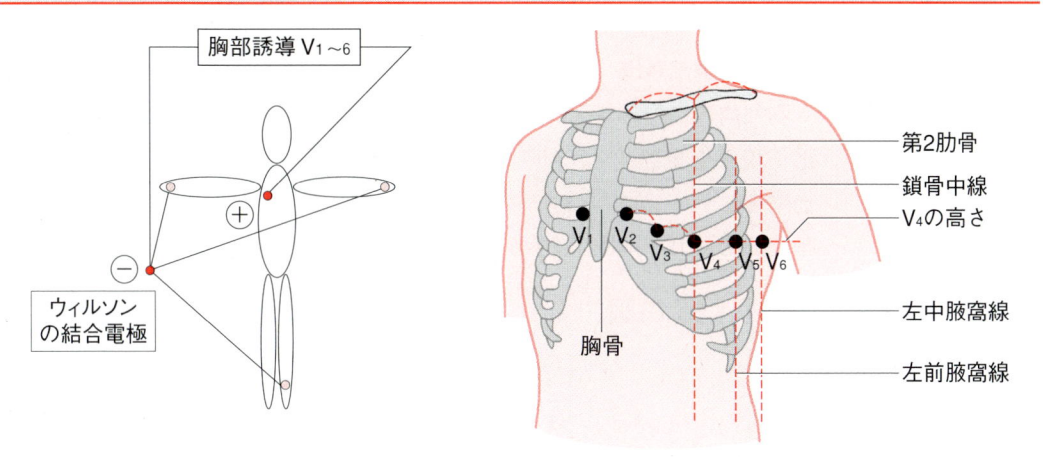

単極胸部誘導法での電極装着部位

る方法である（図10-4）．

　通常，胸部誘導はV_1，V_2，V_3，V_4，V_5，V_6の6か所の誘導が記録される（図10-5）．

　追加誘導としては，右胸心や右室梗塞などの場合に，V_3，V_4，V_5，V_6の電極位置の左右対称な部位に装着するV_{3R}・V_{4R}・V_{5R}・V_{6R}がよく用いられる．

2） 各誘導の観察部位

（1） 四肢誘導

　四肢誘導は，心臓の電気現象を前額面に投影する．aV_R誘導は右肩から左右心室の内腔を，Ⅰ・aV_L誘導は左肩から左室の前側壁と高位側壁を，Ⅱ・

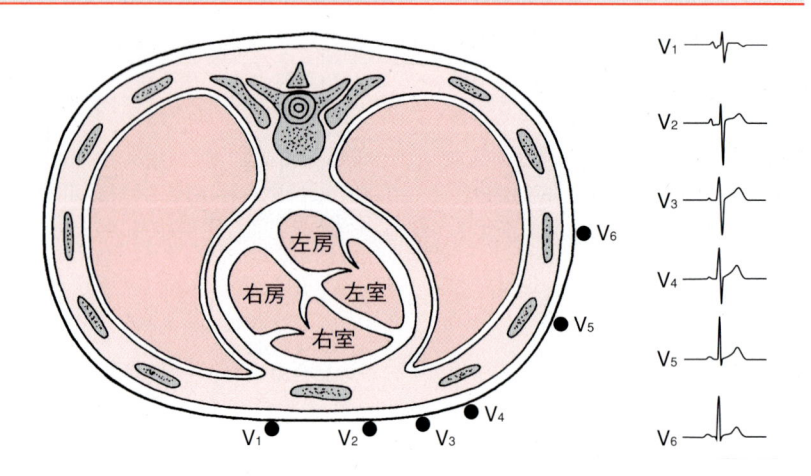

図10-5 ●単極胸部誘導法の電極装着部位と心電図波形の関係

Ⅲ・aV_F誘導は下腹部の方向から心室の横隔膜に面する部位をそれぞれ眺めている．

（2） 胸部誘導

胸部誘導は，第4・5肋間の高さで胸部を輪切りにした水平面に心臓の電気現象を投影する．V_1・V_2誘導は右胸部誘導とよび，右室のほか左室後壁を，V_3・V_4誘導は左室前壁から心室中隔・心尖部を，V_5・V_6誘導は左胸部誘導で左室側壁を反映する．

3 正常心電図

心電図波形は，振幅（縦軸）通常1mV/1cm，記録紙の横方向（横軸）は興奮の伝わる時間（速さ）を表し，一般に1mm＝0.04秒で記録される．記録速度25mm/秒で記録する（図10-6）．

健常者の心臓が収縮すると，心電図上にP，QRS，T，Uの各波が記録される（図10-7）．

- **P波**：心房の興奮（脱分極）を表した波で，小さな円い山形を描く，基準値は0.10秒以内で高さ0.25mV以内である．
- **PR（PQ）時間**：洞結節から出た興奮が心室に達するまでの時間（房室伝導時間）で，心電図上ではPの始めからQRSの始めまでの部分をいう．基準値は0.12～0.20秒である．
- **QRS波（群）**：心室の筋肉の興奮（脱分極）する状態を表し，心電図上では通常，Qは下向き，Rは高く上向き，Sが下向きになっている．基準値は0.10秒である．QRS波の終了点をJ点（junction）とよぶ．
- **ST時間**：心室の筋肉の脱分極を完了し，再分極が始まるまでの間をいい，心電図上ではQRSの終わり（J点）からT波の始まりまでの部

図10-6 ●正常12誘導心電図波形

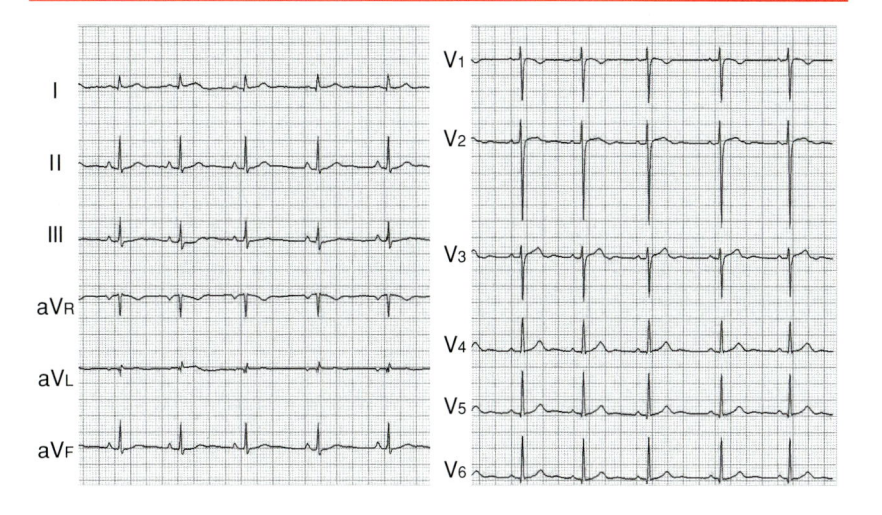

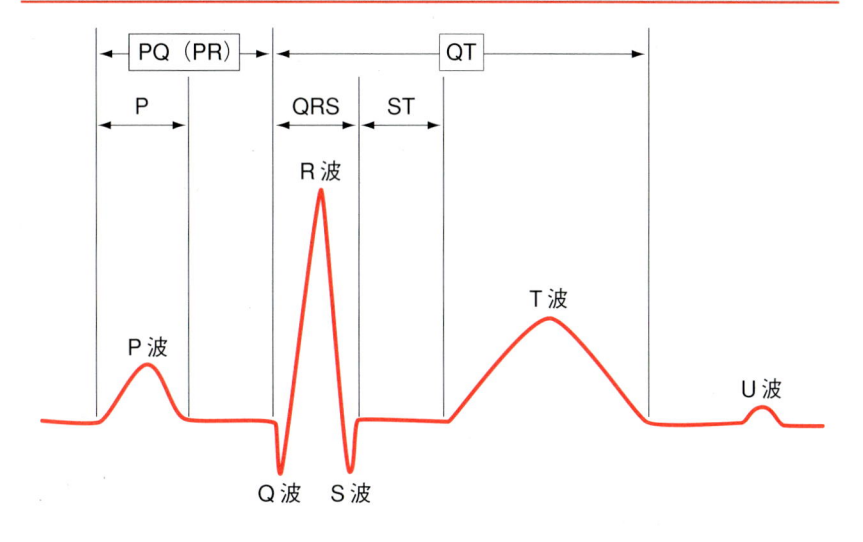

図10-7 ●心電図波形

分である.
- **T波**：心室の再分極を表す山形の波形で個人差がある.
- **QT時間**：心室に興奮が始まって消失するまでの時間のことで，心電図上ではQRSの始まりからTの終わりまでをいう．基準値は0.35〜0.44秒である.
- **U波**：人によって出現する場合があり，T波の終わりに出る緩やかな波をいう.

4 実施方法

心電図検査の実施にあたっては，以下の手順で患者への説明と準備がな

される．
① 患者には，検査は何の苦痛も伴わず，危険のないものであることを説明し，緊張や不安を取り除いておく．
② 被検者（患者）には手首，足首と前胸部を露出してもらい，仰向けに寝かせる．
③ 電極を装着する部分の皮膚をアルコール綿で拭き，汗や脂肪を落とす．
④ 電極を装着する部分にペーストをつけ，電極を装着する．
⑤ 電極に誘導コードを間違いなく接続し，心電図を記録する．

5 異常心電図

心電図の異常は，調律異常と波形異常の2種類に大別される．

1） 調律異常（不整脈）

不整脈とは，狭義には正常と異なる心拍リズムを指すが，広義には正常の刺激発生・伝導と異なるものを指す（表10-2）．

（1） 不整脈解析の基本

・P波はあるか
　① P波の形は正常か
　② QRS波は脱落していないか
　③ QRS波の形に異常はないか
・各心拍のP-P間隔，R-R間隔，PQ間隔を確認し，各間隔が，一定，突然短縮，突然延長，周期的変化，不定の有無を判定する．

表10-2 ● 不整脈の分類

1．刺激生成異常	2．刺激伝導異常
① 洞結節における刺激生成異常	① 洞房ブロック
・洞頻脈	② 房室ブロック
・洞徐脈	・不完全房室ブロック
・洞性不整脈	第Ⅰ度
・洞停止	第Ⅱ度（ウェンケバッハ型・モービッツⅡ型）
② 異所性刺激生成異常	・完全房室ブロック
・期外収縮：心房（上室）・房室接合部・心室	第Ⅲ度
・発作性頻拍：上室・心室	③ 脚ブロック
・粗動・細動：心房・心室	・不完全
・補充収縮・補充調律	・完全
	・右脚・左脚
	④ 房室バイパス路
	・WPW症候群
	・LGL症候群

WPW：Wolff-Parkinson-White　　LGL：Lown-Ganong-Levine

（2） よく遭遇する不整脈（図10-8）

- **洞性頻脈**：安静時，心拍数が毎分100回以上をいい，P-P（R-R）間隔が狭くなる．貧血，甲状腺機能亢進症，発作性頻拍症などでみられる．
- **洞性徐脈**：安静時，心拍数が毎分60回以下をいい，P-P（R-R）間隔が長くなる．
- **洞性不整脈**：P-P間隔が変動し，その結果心拍の間隔が不規則になる．
- **期外収縮**：刺激が洞結節以外の部位より発生する．また，その刺激は洞結節のリズムより早期に発生するもの．刺激発生部位により心房性，房室結節性（両者を合わせて上室性），および心室性期外収縮といわれる．心臓疾患患者によくみられるが，健常人でも出現する．

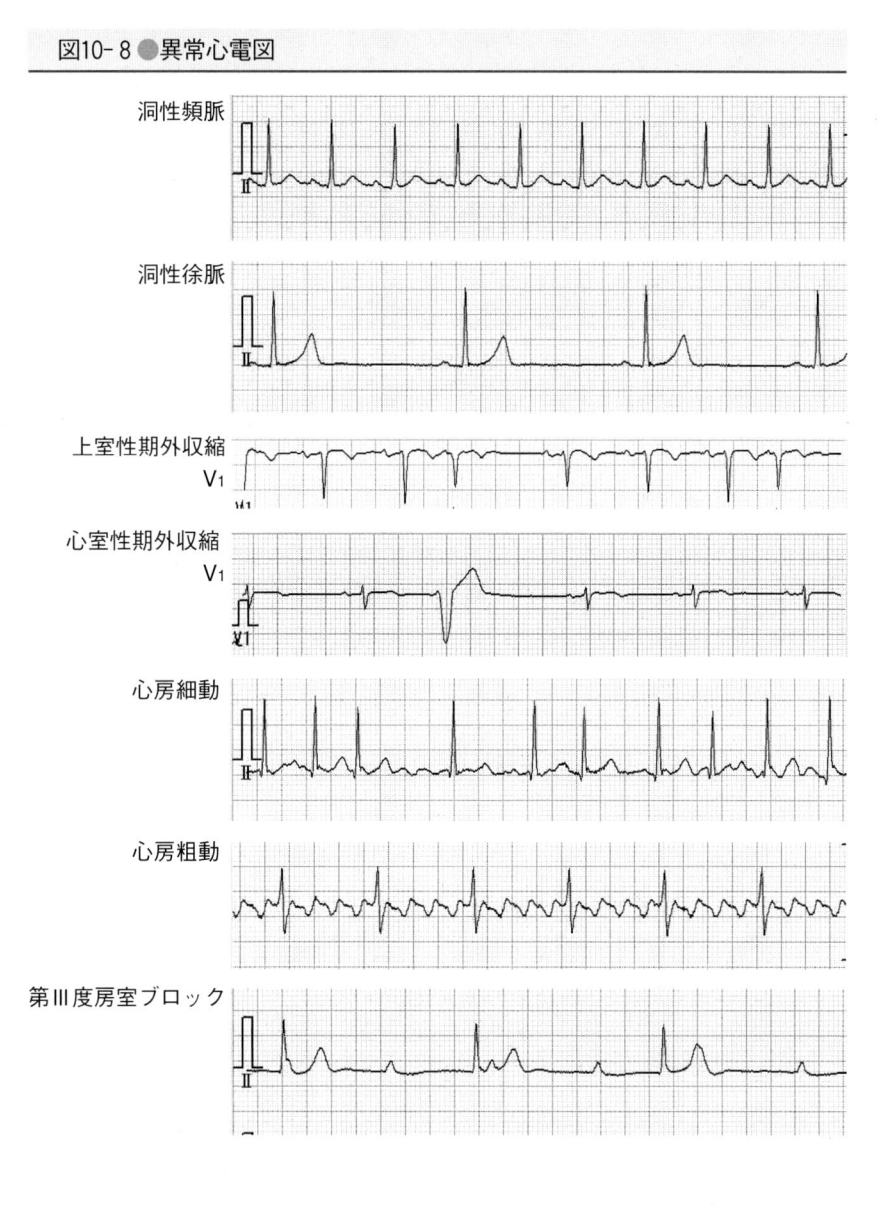

図10-8 ● 異常心電図

- **心房細動**：心房の異常興奮による刺激が絶えず発生することにより，心電図上P波は消失し，代わりに異常興奮によるf波とよばれる不規則な波が出現する．R-R間隔は不規則であり，絶対性不整脈ともいわれる．心臓疾患にみられるが，飲酒，喫煙，過労などでも出現する．
- **心房粗動**：洞結節以外の部位から発生する刺激により，心房が急速な規則正しい興奮を起こし，心室も一定の間隔で伝導する．心電図上P波は消失し，代わりにF波（毎分300程度）とよばれる鋸歯状の波が出現する．心臓病や甲状腺機能亢進症などでみられる．
- **洞房ブロック**：洞結節と心房間の伝導障害によるもので，突然P波以下のQRS波，T波が消失する．消失した間のR-R間隔は先行するR-Rの整数倍となる．
- **房室ブロック**：心房と心室間の伝導障害によるもので，PQ（R）間隔が延長する．重症になると心房と心室が独立して活動する（完全房室ブロック）．この場合運動など本来心拍数が上昇しなければならない場合でも，心拍上昇が行われず意識消失（アダムス-ストークス（Adams-Stokes）症候群）などが出現することもある．人工心臓ペースメーカーの埋め込みの適応となる場合がある．

2）波形異常

（1）心筋梗塞

心筋梗塞（myocardial infarction）は冠動脈の閉塞によって心筋に壊死

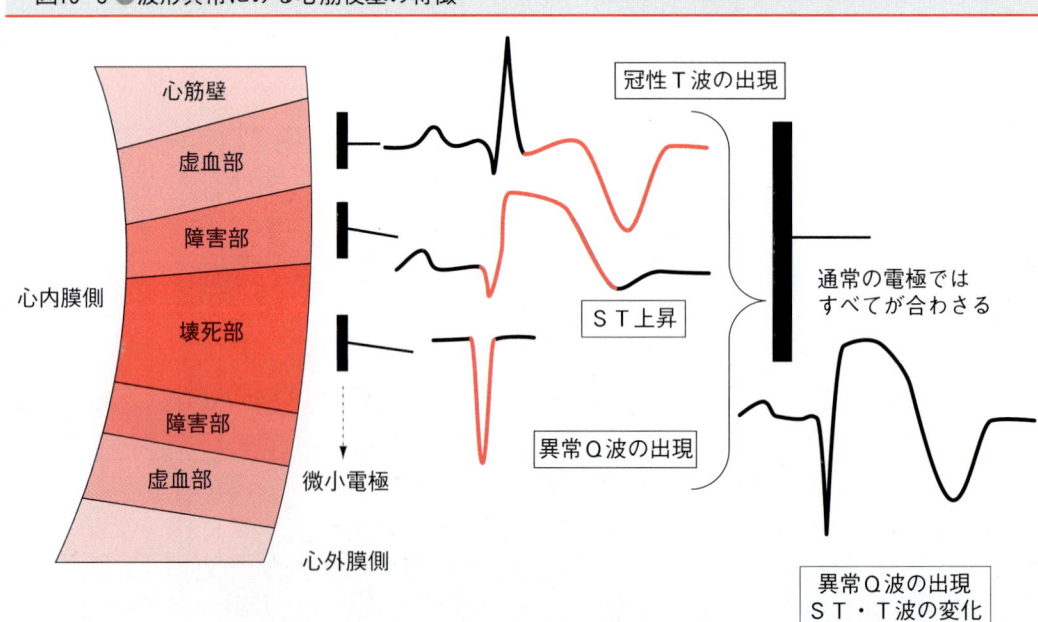

図10-9 ●波形異常にみる心筋梗塞の特徴

のみられるもので，突然の胸痛で発症し，心電図に特徴的な所見が現れる（図10-9）．急性期では，危険な不整脈・心原性ショック・心臓破裂・心不全などが出現しやすく，死亡率も高く，正確な診断と適切な処置が要求される．

① 診断ポイント（典型例）（図10-10）
- 異常Q波：R波の高さの1/4以上の深さをもち，かつ幅が0.04秒以上．
- ST上昇：四肢で1mm以上，胸部で2mm以上の上昇．
- 冠性T波：T波の前半と後半で左右対称的な陰性T波．

ただし，梗塞発作からの経過時間や梗塞の範囲などにより，必ずしも全所見がみられるとは限らず，まったく所見を認めないこともある．

② 心筋梗塞の部位診断

心筋梗塞の部位診断は，心電図12誘導で上記の特徴的波形が出現する誘

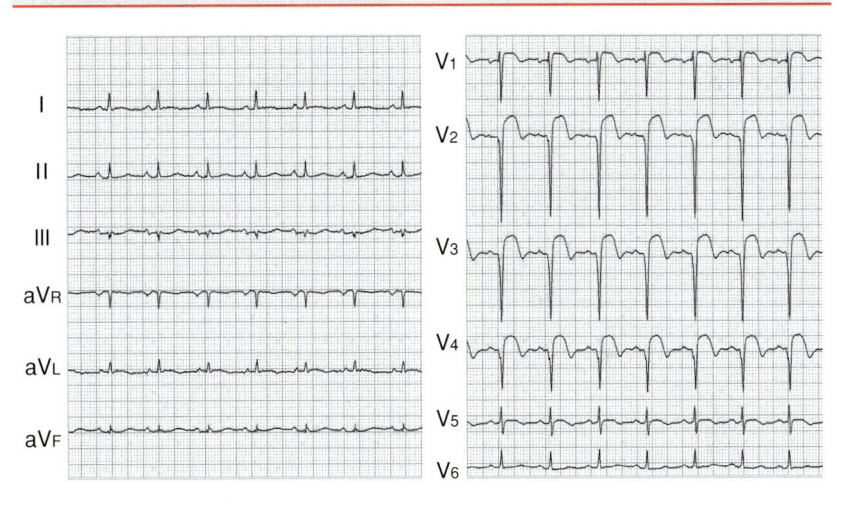

図10-10 ● 急性心筋梗塞（前壁中隔）

図10-11 ● 心筋梗塞の部位診断

梗塞部位＼誘導	I	II	III	aVR	aVL	aVF	V1	V2	V3	V4	V5	V6
前壁中隔							■	■	■			
側壁	■				■						■	■
広範囲前壁（前壁側壁）	■				■		■	■	■	■	■	■
高位側壁	■				■							
下壁（横隔膜面）		■	■			■						
後壁側壁	■				■						■	■
純後壁							■	■				

■：心筋梗塞波形出現誘導　■：高いR波，T波陽性

導部位から梗塞部位が推定される（図10-11）．ただし，純後壁梗塞の場合は心臓背側部の変化であり，心電図は極性が反転した像を呈する．

③ 心筋梗塞発症後の変化

梗塞発作中や発作直後には心電図変化がないことがある．数分後にT波の減高，尖鋭化がみられる．2～3時間後にはST上昇が出現し，24時間以内にQ波が現れ，数日後には深いQ波を呈する．1週間後にはST上昇は減少しはじめ，T波の陰性化が始まる．数週間後にはSTは基線に戻り，T波は冠性T波を呈する．この冠性T波は2～3か月後，時に1年以上以降になって正常に戻る．異常Q波の消失はそれ以上の期間がかかり，一生涯消失しない場合が多い．

（2） 狭心症

① 種類と特徴

心筋に酸素を供給している冠動脈の異常により，心筋の酸素需要と供給のバランスが崩れ，心筋虚血が生じ，胸痛や胸部圧迫感などの症状が一過性に出現するものを狭心症（angina pectoris）という．基本的には労作性狭心症（effort angina）と異型狭心症（variant angina）に分類される．労作性狭心症は主に冠動脈の器質的狭窄に，また異型狭心症は主に冠動脈攣縮（スパスム；spasm）に起因する．

② 診断のポイント

- 労作性狭心症は，発作中にST低下（および陰性T波），発作は労作時に出現．
- 運動負荷試験でST低下．
- 異型狭心症は，発作中にST上昇．
- 発作は早朝に多い．

6 危険な心電図

心室細動・心室停止が発生し，心拍出が行われなくなると，脳への血流も妨げられ，それが3分以上続くと，非可逆的な変化を中枢に及ぼし蘇生できなくなる．そのため，危険な不整脈の早期発見・早期治療が必要となる．

種類として，心室性不整脈では，①心室細動，②心室頻拍，③R on T，④多型心室性期外収縮，⑤short-run，伝導障害では，①完全房室ブロック，②洞機能不全症候群がある．

要因としては，①急性心筋梗塞の急性期，②心不全，③心筋症，④弁膜症，⑤完全房室ブロック，⑥薬物中毒，⑦ペースメーカー作動不全，⑧電解質異常などがあげられる．

B 運動負荷心電図

1 検査の意義

　通常心電図検査は安静状態で行われるが，異常所見が現れない場合もある（胸痛があり病院で心電図検査を行っても，そのときは異常所見は現れず胸痛も治まっているなど）．そこで運動による負荷を加えることで，安静時には発見しにくい冠動脈疾患の診断や治療効果・重症度の判定，心血管疾患の機能の評価，不整脈・高血圧の評価のために行われるのが運動負荷心電図（exercise electrocardiogram）検査である．

2 検査方法

　検査法としては，一般に下記の方法が行われる．
　①マスター2階段試験
　②トレッドミル負荷
　③エルゴメーター負荷

1） マスター2階段試験

　マスター2階段試験とは，労作性狭心症の診断のために広く行われてきた方法である．運動負荷中に胸痛発作が誘発されると診断は容易であるが，なかなか誘発されないことが多い．

（1） 実施方法

　1段9インチ（22.8cm）の凸型階段を年齢，体重，性別によって定められた回数を1分半（シングル），または3分の間（ダブル）に昇降し，負荷前，負荷直後，3分後，5分後にわたって，少なくともⅡ，V_4，V_5，V_6誘導を記録して，負荷前の心電図と比較する．

（2） 判　　定

判定は，以下に示すいずれかが出現した場合を陽性とする．
　①ST下降0.5mm（0.05mV）以上
　②T波の平低または逆転（陰性T波が陽性化した場合も含む）
　③期外収縮などのかなり著明な不整脈や房室ブロック，心室内伝導障害の出現

（3） マスター2階段試験の利点・欠点

　利点としては，負荷に必要な機器は2階段だけであり，安価であり，検査スペースも小くてすむ．
　欠点としては，検査時の体動が大きく負荷と同時に心電図や血圧を記録

することが難しい，負荷量が少ない，負荷の程度は被検者の努力に依存する，があげられる．

2） トレッドミル負荷

（1） 実施方法

　トレッドミル負荷とは，電動式のベルトの上を歩く，または走ることによって負荷を与える方法である．負荷の強さは，電動式のベルトの回転速度と傾斜によって決められる．通常，性別・年齢・体重により負荷目標（負荷中止基準）が心拍数と血圧で設定される．最初はゆっくりとした歩行で，徐々に速度と傾斜がきつくなる．

　負荷目標に至ったところで負荷を中止し，その後安静状態に戻るまで，最低5～6分間観察し，異常や自覚症状が出現していないか，負荷により生じた異常が正常に戻っているかを必ず確認して終了とする．ただし，以下のときは運動は終了とする．

・脈拍の上昇（目標心拍数の達成）
・血圧の過度の上昇・下降
・危険な不整脈の出現
・症状（胸痛や胸部違和感）の出現
・足の疲労
・心電図や血圧に大きな変化が生じた場合

　トレッドミル負荷心電図は，負荷時において，たえず心電図12誘導が観察可能な状態で行われ，心電図の記録は通常運動負荷試験中1～3分ごとに記録する．心電図以外に血圧や呼気ガスなども記録される．特に血圧は，負荷の中止基準の設定と評価のために必要であり，通常負荷中1分ごとに測定される．

（2） トレッドミル負荷の利点・欠点

　利点としては，被検者の意思にかかわらず受動的に負荷をかけることが可能で，負荷量の評価が可能であり，負荷量が大きい．歩行や走行といった，特別な動作を行うことなく慣れた運動様式で負荷が可能なことである．冠動脈疾患の運動負荷試験として最も汎用されている．

　欠点としては，機器が高価で大きく検査に必要なスペースが必要であり，運搬が容易ではない．運動中の体動が大きく，同時記録する心電図や血圧測定が容易ではない．転倒の危険性があることがあげられる．

3） エルゴメーター負荷（図10-12）

（1） 実施方法

　一般に，自転車エルゴメーターを用い，被検者は自転車に乗るようにペ

図10-12●エルゴメーター

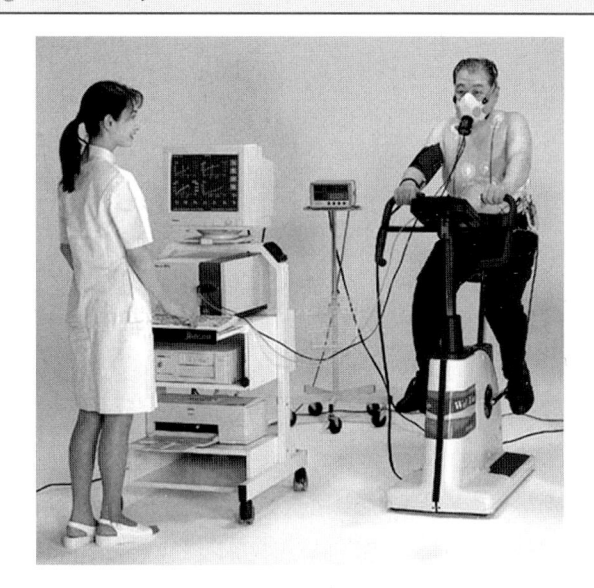

ダルを踏むことによって負荷を与える方法と，手でペダルを回す方法がある．負荷量は，回転車輪に機械的または電気的に抵抗をかける方法がある．

（2）エルゴメーター負荷の利点・欠点

利点は，体動が少なく，心電図や血圧測定が容易である．トレッドミルに比べ安価であり，機器が小さく運搬が容易である．

欠点としては，自転車に慣れない人や高齢者のように，ペダルを円滑に回転させることができない被検者は実施できない．主に筋肉疲労が負荷終了となる．このためトレッドミルに比べて負荷量が少ない．一般的に機能評価法として用いられることが多い．

（3）判　　定

判定はトレッドミルに準じる．

3 運動負荷心電図実施上の注意点

負荷試験は，虚血性心疾患の診断や心疾患における運動耐容能，運動により誘発される不整脈の検出を目的として行う検査であるため，被検者を危険な状態に陥れる可能性がある．したがって，医師の立会いのもとで，緊急薬剤や除細動器など緊急対応に必要な薬品や器材を準備し，慎重に行わなければならない．

症状（胸痛や胸部違和感）の出現，足が痛い，疲労したなど体調に変化が生じた場合は，直ちに中止する．被検者が我慢し無理をすると，けがや事故の原因となるため，被検者の状態観察が重要である．

トレッドミルなどの多段階負荷試験の場合には，負荷をどの時点で中止

するか（中止基準）が重要である．このため負荷の中止基準は，運動負荷試験における事故を防止するうえで禁忌の判定と同様，重要である．したがって，その判定は医師が行う．

運動負荷試験には禁忌事項があるので，厳守しなければならない．

4 運動負荷心電図の判定

運動負荷心電図の判定にあたっては，心筋虚血による有意なST偏位を判定する．

ST降下：ST部分の形から上向傾斜型，水平型，下向傾斜型などがある．このうち虚血性ST降下としては，水平型，下向傾斜型がある．ST降下の計測は，PQ部分の平坦部分を基準点とし，ST部J点から60～80msecを計測点とする．この部分が1mm以上降下している場合にST降下陽性とされ，冠動脈硬化症があると考えられる．

ST降下以外に注目する心電図変化は，ST上昇，中隔性Q波の消失，U波の陰転，軸の変異や不整脈の発生などがある．

C ホルター心電図（図10-13）

通常の12誘導心電図では，実際の記録時間が十数秒と短く，胸痛発作や動悸で受診しても検査時に症状が治まっているときは，病気を表す所見が心電図に現れないことが多い．そこで心電図を長時間（通常24時間）記録することによって，一過性に起こる不整脈や心筋虚血反応をとらえるのがホルター心電図（Holter electrocardiogram）検査である．これにより心電図変化をとらえる可能性が飛躍的に高くなった．

1 検査目的

・不整脈の診断
・虚血発作（狭心症など）の診断
・不整脈，狭心症などの治療効果の観察
・心臓ペースメーカーの作動状況の観察など

2 実施方法

使用装置は，心電図誘導電極，リード線，記録器，解析装置からなる．

心電図の誘導方法は，一般的には双極誘導法であり，2誘導が2～3チャンネルに記録される．最近では，12誘導心電図が記録可能な機器も存在する．以前はカセットテープを使用し心電図を記録していたため，記録器も重く，大きなものであったが，現在ではデジタルメモリーカードなどに波

図10-13 ホルター心電計装置

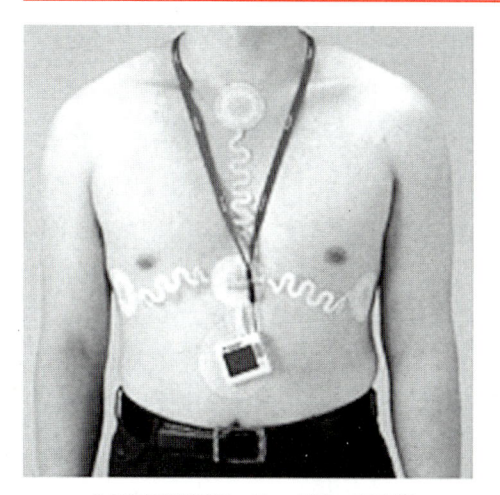

心電図誘導電極, リード線, 記録器 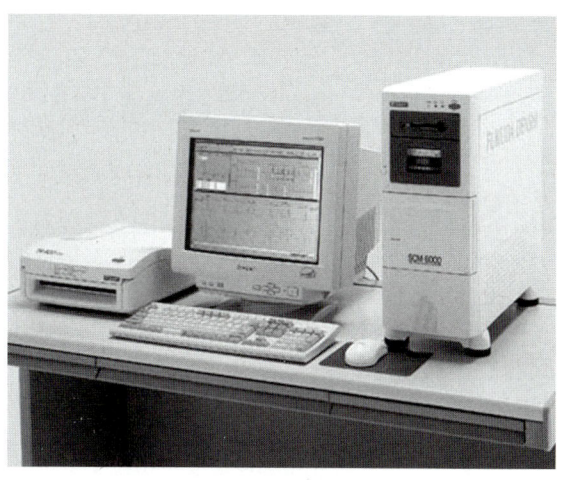　　　　　解析装置

形データが記録され,記録装置も小型軽量化が進み50～300g程度となり,被検者の負担も軽減された.

被検者は記録器を携帯した状態で日常生活を送り,その間の行動や症状の出現状況が行動記録用紙に記載される.ただし通常入浴などは行えず,電気毛布の使用はできない.

解析装置により,自動的に心電図データは解析され,24時間の記録中の不整脈の出現数,ST部のトレンドグラフ,平均心拍数,最大心拍数,最小心拍数,24時間総心拍数,全記録の圧縮波形を自動再生することが可能である.また症状出現時や異常波形出現時の実時間波形を再生し記録することができる.ただし自動解析では,心電図基線の動揺や筋電図などアーチファクト(artifact)の混入による誤カウントがあり,マニュアル解析によって補正される.

3 注意事項

電極装着期間が長いために,被検者によっては皮膚のかゆみや発赤などが生じる場合がある.また,装着したままで就寝するため違和感や不眠を訴えることもある.

被検者が訴える症状がホルター心電図装着中に出現しないこともあり,その場合,複数日の記録が必要となる.また現在では,イベント心電図(event ECG)という,症状出現時のみ被検者がスイッチを押すことでその時点の心電図を記録できる装置もある.

D 心音図検査

1 検査の意義

　心音の聴取は日常の診療において聴診として行われている．しかし人の耳に頼るために個人差が大きく，客観的な信頼性に乏しい．そこで心音図（phonocardiogram；PCG）検査では，マイクロホンを胸壁に当て，心臓の音響的現象を客観的に記録することを目的として行われている．

　心音の基本となるのはⅠ音とⅡ音であり，心音図ではⅠ音とⅡ音の間を収縮期，Ⅱ音と次のⅠ音の間を拡張期とよんでいる．拡張期にはⅢ音とⅣ音が存在する（図10-14）．

　検査原理：心音図をとるためには心音計を用いる．心音計は心音をマイクロホンで電気的振動に変換し，増幅後に記録する装置である．

　実施方法：胸壁にマイクロホンを装着し，心音図を記録する．

2 正常心音図

　正常心音にはⅠ～Ⅳ音がある．

　Ⅰ音は，心室の収縮によって房室弁が閉鎖し，動脈弁が開く音が記録されたものである．このうちの僧帽弁の閉鎖音と大動脈弁の開放音が主要な

図10-14 ●心音と心周期の関係

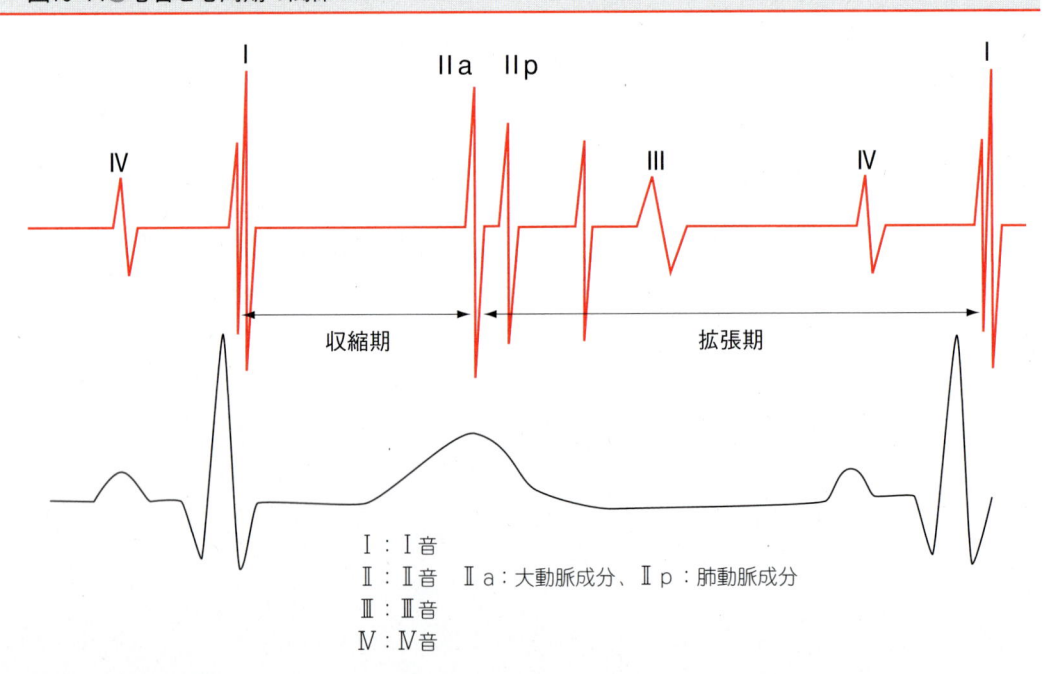

Ⅰ：Ⅰ音
Ⅱ：Ⅱ音　Ⅱa：大動脈成分、Ⅱp：肺動脈成分
Ⅲ：Ⅲ音
Ⅳ：Ⅳ音

成分である．

Ⅱ音は，収縮期が終わり，大動脈弁（Ⅱa）と肺動脈弁（Ⅱp）が閉鎖した音である．

Ⅲ音は，心室拡張期の急速充満期（流入期）から緩速充満期（流入期）に移行するときに，心房から心室へ流入する血液が心室筋にぶつかって生じ，振幅も小さく低音である．

Ⅳ音は，心房収縮によって生じる音で，振幅も小さく低音である．Ⅰ音の直前で心房収縮の直後にみられる．

3 異常心音図

1) 過剰心音

過剰心音とは，Ⅰ，Ⅱ，Ⅲ，Ⅳ音以外に聞こえる音をいい，主なものとして以下のものがあげられる．

①房室弁開放音（interventricular opening snap）：Ⅱ音の直後に発生する単一な高い音で，僧帽弁狭窄症のときに聴取される．

②拡張早期奔馬音（protodiastolic gallop）：Ⅲ音が異常に強くなった状態で，僧帽弁閉鎖不全症で聴取される．

③収縮期クリック（systolic crick）：収縮期にカリッとした金属性の高音で，心膜癒着などで聞こえる．

2) 心雑音

心雑音は発生時期により，以下の3種類に大別される（図10-15）．
①収縮期雑音：Ⅰ音とⅡ音の間に発生する．
②拡張期雑音：Ⅱ音と次のⅠ音の間に発生する．
③連続性雑音：Ⅰ音と次のⅠ音まで連続的に発生する．

血行（循環）動態より，駆出性雑音と逆流性雑音に分けられる．

（1）収縮期雑音

収縮期雑音（systolic murmur）では，駆出性収縮期雑音として半月弁（大動脈弁，肺動脈弁）を通過する際に生じる雑音があり，大動脈弁狭窄症，肺動脈弁狭窄症，ファロー四徴症，心房中隔欠損症などの際にみられる．また，逆流性収縮期雑音として収縮期全体に聞こえる高調な雑音があり，僧帽弁閉鎖不全症，心室中隔欠損症，動脈管開存症などでみられる．

（2）拡張期雑音

拡張期雑音（diastolic murmur）は，以下に示す3種類がある．

①逆流性拡張期雑音：大血管から心室へ血液が逆流するときに発生する雑音である．大動脈弁閉鎖不全症，肺動脈弁閉鎖不全症などの際に

図10-15 ● 心雑音の模式図

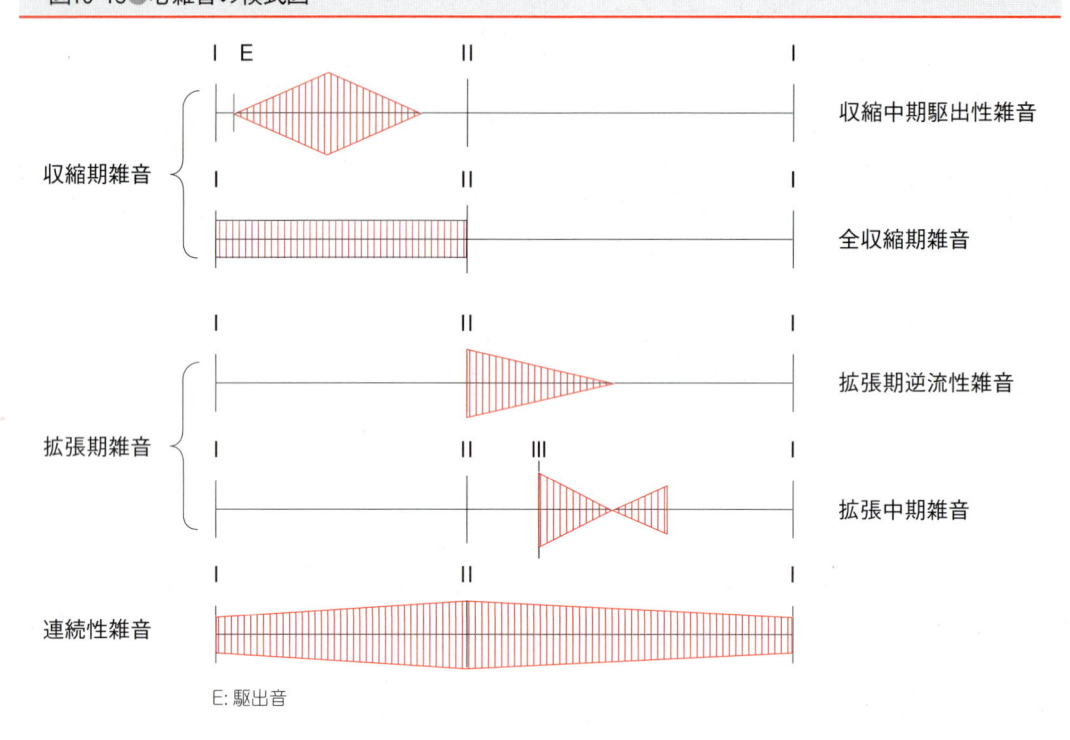

	収縮中期駆出性雑音
収縮期雑音	全収縮期雑音
拡張期雑音	拡張期逆流性雑音
	拡張中期雑音
連続性雑音	

E：駆出音

みられる．拡張期では，房室弁を血液が急激に通過する時期が2回存在する．第1は，急速流入期に心房−心室の内圧差から心房から心室に血液が急速に流入する時期と，第2は，心房の収縮により房室弁を血液が急激に通過する時期であり，この時期に房室弁に狭窄が存在する場合には雑音が発生する．

②心室充満性拡張期雑音：急速流入期に，房室弁口を血液が通過する際に生じる雑音である．僧帽弁狭窄症などでみられる．

③心房収縮性拡張期雑音：心房の収縮により，心房から心室へ房室弁口を血液が通過する際に生じる雑音である．僧帽弁狭窄症などでみられる．

（3）連続性雑音

連続性雑音（continuous murmur）は，収縮期と拡張期を通じて連続的に出現する雑音で，動脈から静脈への血管の短絡がある場合などで発生する．動脈管開存症などでみられる．

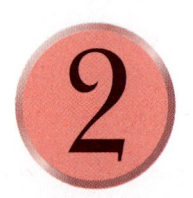

❷ 呼吸機能検査

呼吸とは，体外の酸素を全身の組織に供給し，体内で発生した炭酸ガス

を体外に排除することである．そこでの肺の機能は，換気とガス交換である．呼吸機能検査は，この換気とガス交換の機能を測定するものである．

1 呼吸機能検査の目的と限界

①呼吸器障害の原因と重症度を判定：呼吸困難をきたす肺疾患や心疾患などで用いられることが多い．
②慢性呼吸器疾患の管理．
③手術前検査：患者が手術に耐えられるかどうかを決定する検査の一つ．

肺機能検査は，病変が両側性び漫性疾患のときに有効であり，片側性疾患や孤立性の小病変では異常が発見できない場合が多い．胸部X線検査や胸部CT検査などの形態学的検査と組み合わせて利用すると，患者の肺の状態を正確に知ることができる．

2 呼吸機能検査の種類と特徴

1）スパイロメトリー

（1）検査意義

スパイロメトリー（spirometory）は換気に際して口元を出入りする空気の量を測定することであり，肺胞におけるガス交換のための換気機能をみる検査である．

肺に出入りする空気の量と時間的な速度を，スパイロメーターによって紙の上に曲線として表したものをスパイログラムとよぶ．

（2）検査方法

被検者の鼻をノーズクリップでとめ，スパイロメーターに取り付けられたマウスピースで口呼吸をさせる．呼吸により目的の肺活量（VC），努力性肺活量（FVC），一秒量（$FEV_{1.0}$），最大換気量（MVV）などを求める．

この他に，口元を出入りする空気の量では測定できない全肺気量（TLC），機能的残気量（FRC）や残気量（RV）などをヘリウム（He）や窒素（N_2）ガスを用いて測定する（図10-16）．

①**肺活量**（VC：vital capacity）：最大限に吸気した状態（最大吸気位）から最大限に呼出した（最大呼気位）空気の量．
②**パーセント肺活量**（%VC：percent vital capacity）：肺活量は性別，年齢，身長により異なるため，これらの因子から予測される肺活量（予測肺活量）と比較し百分率で表したもの．80％以上が正常である．
③**努力性肺活量**（FVC：forced vital capacity）：最大吸気位からできるだけ速く呼出させたときの呼吸曲線を紙の上に記録したものを努力性呼出（呼気）曲線とよぶ．

図10-16 ● 肺機能分画

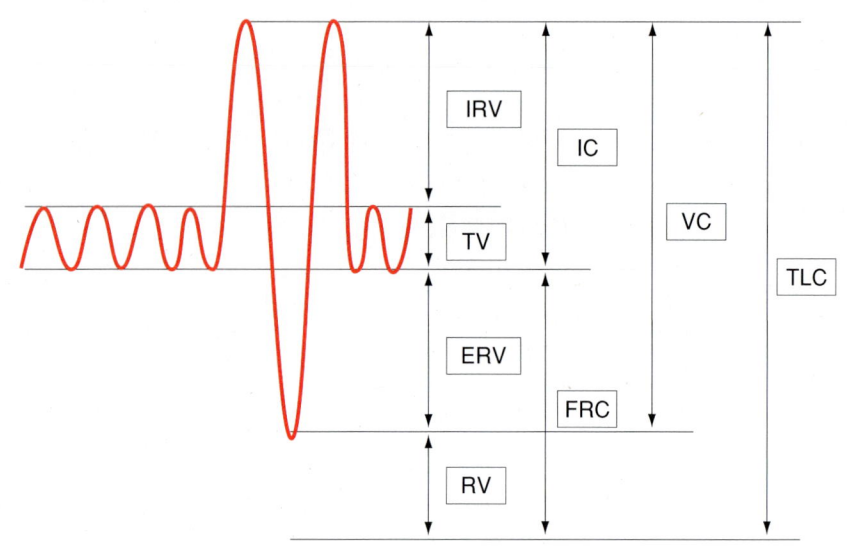

IRV：予備吸気量　　TV：1回換気量　　ERV：予備呼気量　　RV：残気量
IC：最大吸気量　　FRC：機能的残気量　　VC：肺活量　　TLC：全肺気量

④ **1秒量**（FEV$_{1.0}$：forced expiratory volume in one second）と**1秒率**（FEV$_{1.0\%}$）：努力性呼出を行うとき，呼出開始から1秒間に呼出された量を1秒量という．またこの1秒量が実測の肺活量の何%に当たるかを計算したものを1秒率という．1秒率は70%以上が正常である（図10-17）．

⑤ **機能的残気量**（FRC：functional residual capacity）：最大限に呼出し

図10-17 ● スパイロメトリーによる換気障害の分類

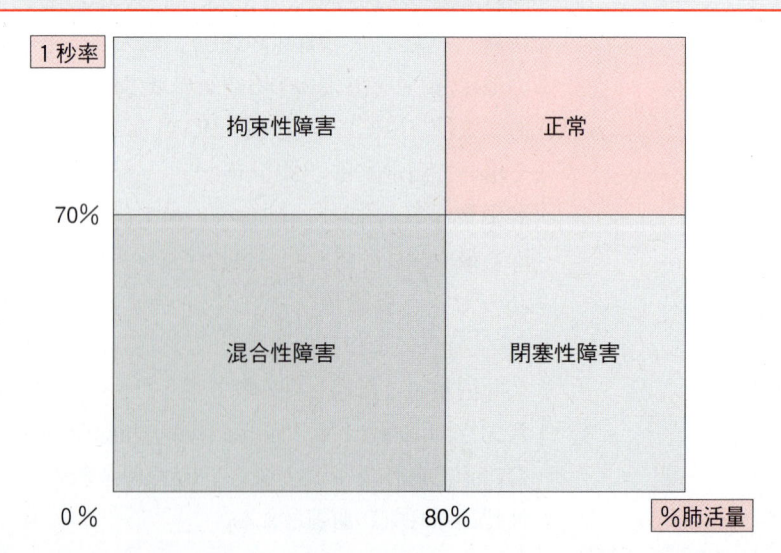

てもなお，肺内に残るガス容量を残気量（RV：residual volume）という．肺気腫や気管支喘息などの気道抵抗が上昇する疾患で増加する．残気量は直接測定することは難しく，一般的には安静呼吸時に肺内に存在する機能的残気量を測定し，その値から予備呼気量を差し引いて残気量を求める．

2） フローボリューム曲線

フローボリューム曲線（flow volume curve）は，努力性呼出時の気量（ボリューム：volume）を横軸に，気量に対応する気速（フロー：flow）を縦軸に表したものである．気速は気量を時間で微分したものである．

努力性肺活量測定で算出される1秒量などに比較して，末梢気道病変の検出や閉塞性疾患の早期診断に利用されている．検査結果は数値以外に曲線として描かれるので，波形から障害のパターンを視覚的にとらえやすい利点がある．

（1） 実施方法

検査は，努力性肺活量測定と同様に行われるため，現在では，努力性肺活量測定の際にフローボリューム曲線を描出し，検査回数を少なくすることで，患者の負担軽減を図っている．

（2） 判　　定

通常$\dot{V}_{50}$（努力性肺活量の50％のときの気速），$\dot{V}_{25}$（努力性肺活量の25％のときの気速）の値が判定の指標として用いられる．$\dot{V}_{50}$，$\dot{V}_{25}$などは末梢気道の気速を表し，呼出努力とは比較的無関係であり，細気道病変の診断に役立つ（図10-18）．

3） 肺拡散能

肺拡散能（diffusing capacity for carbon monoxide；DLco）は肺胞と肺毛細血管の間のガス交換能の検査である．拡散とは，肺で吸気により取り込まれた酸素が肺胞壁を通過して赤血球内のヘモグロビンに向けて受動的に移動することである．一酸化炭素（CO）は酸素（O_2）に比べて20倍も拡散しやすく，臨床的に拡散能の影響を受けない．検査に一酸化炭素が用いられるのは，酸素の拡散能を直接測定できず，一酸化炭素はヘモグロビンとの結合能が酸素の200倍も高く，肺毛細血管血漿中の分圧がゼロと仮定できるからである．

一般的には1回呼吸法が用いられる．0.3％COを含む4種混合ガス（5％He，O_2，N_2）を最大呼気位から一気に最大吸気位まで吸入させ，10秒間呼吸を停止させた後に呼出させ，吸入前後のCO濃度からCOの変化量を測定する．なお，注意事項として，肺拡散能は一酸化炭素ヘモグロビン量に

図10-18 ● フローボリューム曲線

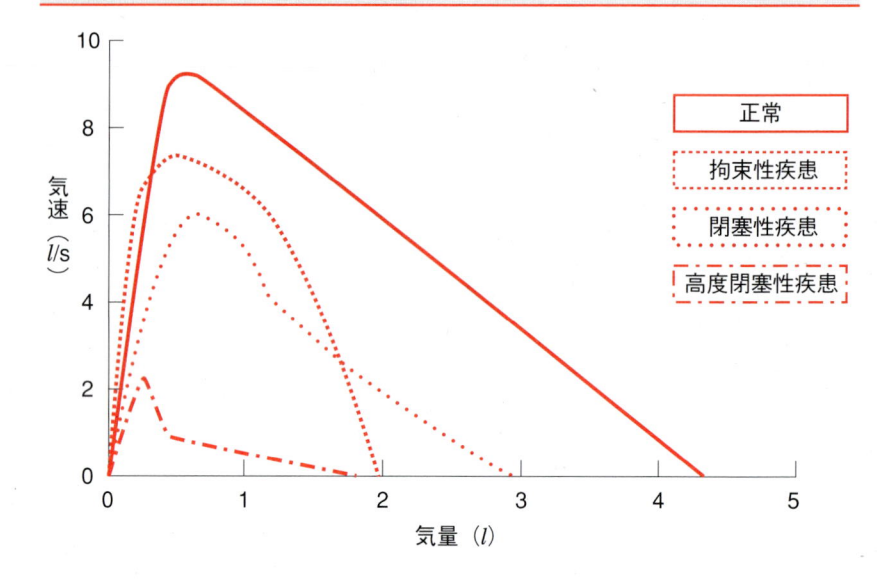

反比例するので，喫煙後は低値となる可能性があることがあげられる．

3 神経筋検査

1 脳波検査

　大脳皮質の活動電位を頭皮上の電極で増幅記録したものが脳波（electroencephalogram；EEG）である．脳の電気的活動電位は数十μV（マイクロボルト）程度であり，それを100万倍に増幅して記録される．

　脳波は脳の解剖学的変化や心理状態をみるものではなく，脳の生理的活動を電気的に測定したものである．

1）脳波検査の目的

　脳波検査は，脳のCT（X-ray computed tomography）やMRI（magnetic resonance imaging）検査に取って代わられた観があるが，脳波検査は形態的検査法ではなく，機能検査であり，てんかん・意識障害・脳死・睡眠段階の判定などの領域では欠かせない検査である．

　一般的には，脳波検査は以下のことを目的に行われる．
・てんかん発作の検査
・頭部外傷に対する脳機能検査
・脳腫瘍部位の検査

・脳血管障害の検査
・脳死判定のための検査
・精神疾患の検査
・脳炎・脳膜炎の検査
・意識障害の検査
・睡眠・覚醒障害の検査，など

2） 脳波検査の実施方法

　脳波検査は，頭皮上および両耳朶を含めて18～21個の7～8 mm程度の皿状の電極を装着して記録を行う（図10-19）．

　脳波は，年齢，覚醒・睡眠，閉眼・開眼，安静・興奮などの状態により変化する．したがって，記録は一般的には30分以上が必要となる．

図10-19●脳波の電極配置

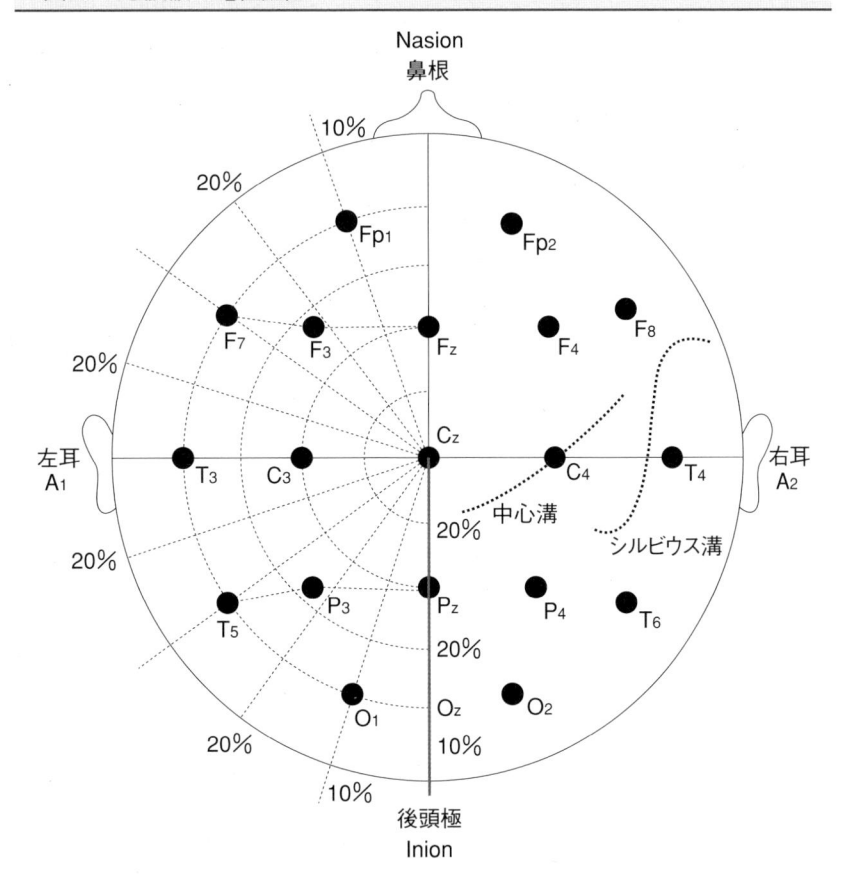

3） 脳波検査の判定

（1） 正常脳波

脳波の基礎律動は，その周波数によりα波とこれより遅い徐波，速い速波に分類される（表10-3）．

健康成人では，安静閉眼時にα波とよばれる10Hz前後の波が後頭部優位に出現し，β波が前頭・中心部優位に時折混入する．小児では，生後1歳未満でδ波（0.5〜3Hz）が優位であり，その後θ波（4〜7Hz）が混入し，5歳くらいからθ波が多くなる．それ以降α波が出現，増加し，14〜15歳くらいで成人脳波と同様となる．

（2） 異常脳波

健常人では出現しない波が現れたり，正常でみられる波が欠如する場合である．異常脳波には，突然出現する突発性異常波と連続的に出現する持続性異常波がある．突発性異常脳波の代表的なものは，てんかんにみられ，鋭い棘波や幅の広い鋭波，多棘波や棘波と徐波が対になった棘徐波複合などがある（図10-20）．

持続性異常波は，脳炎や髄膜炎などの脳全体の障害や，脳腫瘍や脳出血などの局所的脳障害の際にθ波やδ波の徐波が出現する．

（3） 脳波の賦活

安静時脳波で出現しない異常所見が潜在的に存在するか否かを見極めるために，種々の脳波賦活法が行われている．

- 過呼吸：1分間に20〜30回の深呼吸を3〜4分間強制的に行わせる方法で，てんかん性の異常波の出現がみられることがある．特に欠神発作の診断に有効である．
- 光刺激：被検者の眼の上にストロボスコープにより5〜20Hzの光刺激を10秒おきに10秒間与える．光源性てんかん，欠神発作，ミオクローヌスてんかんの患者では突発性棘波が出現しやすくなる．
- 音刺激：側頭葉の異常波誘発
- 睡眠賦活：覚醒時にみられない異常波が睡眠時に出現することがあ

表10-3 ●脳波の基礎律動

	名称	周波数帯域
徐波	δ（デルタ）波 θ（シータ）波 α（アルファ）波	0.5 〜 4 Hz 未満 4 〜 8 Hz 未満 8 〜 14 Hz 未満
速波	β（ベータ）波 γ（ガンマ）波	14 〜 30 Hz 未満 30 Hz 〜

図10-20 ● 脳波波形

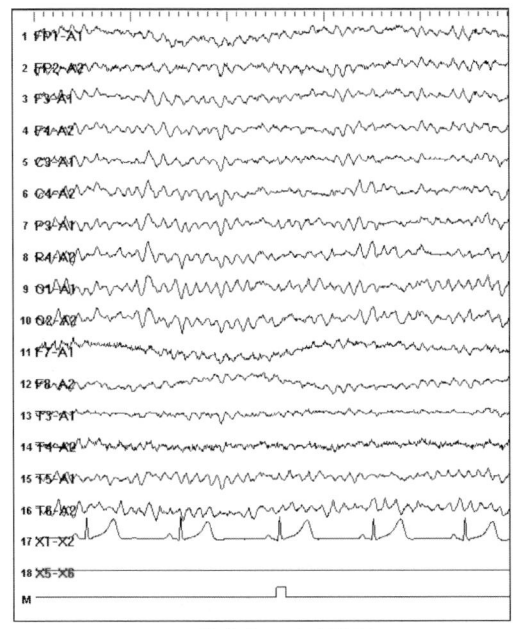

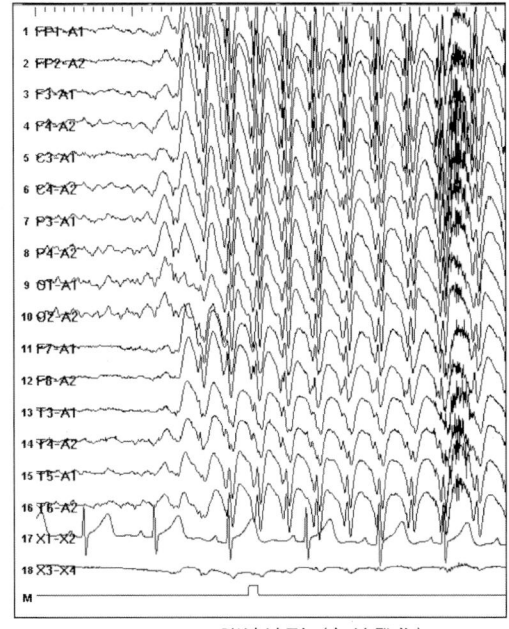

正常成人の脳波波形　　　　　てんかんの脳波波形（欠神発作）

る．入眠期～軽睡眠期の時期に異常波が出現しやすい．特にてんかんの精神運動発作の場合に有効である．自然睡眠が記録できない場合は，トリクロリール，抱水クロラールなどの催眠薬が用いられる．

4) 脳波検査での注意事項

脳波検査は，慢性疾患で実施されることが多く，年に1～2回繰り返し検査することも多い．また記録時間も30分以上と長いため，被検者はリラックスした状態で検査が行えるように配慮する必要である．

2 筋電図検査

1) 検査意義

筋電図（electromyogram；EMG）検査は，筋肉の萎縮，四肢などの脱力，感覚障害がある場合に，症状の部位診断と質的診断を行うために必須の検査である．

2) 筋電図検査の方法

検査は，①骨格筋の安静時の活動電位や随意収縮時に発生する活動電位を記録する方法と，②末梢神経に電気刺激を加え誘発されるH波やM波な

どの波を記録する誘発筋電図がある．

（1） 筋電図の誘導法

筋電図の誘導法として針筋電図がある．それは，直接針電極を刺入して筋肉の活動電位を記録する方法である．

① 正常針筋電図（図10-21）

〈安静時〉

正常の骨格筋では安静時に活動電位は認められない．針電極を刺した瞬間に刺入電位が発生し，すぐに消失する．

〈随意収縮時〉

正常の骨格筋が弱い収縮をする際には周期的に繰り返す1～3相性の棘波がみられる．棘波の振幅は，顔面で50μV～1mV，四肢筋で1～2mVであり，その持続時間は2～10msecである．

② 異常筋電図

〈安静時〉

安静時には，以下のような特有の自発放電を呈する．

- 線維自発電位（fibrillation potential）：末梢神経損傷などにより，筋線維が変性を起こし病的な放電を発生する．末梢神経損傷，脊髄前角変性，神経炎などのときにみられる．

図10-21●針筋電図（正常）

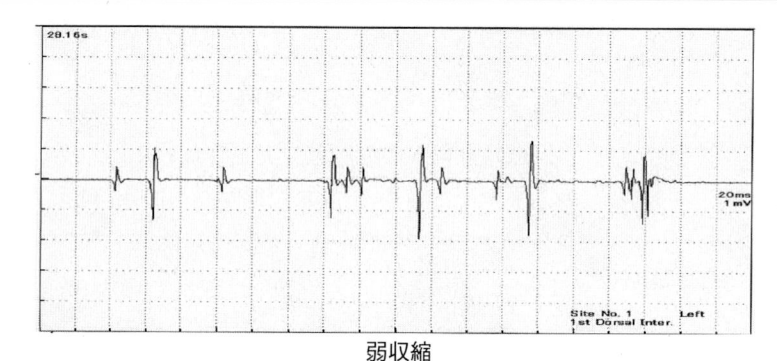

弱収縮

強収縮

- 線維束自発電位（fasciculation potential）：数個の筋束の不随意収縮で線維自発電位より大きな電位である．脊髄前角細胞の変性や破壊・筋萎縮性側索硬化症などで認める．
- 陽性鋭波（positive sharp wave）：下向きの鋸歯状波形で線維自発電位と同様の条件下で現れる．
- 群化放電（grouped discharge）：数個の放電が群化して現れる．パーキンソン症候群などで認められる．
- 筋強直性電位（myotonic potential）：針電極を刺入したり，筋を叩打したときの特異的な波形である．この電位をスピーカーで聞くと急降下爆撃音（dive bomber sounds）として聞かれる．先天性筋強直（緊張）症，筋強直（緊張）性ジストロフィーでみられる．

〈随意収縮時〉

- 高振幅電位（high amplitude potential）：振幅が4～20mV，持続が5～30msecの大きな波形である．脊髄前角炎，筋萎縮性側索硬化症，進行性脊髄性筋萎縮症などで認める．
- 低振幅電位（low amplitude potential）：低振幅の波形で筋線維自体の機能低下を起こす進行性筋ジストロフィーや廃用性筋萎縮などでみられる．
- 多相性電位（polyphasic potential）：末梢神経の病変により，神経線維の伝導速度にばらつきが生じて多相性の複雑な波形を出現する．
- 短持続時間電位（short duration potential）：筋原性疾患で現れる筋放電の持続時間が短縮するもので，筋強直（緊張）性ジストロフィーでみられる．

（2） 末梢神経伝導速度

末梢神経伝導速度は，遠心性の運動神経の興奮速度を測定する運動神経伝導速度（motor nerve conduction velocity；MCV）と求心性の知覚（感覚）神経の興奮伝導速度を測定する知覚（感覚）神経伝導速度（sensory nerve conduction velocity；SCV）の2種類がある．

①運動神経伝導速度（図10-22）

一般的に運動神経伝導速度の対象となる神経は，上肢では正中神経，尺骨神経，下肢では頸骨神経，腓骨神経などである．末梢運動神経に障害がある場合には，運動神経伝導速度が延長する．

②知覚（感覚）神経伝導速度

知覚神経伝導速度を求める場合は，求心性に伝わる知覚神経を刺激し，その活動電位を指標として測定する．一般に上肢では，正中神経，尺骨神経，下肢では，腓腹神経が検査対象となる．

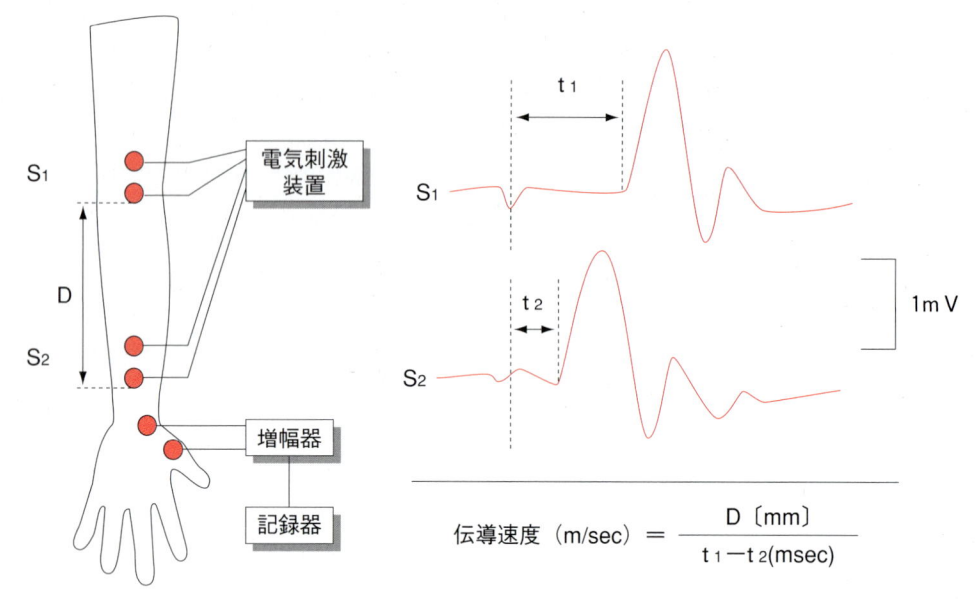

図10-22●運動神経伝導速度の測定

$$伝導速度（m/sec）=\frac{D〔mm〕}{t_1-t_2(msec)}$$

出典／椎名晋一，他：臨床生理学，医歯薬出版，2001，p.185.

4 超音波検査

1 検査原理

　人の耳に聞こえる音の範囲は20～2万Hz（20kHz）といわれており，これより周波数が高く人が聞けない音を超音波とよんでいる．

　超音波検査（ultrasonography）としては，1～20MHzの高い周波数の超音波が用られている．超音波には以下の性質があり，この性質を利用して画像を作成している．

・気体中は伝わりにくい：生体内では肺や消化管のガスによって妨害される．
・液体・固体はよく伝わる：生体内では心臓・胆嚢などの液体を貯留している臓器や肝臓・膵臓・腎臓・脾臓などの実質臓器および筋肉・脂肪・乳腺・甲状腺などの軟部組織ではよく伝わる．
・固体でも骨などは表面で強く反射されて深部へは伝わりにくい．
・光と同様にほぼ直進し，反射する．
・周波数が高いほど生体内で吸収されやすく深部に伝わらない．

　超音波検査は，体表面に当てた探触子（probe，プローブ）から超音波パ

ルスを生体内に放射し，生体組織で反射されたエコー（echo，反射波）を探触子で再び受信する方法である．超音波検査は無侵襲であり，産婦人科など放射線被曝が禁忌の領域での検査が可能である．また，実時間表示が可能であり，心臓など動きのある臓器の観察や針生検などの観察に適している．

超音波診断装置は，送信部，探触子，受信部，表示部（モニター）からなり，小型軽量で，検査室以外に外来診療やベッドサイドでの診断機器として利用されている．

ドプラ法の登場により，解剖学的情報のほか血流情報も観察可能となり，応用範囲が拡大した．また現在では，3次元表示や，3次元表示に動きの情報を加え，経時的に3次元表示を観察することが可能である．

2 超音波の表示法

- **Aモード法**（amplitude mode）：反射源の深さを横軸に，エコーの強さを縦軸に表示した方法である．
- **Bモード法**（brightness mode）：エコーの強さを輝度（明るさ）として表した方法である．
- **Mモード法**（motion mode）：Bモードと同様にエコーの強さを輝度として表し，縦軸を探触子からの距離，横軸に時間を表示した方法である．
- **ドプラ法**（Doppla）：音源に対して相対的に反射体が運動していると，送信周波数に対して受信周波数は見かけ上変化する現象をドプラ効果（Doppler effect）という．このドプラ効果を利用して，超音波を心臓内や血管内に当て，主に血液中の赤血球からの反射を測定し，動いているものにおける音の周波数の変化を測定する．その変化を，探触子に向かう血流を赤色，遠ざかる血流を青色で表示することで画像化する．
- **カラードプラ法**：Bモード画面上にカラー表示する領域（サンプリングボリューム）を設定し，各点から得られた血流情報を表示するものである．

3 心臓超音波検査（図10-23）

1） 検査意義

心臓超音波検査は，下記のような検査目的で用いられている．
① 形態的診断
② 機能的診断

図10-23 心臓超音波検査

僧帽弁狭窄症
Bモード像

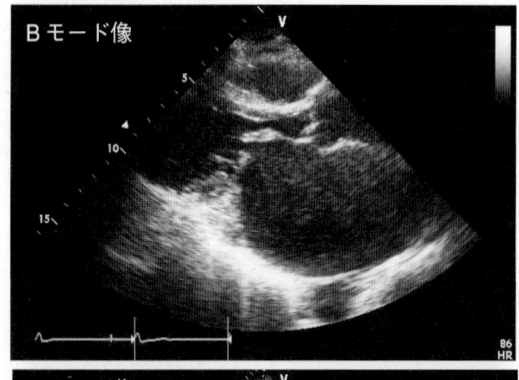

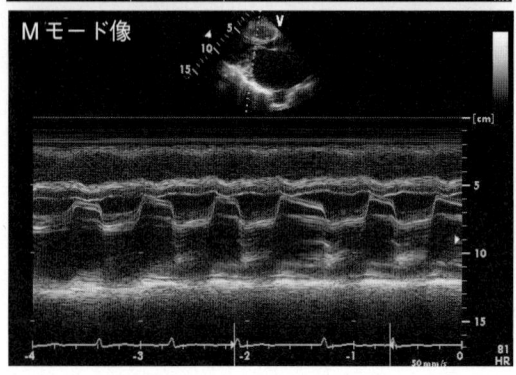

Mモード像

僧帽弁閉鎖不全症
カラードプラ像

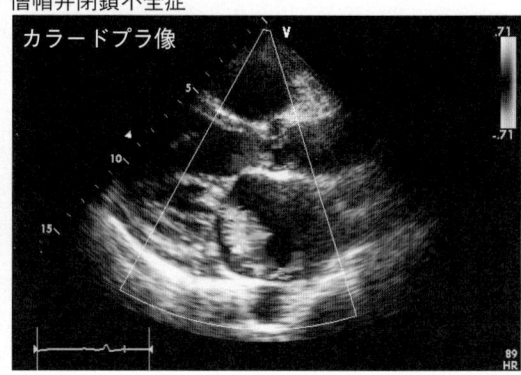

③血行動態的診断

2) 検査目的

①形態的診断：他の超音波検査と同様に心臓の形をみることによる，形態的診断に用いられる．

②機能的診断：リアルタイム（実時間表示）に心臓の動きが観察可能であり，心臓の実際の動きをみる機能的診断が可能である．そのため，心臓弁膜症や心筋梗塞での壁運動の異常を直接認識することができる．

③血行動態的診断：ドプラ法を用いて，心臓内の血流の情報をリアルタイムで心臓の動きと重ね合わせて観察可能であり，血流速度も観察できる．

心臓の形態・動態・機能および血流情報を非侵襲的に短時間で得ることが可能なため，循環器領域では必須の検査法となっている．

心エコー図法は，断層を中心にして，計測にはMモード法を，血流観察にはドプラ法を利用する．

4 腹部・表在領域での超音波検査（図10-24, 25）

1）検査意義

心臓超音波と同様であり，特に**形態的診断に用いられている**．空気や骨が超音波を通しにくいため，肺・胃腸など内側が空洞の臓器，および骨の観察には適さない．

2）対象臓器

対象臓器は，肝臓・胆嚢・膵臓・脾臓・腎臓などの上腹部実質臓器を初め，女性では子宮・卵巣，男性では前立腺など下腹部実質臓器である．また，人体にまったく無害で副作用がないことを活かし，胎児の診断によく使われている．胎児の性別・奇形や先天的な異常・成長の過程を画像で観察することに用いられている．

表在領域においては，乳腺，甲状腺や皮膚，筋肉，血管などに用いられている．

5 その他の生理機能検査

1 脈波速度

1）検査意義

脈波速度（pulse wave velocity；PWV）とは，動脈圧波あるいは血流波の動脈壁における伝播速度をいう．動脈の径が細く，壁が厚く，伸展性が乏しいほど脈が速く伝わることより，動脈硬化の程度を知ることができる．

2）検査内容

脈波速度の測定は，大動脈のような弾性動脈の機能を評価するのに用いられる．

① 脈波速度

脈波が脈管を伝播する速度．密度 ρ の弾性管を伝わる波の伝播速度PWVと容積弾性率Kの間に $PWV = \sqrt{K/\rho}$ の関係があり，管が硬いほど脈波速度は増大するため，動脈硬化の指標として用いられる（図10-26）．

② 足関節上腕血圧比（ankle brachial index；ABI）

足首（足関節部）と上腕で同時に測定された収縮期血圧の比を測定する．

図10-24 ● 超音波画像

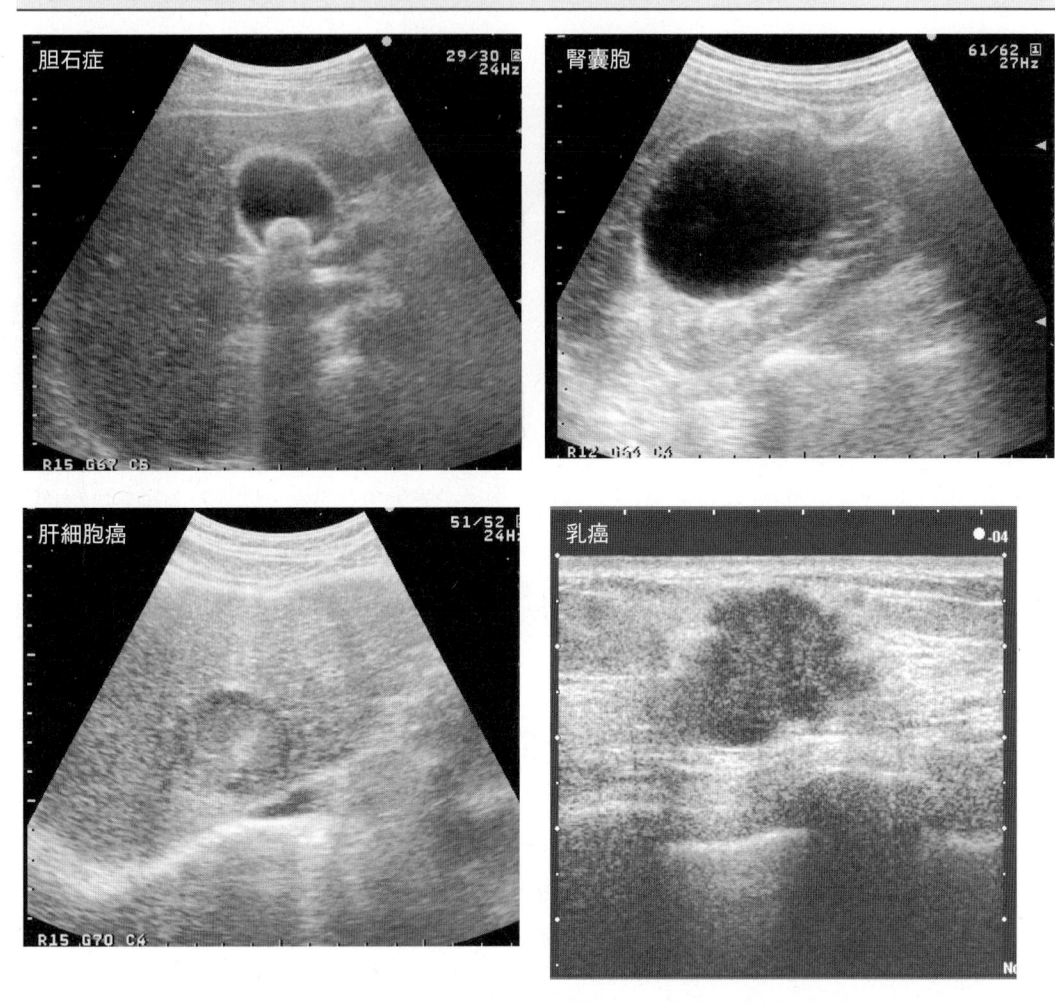

胆石症

腎嚢胞

肝細胞癌

乳癌

図10-25 ● 頸部血管の超音波画像

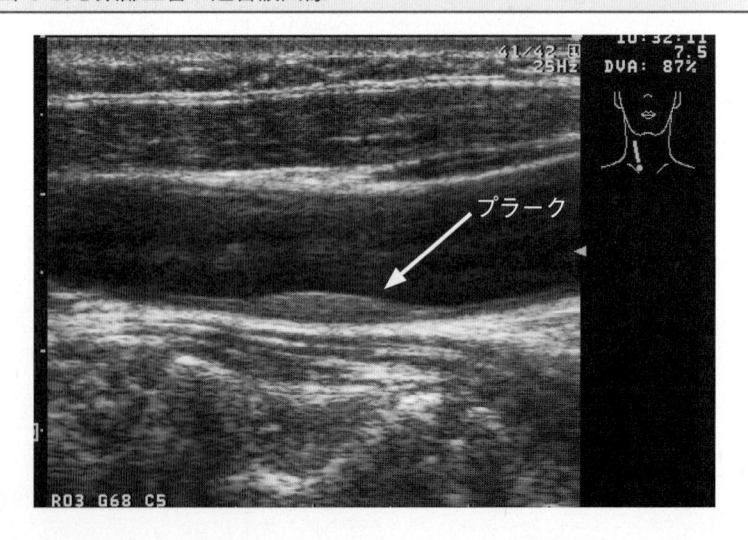

プラーク

図10-26 ● PWV/ABI波形

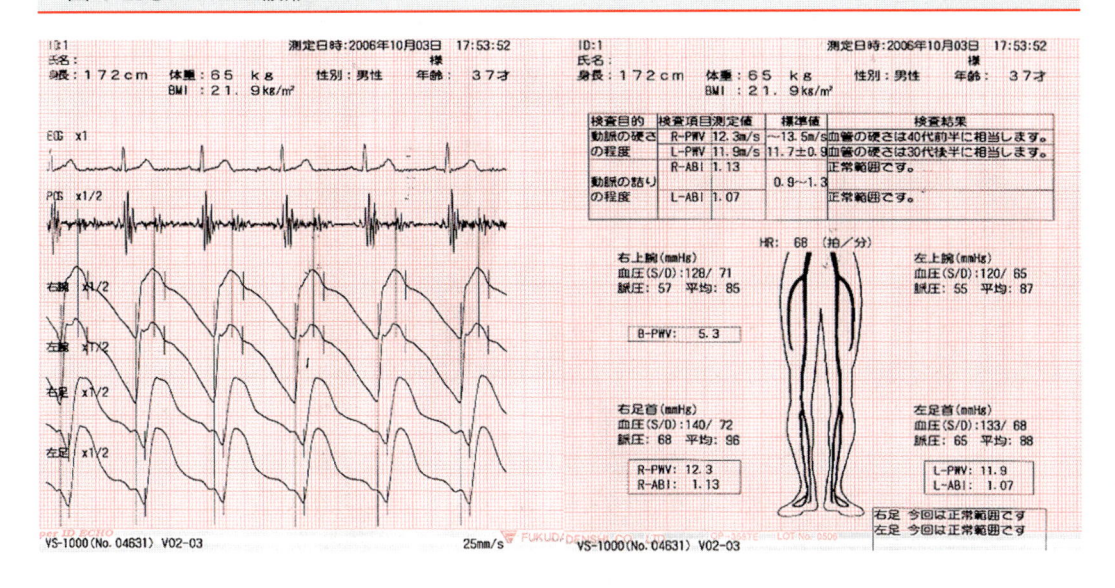

正常値は1.0以上で，0.9以下は下肢動脈の狭窄を疑う所見である．

2 ポリソムノグラフィ

ポリソムノグラフィ（polysomnograpy；PSG）は，睡眠時無呼吸症候群（sleep apnea syndrome；SAS）の発見のために行われる検査である．睡眠時無呼吸症候群は，睡眠中に断続的に無呼吸を繰り返し，その結果，日中傾眠などの種々の症状を呈する疾患の総称である．

1） 睡眠時無呼吸症候群の特徴

一晩7時間の睡眠中に30回以上の無呼吸があるか，無呼吸・低呼吸指数（apnea hypopnea index；AHI）が5以上の場合に，睡眠時無呼吸症候群と判断される．

症状には，いびき，昼間の眠気，物覚えが悪くなる，性格の変化，起床時の頭痛などがある．

睡眠時無呼吸症候群の危険性は，①日中の眠気のため自動車運転中など重要な作業中の注意低下による事故などを起こす可能性が大きくなる，②多くは肥満・高血圧・糖尿病・心臓病・脳卒中などの生活習慣病を合併する．合併症が無呼吸により増悪され，放置すると生命に影響を及ぼすことがある．

2） 無呼吸・低呼吸の規定

無呼吸および低呼吸の状態とは，以下に示すように規定される．

表10-4 ●ポリソムノグラフィでの測定項目

項目	評価内容
脳波	睡眠の型、深さと覚醒の判定
眼球運動	REM睡眠の有無
頤筋筋電図	REM睡眠の有無
呼吸	口・鼻の気流の有無
換気運動	胸部・腹部換気運動の有無
心電図	心拍変動・不整脈の観察
動脈血酸素飽和度	低酸素血症の把握
体位	体位と無呼吸の関係
下肢筋電図	むずむず脚症候群の有無

無呼吸：口・鼻の気速が10秒以上停止した状態．
低呼吸：10秒以上換気量が50％以下に低下する状態．
無呼吸・低呼吸指数：1時間当たりの無呼吸と低呼吸を合わせたもの．

3） 睡眠時無呼吸症候群の種類

睡眠時無呼吸症候群には，次の3種類がある．
閉塞型：上気道の閉塞が原因であり，呼吸運動は存在する．
中枢型：呼吸中枢の障害により，呼吸運動そのものが消失する．
混合型：中枢型と閉塞型の混合したもの．

いびきは，睡眠中に上気道の緊張が緩み，気道が狭くなるために発生する．さらに緊張が緩むと上気道は完全に閉塞し，呼吸が止まってしまう．
呼吸停止と再開の繰り返しによって，睡眠は分断され，その結果日中の眠気を招き，無呼吸に伴う低酸素や断眠のストレスなどの影響で高血圧・心筋梗塞・脳卒中などの心血管系疾患の原因になるともいわれている．

4） PSGの検査法

①簡易検査：ホルター心電図と同様の携帯可能な装置を貸し出し，在宅で検査を実施する．モニター項目の数は限度があり，装置により変わる．
②精密検査：入院を必要とし，一般的には表10-4に示した項目が観察される．一晩の睡眠中の無呼吸・低呼吸指数，各無呼吸・低呼吸の分類や発生頻度，睡眠の深さなど，種々の情報が測定される（図10-27）．

3 サーモグラフィ熱画像記録法

1） 検査の意義

サーモグラフィ（thermography）熱画像記録法とは，人体の表面温度

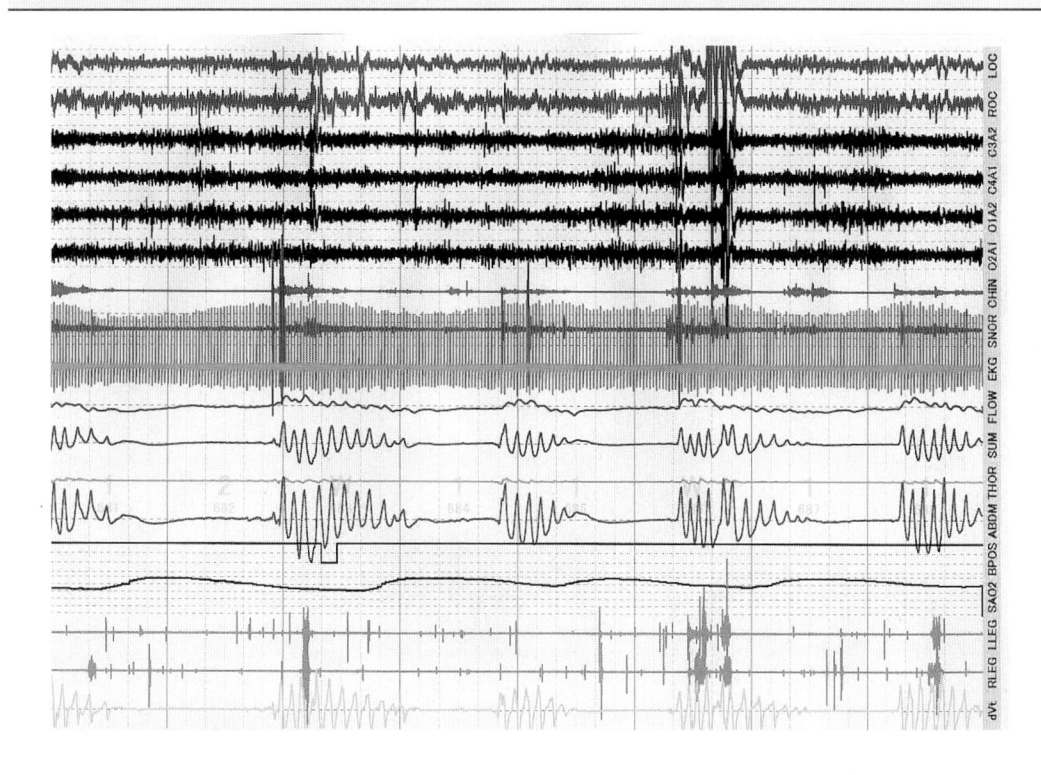

図10-27●ポリソムノグラフィ波形

を検知し，その温度分布を画像として表現した方法である．生体から放射される赤外線（波長0.72～1000μm）を検知するもので，皮膚温の変化を伴う末梢循環障害，自律神経障害や悪性腫瘍などの診断やその治療効果の判定に用いられる．

2） 検査の方法

被検者の苦痛が少なく，低侵襲的な検査であり，繰り返し検査が可能である．

サーモグラフィには，赤外線センサを用いるテレサーモグラフィと，液晶パネルを用いるコンタクトサーモグラフィとがある．

①テレサーモグラフィ：装置が多少大がかりであるが，データ処理など客観性にやや優れている．検査は，温度・湿度の調節が可能な部屋で行う．被検者は検査部位を脱衣し，約30分以上室温に順応（馴化）させてから検査部位の温度を測定する．

②コンタクトサーモグラフィ：簡便で，血管パターンなどの認識に優れているが，定量性に難点がある．検査は特別な部屋などは必要とせず，外来などで実施可能である．

3）検査上での注意

検査直前の運動・食事・喫煙などは皮膚温度に影響を及ぼすので避ける．

4）判　　定

四肢の末梢循環障害や自律神経障害では，四肢の先端部の温度低下や分布異常がみられる．レイノー病では，冷水負荷により著明な指先の温度低下がみられる．乳癌では，対側の乳房と比べ，癌病巣や乳房全体や乳頭の皮膚温が高く表示されたり，異常血管像がみられることにより診断の参考とされる．また，東洋医学では，冷え，ほてり，のぼせなどの所見を客観化できる方法として用いられる．

第11章

POCT
— ベッドサイドでの簡易な検査 —

本章では，看護師が行う，いわゆるベッドサイド検査について概説する．タイトルにPOCT*（point of care testingの略）とあるが，これはベッドサイド検査*，スタット検査，ミニ・ラボ検査，スポット検査，サテライト検査など様々な名称でよばれているものの総称である．

詳細は後述するが，point of care testingのpointとは，外来，病棟，ICUなどの場所を示し，careは，診療，看護を示す．すなわちPOCTは診療，看護の場所で行う検査のことをいう．POCTは，欧米では一般的に使われている呼称であり，今後，わが国でも普及が予想されるため本章でも用いることとした．

診療の現場で行うPOCTとしては，心電図検査，血液ガス検査，インフルエンザウイルス検査など様々な検査が頻繁に行われている．これらの検査のための日々の測定やデータの管理などに，看護師の関与は不可欠である．本章の目的は，看護師が検査にかかわることは，時として診療の効率を高め，臨床検査の看護への活用につながる重要な任務であることを理解してもらうことにある．

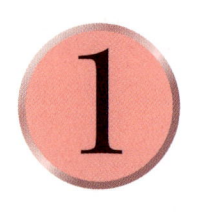

POCT：POCT（point of care testing）の和名として，臨床検査関係の学会の一つである日本臨床検査自動化学会から「臨床現場即時検査」という用語が提案されている．

ベッドサイド検査：ベッドサイド検査は患者のところまで出向いて行う検査であるが，文字どおり解釈すると，ベッドで寝ている人の検査となってしまう．誤解を与えるので幅広い意味を有するPOCTという呼称を用いようということである．

1 POCTとは

1 患者の身近なところで行う検査−POCT

心電図検査や超音波検査のように身体に直接触れて行う**生体検査***は，患者が臨床検査室に出向いて行うこともあれば，逆に検査担当者が患者のいる病棟や外来・ICUなどに出向いて行われることもある．これに対して，血液・尿などの**検体検査***はほとんどが**中央化された臨床検査室***で行われ，臨床検査室で検査できない項目は，**検査センター***という検査専門の機関に依頼される．診療所の場合は，血液や尿検査のほとんどは検査センターへ依頼されている（図11-1）．

しかし最近，簡便な小型の検査機器やキットが登場し，病棟・外来・手術室・救急外来・ICUなど，**患者の身近なところで**簡単に**検査**できるようになってきた．たとえば，インフルエンザウイルス検査は，その典型例である．咽頭拭い液をキットに付け，10数分待つだけで結果が出る．これは診療所でも頻用されている．

2 POCTに求められるもの

POCTは，診察室・ベッドサイド・手術室などのpointで，診療・看護というcareの目的で行う検査である．すなわち，POCTの検査データは診療・

検体検査と生体検査：検体検査とは，血液・尿・便・髄液など，身体から得られた試料を用いた検査である．これに対して，生体検査とは，心電図・超音波検査などのように，人体に直接触れて行う検査である．

臨床検査室：病院において臨床検査を行う場所で，中央臨床検査室とよぶ施設もある．臨床検査技師により検体検査，生体検査の両方が行われる．施設によっては臨床検査医が勤務する．

検査センター：血液，尿の検査，微生物検査，病理組織検査などの検体検査を専門に行う検査機関である．正式名称は衛生検査所とよぶ．ほとんどは会社組織であり，診療所，病院に検体の回収に回っている．

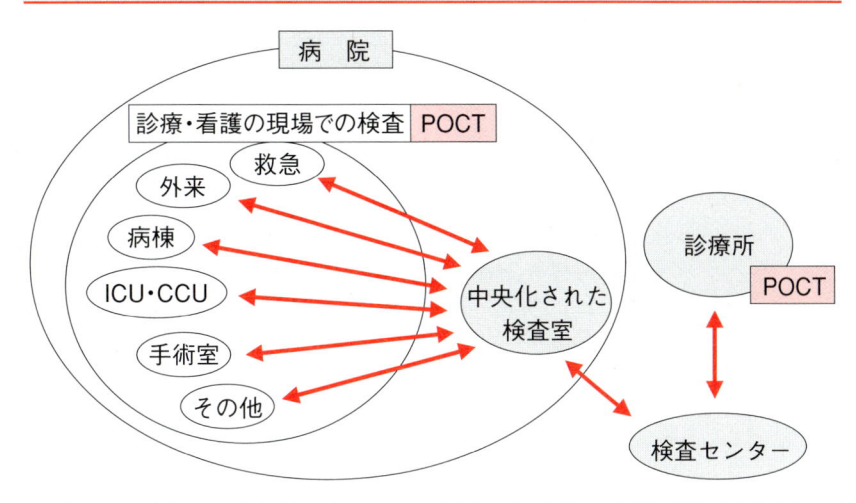

図11-1 ●医療施設における検査の実施とPOCTの位置づけ

臨床検査は，中央化された検査室や検査センターで行われる検査と診療・看護の現場で行われるPOCTがある．

看護に使われるわけだから，その**精度は臨床検査室で得られるものと同レベルの高いもの**でなくてはならない．「その時その場」で行う検査だからといって，検査データの精度が悪くてもよいということではない．したがって，POCTは，医師，看護師，臨床検査技師らの医療従事者が協力して行うべき検査である．

② POCTの対象となる臨床検査

POCTとしてどのような検査が行われているかを表11-1，2に示した．表にみるように，様々な目的で各種検査が行われているのがわかる．対象となる疾患や病態をみると，心筋梗塞，心不全，感染症のように診断・治療を**急ぐ検査**もあれば，糖尿病，内分泌疾患，悪性腫瘍のような，前者の疾病に比べれば，さほど**治療を急がないもの**も含まれる．

糖尿病のような疾患・病態においてもPOCTが必要とされるのは，なぜだろうか．それは，外来受診したその日の検査データで治療方針を決めたいからである．次回受診時に1～2か月前の検査データで治療されて満足する患者はいない．では臨床検査室で至急検査すればよいのではないかということになるが，各診療科から様々な検査要望が臨床検査室に集中すれば，そのすべてをさばききれない．

糖尿病の場合，必要な検査は血糖とグリコヘモグロビンというように限られているので，その場で検査するほうが効率的なこともある．特に診療

表11-1 ● POCT対象の疾患・病態と検査項目（検体検査）

疾患・病態	目的	検査項目
糖尿病	治療モニター	血糖，HbA1c，尿中アルブミン（腎症）
急性心筋梗塞	診断，治療モニター	トロポニン，脂肪酸結合たんぱく ミオグロビン，CK-MB
心不全	診断，病勢把握	脳性ナトリウム利尿ペプチド 心房性ナトリウム利尿ペプチド
妊娠	診断	ヒト絨毛性ゴナドトロピン（尿）
悪性腫瘍	治療モニター	各種腫瘍マーカー
	抗癌剤副作用モニター	血球算定（CBC）
内分泌疾患	治療モニター	甲状腺ホルモン，性ホルモンなど
	腫瘍摘出術時モニター	インスリン，副甲状腺ホルモンなど
てんかん	治療モニター	各種抗てんかん薬血中濃度
気管支喘息	治療モニター	血中テオフィリン濃度
不整脈，心不全	治療モニター	血中ジギタリス濃度
感染症	診断	インフルエンザウイルス，ロタウイルス，アデノウイルス 肺炎球菌，レジオネラ菌，髄膜炎菌など
炎症	診断，治療モニター	CBC，C反応性たんぱく
肝疾患	治療モニター	AST，ALTなど
腎疾患	治療モニター	尿検査，尿素窒素，クレアチニン
心臓弁置換術後，血栓症	治療モニター	プロトロンビン時間
心臓手術時，腎透析中	抗凝固剤の効果，副作用	全血凝固時間

表11-2 ● POCT対象の疾患・病態と検査項目（生体検査）

疾患・病態	目的	検査項目
不整脈，虚血性心疾患など	診断，治療モニター	心電図，心臓超音波検査
急性腹症	診断	腹部超音波検査
肝硬変症	肝癌の早期発見	腹部超音波検査（腫瘍マーカーと併用）
肝癌	治療モニター	腹部超音波検査（腫瘍マーカーと併用）
てんかん，意識障害	診断	脳波検査
呼吸不全	治療モニター	SpO_2（酸素飽和度に相当，体表から計測）
新生児黄疸	治療モニター	ビリルビン（体表から計測）

所の場合は，検査センターが離れているため，簡単に行える検査は自前で行う施設が増えてきている．

3 看護師がPOCTにかかわることの意味

1 臨床検査における看護師の役割

臨床検査における看護師の役割は，患者への事前の説明，検体採取や運搬，検査の介助，患者の様態の確認，緊急を要するデータの主治医への速報など数多くある．主治医による検査のオーダーから検査データの診療への活用というサイクルのなかで，患者と医師，医師と検査室との間に入って，業務を円滑に進めることが看護師の重要な仕事となる．

2 看護師が直接検査する場合

それ以外にも，看護師は**検査そのものを行うこと**を求められる場合がある．特に診療所や小規模病院では，臨床検査室がない，あるいは臨床検査技師がいない場合がある．そういう場合は，看護師自らが検査に携わることになる．また大病院で臨床検査室があっても，診察の場で検査したほうがよい場合がある．簡単に検査できるものであれば，看護師あるいは医師が行ったほうが効率的な場合がある．

専門の臨床検査技師がそれぞれの場所に配置されていればそれに越したことはないが，人件費が高くつくという問題がある．最近のPOCT対応

診察前検査

外来診療において，どんな患者でもその日の検査データで診療できることが望ましいものです．たとえ糖尿病・慢性肝炎のような慢性疾患の患者であっても，その日の検査データを知りたいものでしょう．診察前検査とは，医師が本格的に診察する前に検査を済ませることで，検査項目によって異なりますが，およそ30～90分で結果が出ます．その間，患者は待たなければなりませんが，当日の検査データで診療を受けることのメリットは大きいものがあります．また患者は検査データの説明を受けて帰宅できますし，次回の診療時まで悶々として結果を待つことはありません．2006（平成18）年の診療報酬改定により，わずかではありますが迅速検査加算が設けられました．これは検査を至急に行い，医師が患者に検査データを渡して説明すれば一定額の診療報酬が請求できるものです．それまでは検査を迅速に行っても行わなくても診療報酬は同じでした．迅速検査加算は特急料金のようなものです．

の機器やキットは，医師・看護師でも十分対応できるよう工夫されている．

3 検査データの解釈が可能になることのメリット

　看護師がPOCTにかかわる意味はもう一つある．それは，**看護師が検査データを身近に感じ看護に活かすきっかけをもつことができる**という点である．臨床検査は多種にわたることもあり，何となく取っつきにくい印象を抱かれているように思われる．そしてこれに拍車をかけているのが，臨床検査に関する教育が不十分なことである．

　検査結果の解釈はほとんど医師任せであり，自ら判断することは少ない．たとえば，貧血の治療のために入院した患者であれば，ヘモグロビン値は意識してフォローするだろうが，途中で肝臓や腎臓の異常が生じても医師からの情報がないと気づかないことになる．

　そこで，**看護師が検査数値の意味をある程度解釈できるようになれば，独自の判断で対応することも可能になる**．また医師に対しても，幅広い視点で相談でき，場合によっては，**医師が気づいていないことをチェック**できるかもしれない．看護師が臨床検査を活用できれば，確実に診療レベルは向上するといえる．

4 機器・試薬の管理とデータの管理

1 機器の取扱い上の注意

　一般に医師や看護師は機器に慣れていないためか，扱いが乱暴になりがちである．たとえば，血液が付着していても拭きもしないでそのまま使う，心電図の電極に古いペーストをこびり付かせたまま使う，残った血液や尿が放置されているなど，様々なことが疎かになってしまう．

　出てきた検査データも鵜呑みにしやすい．操作や管理は簡単になったが，それに応じて内部のメカニズムは複雑になった．そこで**臨床検査技師（臨床検査室）に維持管理および故障時のバックアップを必ず依頼して**おく必要がある．

2 データの管理

　またデータの管理についても，その場の診療が優先され，放置されることも多い．たとえば，カルテに検査データが貼られていない，違う患者のデータが記載されている，検査費用の保険請求がなされていない，といったことがある．

検査データは共通の財産である．どこで測定したとしても，患者のデータは，その患者のものであるだけに疎かに扱ってはならない．どのような場合でも，きちんと**経時的にみられる仕組み**が必要である．施設内のデータの一元管理のためには，臨床検査室との連携が必須であるが，そのためにも，診療の現場にいる看護師の役割は大きい．

5 臨床検査室（技師）との連携とPOCTコーディネータ

POCTコーディネータ：
POCTコーディネータのコーディネータは，調整役，まとめ役という意味である．

　POCTの現状と普及を考えた場合，これを管理運用する委員会と専門家の存在は欠かせない．この専門家を**POCTコーディネータ**＊（cordinator）と称する．POCTコーディネータは，POCTを管理運営するだけではなく，臨床検査室と連携し，施設全体の臨床検査を管理運営する役割がある．その役割の詳細は表11-3に記したとおりである．簡単にいえば，臨床検査の管理運営であるが，そのためにはかなりの知識と実行力が求められる．

　現在，日本臨床検査自動化学会と日本臨床衛生検査技師会では，POCTコーディネータの育成に取り組んでいる．臨床検査関係者を中心にPOCTコーディネータの研修が進んでいるが，医師・看護師・薬剤師・臨床工学技士などの職種の人でも研修が可能である．

　POCTコーディネータの役割のうち，**看護師に対する教育・指導**は特に重要である．それは，看護師は24時間勤務態勢であり，測定の大きな担い手となってもらわねばならないからである．その際，**検査データを看護レベルの向上に活かす**ことの啓発も大事である．わが国では看護教育において臨床検査を教える機会は少なかったが，今後は，こうした教育・指導を通じて，臨床検査への理解と看護への活用につながることが期待される．

POCTコーディネータ研修制度

　この研修制度は，日本臨床検査自動化学会と日本臨床衛生検査技師会が協力して行っているものです．米国ではPOCTコーディネータが施設で任命され，その施設の臨床検査室以外の検査，すなわちPOCTを管理しています．日本ではPOCTコーディネータ制度はなく，上記関連団体が協力して啓発運動を行っています．POCTコーディネータとして，実際には，臨床検査技師が適していますが職種は問わないこととなっています．12時間12単位の研修で修了証が取得できますし，実習も行われています（日本臨床検査自動化学会ホームページ参照）．

表11-3 ●POCTコーディネータの役割

1．POCT 管理運営のチームリーダー
2．医師・看護師などの測定者，利用者への教育・指導
3．システマティックな運用態勢の構築
　1）データの一元管理，時系列データの構築
　2）データの保証
　　・精度管理
　　・トラブル時の対応
　　・他機器データとの互換性の明示
　　・機器・試薬の管理
　　・過誤の防止と対応
　3）データの有効活用の監視
　　・異常値への対応（特に看護への活用の促進）
　　・カルテへのデータの貼付（検査の証拠）
　　・基準範囲の呈示
4．収支・コストの管理
5．運用実績・診療効果の評価

6 各検査のピットフォールおよび留意点

　以下に述べる各検査は，本書の各論において詳述されている．ここでは，看護師が自ら検査し判断する際のポイントやピットフォール（落とし穴）について概説する．

OTC

　OTC は over the counter の頭文字をとったものであり，店頭販売という意味です．店としては薬局が中心ですが，最近はコンビニでも OTC 製品が扱われています．検査に限らず医療分野で OTC となっているものは多くあり，代表的なものが薬です．薬局に行けば多種類の薬があることに気づかれるでしょう．臨床検査の領域で OTC として販売が許可されているのは，尿試験紙と妊娠診断薬ですが，実際には在宅検診のキット，便潜血等も店頭販売されています．欧米では糖尿病患者が使う自己血糖測定器は OTC として店頭販売されていますが，日本では許可されていません．国により施策や文化が異なります．日本は慎重に OTC を進めています．

A 心電図

1 | 12誘導心電図検査

　誘導心電図検査にあたっては，まず電極の位置を間違えないこと，電極を付ける前に汗をきちんとふき取ることが大事である．電極の接触不良・患者に装着されている人工呼吸器などの機器類・患者の緊張や寒さ（筋肉から電気が発生）などにより**ノイズ**が入ることがある．最近の心電計は，技術の進歩によりノイズが入らないよう工夫されているが，それでもチェックは必要である．もしノイズが解消しない場合は，専門の臨床検査技師に相談する必要がある．そのほか，**基線の動揺**（呼吸性変動・体動・心拍変動），交流障害や電波障害などへの注意も大事である．

2 | モニター心電図

　モニター心電図の主な目的は，重症不整脈や虚血性ST変化の監視にある．モニターには，有線式と無線式，固定式と可動式とがあり，また電源には交流式と電池式があり，用途に応じて選択するようになっている．また**電極の装着部位も，目的によって異なる**．頻度の高い不整脈や虚血性変化の観察には図11-2の誘導が適している．

　モニター心電図を装着しているということは，患者が危険な状態にあることを意味している．すなわち，心停止などの緊急事態が生じる危険性を考え，**除細動電極を付けるスペースを確保**したうえで心電図モニターの電極を付ける必要がある．

　また，長時間モニターで長く電極を装着すると，皮膚のかぶれや湿疹を

図11-2 ● モニター心電図の電極装着部位

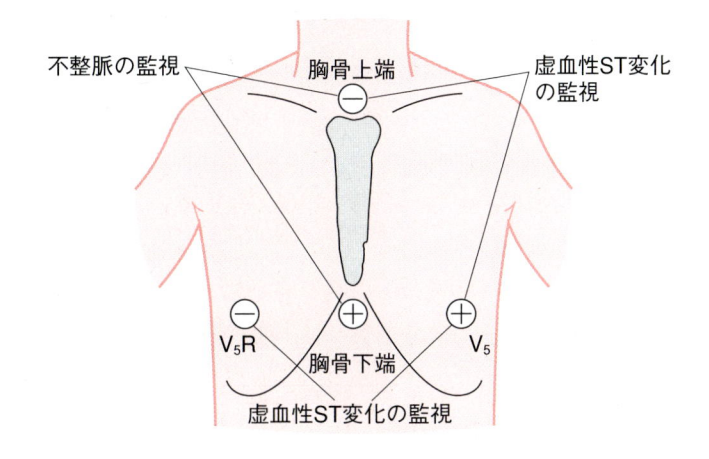

生じることがある．やむなく電極の位置を変えざるをえない場合がある．この場合，心電図波形が変わるので，改めてコントロール波形を記録しておく．このコントロール波形は，異常波形が生じた場合，比べるのに必要となる．

B 尿検査

1 尿検査の方法

　看護師が行う尿検査は，試験紙を用いた検査である．尿試験紙とは，1つのプラスチック棒に1種類から7～8種類の薬剤を染み込ませた試験紙が添付されたものである（図11-3）．通常よく用いられるのは，pH，たんぱく，糖，潜血，ケトン体が組み合わさったものである．試験紙を尿に浸すと，項目によっては直ちに，多くは1分以内に判定できるようになっている．**判定までの時間は，項目によって異なる**ので，取扱説明書に従って判断する．これを間違えると誤った判定をしてしまうので，十分な注意が必要である．

　検査は新鮮尿を用いる．決して蓄尿を用いてはならない．細菌が増えるとpHが変化し，糖が消費され，誤った解釈につながる恐れがある．

　また，ビタミンCを服用（点滴）している場合，尿糖検査や潜血検査が誤って陰性になることもある．検査時に確認すべきことの一つである．

2 尿の肉眼的観察

　尿の肉眼的な観察も大事である．①麦わら色が通常の色であるが，②色

図11-3 ●試験紙を使った尿検査

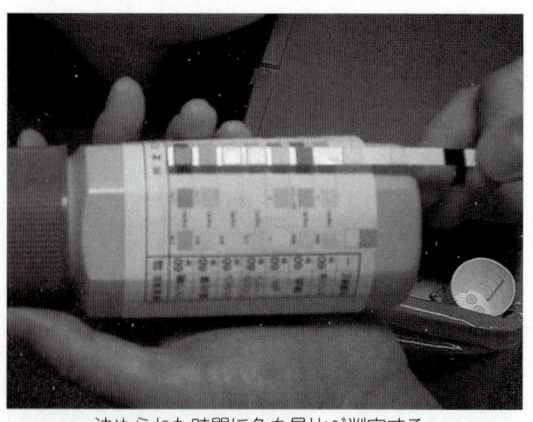

決められた時間に色を見比べ判定する．

が薄く無色に近い場合は，糖尿病や尿崩症による多尿，③赤色の場合は血尿やミオグロビン尿，④乳白色混濁の場合は尿路感染症（白血球増加）・脂肪尿・塩類の析出（これは病的ではない）などが考えられる．また，⑤薬物により緑色・蛍光色などの色が付くこともある．見たこともない変な色の場合は薬物によるものと考える．

C 末梢血液検査

1 CBC検査が行われる場合とは

末梢血液検査とは，赤血球・白血球・血小板の数の算定やヘモグロビン濃度の測定を行う検査で，通称**CBC**（complete blood count）と称している．CBC検査は，病院においては看護師が行うことはまずない．看護師が測定するとしたら，その大半は診療所の場合である．また最近は，献血の際，比重に代わりCBCが検査されるようになった．

病院や診療所でCBC検査を行う主な目的は，発熱などの炎症の症状がある場合のスクリーニング，抗癌剤投与時の血球減少のモニター，あるいは貧血や出血傾向の診断といったことである．発熱・炎症は非常に頻度の高い病態であるため，診療所でもよく検査されている．

最近は診療所でも患者から検査の迅速性が要求されるようになっており，自診療所で検査する施設が増えている．特に感染症は，診断と治療を

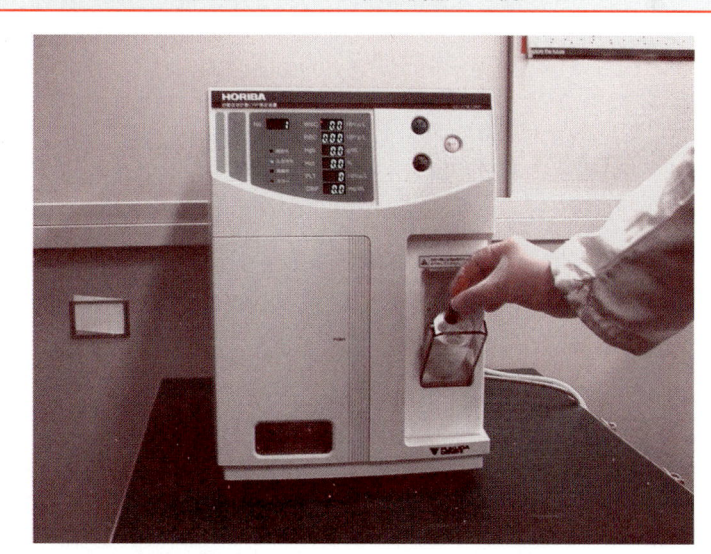

図11-4 ●CBCとC反応性たんぱくの検査機器の一例

血液を入れた小さな採血管をセットアップしているところ．あとは自動的に検査される．

急ぐため，これらの指標となるCBC，そして**C反応性たんぱく***（c-reactive protein；CRP）は必須の検査となっている（図11-4）．

2 CBC検査時に注意すること

CBC検査時の注意は，**EDTA***（ethylenediamine tetrate acid）という抗凝固薬が入った採血管を用いて血液を採取すること，**採取直後凝固しないようしっかり混和することである．また検査直前にもしっかり混和する**．これは血球が沈んでいるため，そのまま検査すると誤った検査結果が出てしまうからである（最近は，自動で混ぜてくれる装置が出てきている）．

検査して血小板数が少なかった場合は，採血管を光に照らして凝血塊の有無を確認する．小さな凝血塊も見逃してはならない．この凝血塊のなかに血小板が取り込まれ，見かけ上，血小板数が低くなっている可能性もあるからである．凝血塊ができる原因として，採血に手間取ったことによる組織液の混入，EDTAとの混和不十分，**EDTAそのものが原因の血小板凝集**などが考えられる．その場合は再採血が原則である．もしEDTAそのものが原因となっている場合は，別の抗凝固薬を用いる（検査室から連絡があるはずである）．

> C反応性たんぱく（CRP）：C反応性たんぱくは，CBCと並んで炎症の重要な指標で，ペアで頻用されている．
>
> EDTA：血球形態に影響が少ないのでCBCの検査に用いられている．EDTA・2K，EDTA・2Naなどのように，電解質を含んでいる．

D 血液ガス・電解質

血液ガス・電解質は，いわゆる**バイタルサイン**ともいうべき検査情報であり，患者急変時には必須の検査である．ICU，救急，手術室では看護師が測定することも多い．昨今は**血液ガスと電解質を同時に検査できる機器**がほとんどであるため，一緒に扱うこととする．

1 容易に使える検査機器

血液ガス・電解質の測定機器は，据え置きタイプのやや大きめの機器もあれば（図11-5-①），手のひらサイズのものもある（図11-5-②）．いずれも操作やメンテナンスは簡単である．

測定は機器に直接血液を注入するものもあれば，使い捨てのカートリッジに血液を注入し測定するものもある．血液ガス，電解質以外に限られた項目ではあるが，尿素窒素，血糖など緊急時に必要な検査も同時に行える機器もある．

2 検体採取時の注意

採血量は再検査の可能性も考え，**2倍量採血**しておくのが望ましい．また再検を考え，**採血管には必ず名前を書く**習慣をつけておく．

図11-5-①●血液ガス・電解質測定器の一例（据え置きタイプ）

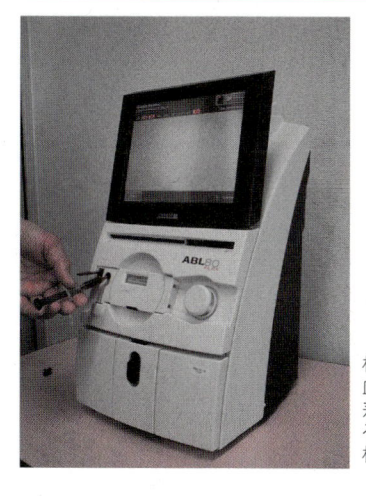

検査登録した後，採血管を検体吸引口に差し込んでいるところ．あとは自動的に検査される．

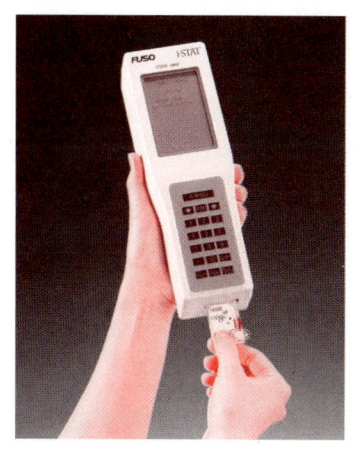

図11-5-②●血液ガス・電解質測定器の一例（携帯タイプ）

小さなチップに血液を入れ，それを機器に挿入しているところ．簡単な操作で計れる．

採血時の**気泡の混入は避ける**．少しくらいは大丈夫と思われがちだが，PaO_2や$PaCO_2$が低い場合，臨床判断に影響する．もし気泡が混入した場合は，直ちに（遅くとも2分以内に）排除する．

動脈ラインから採血する場合，死腔（ライン，三方活栓）中の点滴液やヘパリンもしくは血液を十分除去したうえで採血することが大事である．除去が不十分な場合，血液ガスは希釈誤差が生じ，電解質・糖は点滴成分による正負誤差が生じる．

3 測定時の注意

採血後は**10分以内に測定する．すぐに測定できない場合は氷水中で冷却**するが，それでも1時間以内に測定する．また測定直前に，注射器を両方の手のひら，もしくはローターを使って**血液を撹拌する**．撹拌しなかった

偽血小板減少に対する対応

採血後，採血管の中で種々の原因で**血小板の塊**ができます．この塊を自動機器で数える際，1個の血小板として数えるため，見かけ上，血小板減少をきたします（偽血小板減少）．検査室では，血小板数が低い場合，顕微鏡標本を作って血小板凝集・塊の有無を調べます．もし血小板凝集・塊の原因が混和不十分などであれば，再採血ということになります．**EDTA**によるものであれば，その後の血球算定検査はEDTA以外の抗凝固薬を用いる必要があります．その場合は，検査室からEDTA以外の推奨される抗凝固薬が通知されます．用いる抗凝固薬は施設によって異なります．

場合，PaO_2や$PaCO_2$への影響は小さいが，ヘモグロビン値に影響し，これを用いて計算される項目が変動することになる．

血液ガス・電解質を同じ機器で同時に測定することは，全血で検査するということであり，検査時間が短いという利点がある．しかし，**カリウム高値の場合，溶血*を否定できないという欠点もある**．全血では溶血がわからないからである．溶血の有無を知りたい場合は，10分程度検体を放置しておけば血球が沈むので血漿の色をみることができる．もちろん検査室に持って行き遠心器にかけてもよい．

> 溶血：溶血は，厳密には血球（赤血球，白血球，血小板）が壊れた状態を示すが，通常は赤血球が壊れた状態を示す．赤血球は数が多いため，溶血すると，細胞内に含まれるカリウム，乳酸脱水素酵素が漏れて血中濃度が高くなる．

E 血　糖

1 血糖値測定機器の種類と性能

血糖も，外来や病棟・診療所で看護師が測定する機会の多い検査である．看護師が関与する血糖測定には表11-4に示すように2種類の検査機器がある．

一つは小型だが，検査の性能がよく，**臨床検査室で用いられる血糖測定装置のデータと遜色がないものであり，POCT対応機器**とよばれる．POCTは，前述のように診断・治療のための検査であり，POCT対応機器で検査された血糖値はそのデータそのものでインスリンの量を変えたり，点滴中の糖の量を変えることができる．血糖のコントロールが必要な患者は非常に多く，様々な病棟に入院していることが多い．手術後，血糖を頻繁に検査することもある．そのために，それぞれの病棟で血糖を測定することが多い．

本来なら，この性能のよいPOCT対応機器を用いるべきなのだが，実際には**POCT対応機器は病棟には導入されていない**．せいぜい糖尿病を専門に扱う病棟に導入されている程度である．その理由は，経費がかかることと，以下に記した自己血糖測定器が流用され，これが定着しているためである．

表11-4 ● 種々の血糖測定の場面

検査の目的	場所	測定者	用いられる機器
診断・治療方針決定	中央化された検査室	臨床検査技師	大型・中型の血糖検査機器
	病棟，外来	看護師，医師	小型の血糖検査機器
		看護師，医師	自己血糖測定器
血糖モニタリング（自己管理）	家庭，職場など	患者本人，家族	自己血糖測定器

2つ目の機種が**自己血糖測定**（self monitoring of blood glucose；**SMBG**）**器**である（図11-6）．これは，本来，**糖尿病患者の在宅における血糖モニターのためのもの**である．決して，インスリンや点滴の中の糖の量を調節するためのものではない．

　SMBG器には，表11-5に示すように血液に溶けている酸素やエネルギー源として用いられるマルトースの影響を受けるものがある（POCT対応機器は影響を受けない）．

　実例として，実際には血糖（グルコース）は正常であったにもかかわら

図11-6 ● 自己血糖測定器の一例

指先のわずか1滴の血液で検査できる．1日に何回も測定することがある．2，3か月に1度の診療でも可能なように，大量のデータ（測定時間付き）の保存ができる．

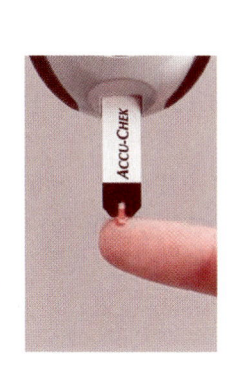

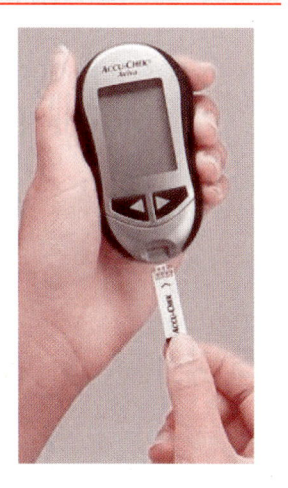

表11-5 ● 血糖自己測定機器の測定原理と溶存酸素ならびにマルトースの影響

測定原理	溶存酸素の影響	マルトースの影響	SMBG機器例
グルコース・オキシダーゼ色素法	受けない	受けない	メディセーフ・リーダー（テルモ） メディセーフ・ミニ（テルモ） グルテスト・エース（三和化学研究所） プレシジョンQ・I・D（アボット・ジャパン） デキスターZⅡ（バイエル・メディカル） アクセンシア・ブリーズ（バイエル・メディカル） ワンタッチ・ウルトラ（ジョンソン・エンド・ジョンソン）
グルコース・デヒドロゲナーゼ電極法（補酵素：キノンあるいはその類似物）	受けない	受ける	グルコカードGメーター（アークレイ，アベンティス） グルテスト・ネオ（三和化学研究所） フリースタイル（キッセイ／ニプロ） アキュチェック・コンフォート（ロシュ・ダイアグノスティック）
グルコース・デヒドロゲナーゼ電極法2（補酵素：NADまたはNADP）	受けない	受けない	エキストラ（アボット・ジャパン） ソフタック（アボット・ジャパン）

資料提供／富永真琴（山形大学医学部臨床検査医学），2006年5月．

ず，病棟でマルトース点滴中の患者の血糖をSMBG器で測定したところ，高値であったため，インスリンが投与され低血糖に陥った事例の報告が相次いでいる．

2 測定機器の使用上の注意事項

　繰り返すが，SMBG器はあくまでも在宅における血糖監視用であり，**インスリンなどの治療方針の決定に使ってはならない**．メーカーからの添付文書にもその旨が記載されている．にもかかわらず多くの施設で，病棟・ICUなどでSMBG器が流用されている．その理由は，医師・看護師が，"SMBG器はあくまでも在宅における血糖監視のためのものであり，インスリンなどの治療には使ってはいけない"ことを理解していないためである．どうしても使う場合，それは**あくまでも流用していることを強く認識しておく**必要がある．

　また，穿刺の仕方や測定者によってバラツキがあることを理解し，**病状と合わない値が出た場合は，改めて臨床検査室で測定してもらう必要がある**．また日頃からPOCTコーディネータと連絡をとり，管理を怠らず，時々チェックを受けることも大事である．将来は，病棟・ICUなどにもPOCT対応機器が導入されると思われる．

F 感染症

1 感染症検査の検査方法

　看護師が行う感染症検査は，表11-1に示したように数多くある．このうちインフルエンザウイルス検査のキットを図11-7に示した．看護師が扱う検査では最も多い検査の一つである．

　指定個所に検体を塗るという簡単なやり方で，数分〜20分程度で結果が出る．その手順は，赤や青といった色の付いたバンドを見て判定する．ポイントは検体と反応させる時間を守ること，キットの保存方法を守ること，開封したら早く使うことである．またインフルエンザは流行期には一晩に数十人が受診する施設があり，検査も次々とこなさねばならない．その際は，**検査キットに必ず患者名を書くことを忘れてはならない**．

2 感染症検査での注意事項

　他の感染症検査も，検査方法はほぼ同様である．肺炎球菌*とレジオネラ菌*は重篤な肺炎を起こす細菌であり，救急や外来の場でよく用いられている．菌の一部が尿中に出現するので，これを検出しようというもので

<small>**肺炎球菌，レジオネラ菌の検査**：肺炎球菌やレジオネラ菌は肺炎を起こす菌であるため，検査材料は喀痰と思われがちだが，本文の検査は尿である．この検査は，肺から血中，そして血中から尿中に漏れ出た細菌の一部をとらえる検査である．</small>

図11-7 ●インフルエンザウイルス検査キットの例

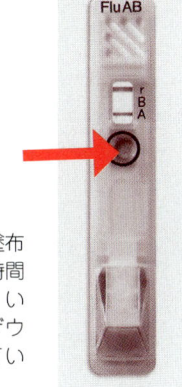

矢印部分に咽頭ぬぐい液を塗布するだけで，15分程度の短時間で判定できる．2つの例は，いずれもA型インフルエンザウイルス陽性の結果を示している．

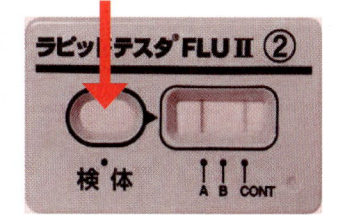

ある．具体的には，採取した尿にキットの一部を浸して検査するもので，抗菌薬の選択に欠かせない検査である．

　アデノウイルスは流行性角結膜炎の診断に用いられる．アデノウイルスは感染力が強いので，病棟・外来で蔓延する危険性がある．そのため感染対策には必須の検査となっている．

　なお感染症の検査は，ほとんどが感染症を疑って実施している．このため**検査に際して，アルコールによる手の擦拭消毒および手袋の着用**を忘れてはならない．

索引

あ

Rh系血液型　141
RNA増幅法　173
IRI　162
IC　124
IgE　129
IgE抗体　129
IGF-I　163
アイソトープ　146
アウエル小体　60
悪性腫瘍の血清学的診断　132
アクチノマイセス属　188
アシネトバクター属　178
亜硝酸塩　33
アスパラギン酸アミノトランスフェラーゼ　84
アスペルギルス・フミガタス　192
アポたんぱく　83
アミラーゼ　96
アラニンアミノトランスフェラーゼ　84
アルカリホスファターゼ　86
アルサス反応　125
アルドステロン　156
α-フェトプロテイン　134
アルブミン　94
1,5-アンヒドログルシトール　77
アンモニア　92

い

EDTA　262
EBウイルス　193
異型リンパ球　60
異常筋電図　240
異常心音図　231
異常心電図　220
異常脳波　238
異常リンパ球　60
1次スクリーニング　78
1秒率　234
1秒量　234
1回尿検査　13
一般検査　10
一般細菌　173
遺伝子型別法　173
遺伝子検査　172, 173
遺伝子マーカー　132
インスリン　162
インスリン負荷テスト　20
咽頭擦過物　166

う

ウイルス　193
ウイルス感染　113
ウイルス疾患の血清学的検査　112
受身赤血球凝集反応試験　114
膿　168
ウレアプラズマ　188
ウロビリノーゲン　32
運動神経伝導速度　241
運動負荷心電図　225
運動負荷心電図の判定　228

え

ASO　114
ASK　114
AST　84
ASP　114
ANP　164
AFP　134
AFP基準値　135
AFP分画　135
ALT　84
ALP　86
ACTH　148
ADH　150
ABO血液型　141
ABO血液型検査　141
ABO血液型判定基準　141
Aモード法　243
液状検体　207
液状検体の取り扱い　207
エシェリヒア属　176
SAA　111
SCC抗原　137
STS　116
ST降下　228
ST時間　218
エストラジオール　160
HI抗体　113
hCG　139
HDLコレステロール　81
HBe抗原陽性　117
HBe抗体　117
HBe抗体陽性　117
HBs抗原　117
HBs抗原陽性　117
HBs抗体陽性　117
HB抗原　116
HBc抗体　117
HBc抗体陽性　117
HBV　117
Na　101
NSE　137
FSH　149
FTA-ABS法　116
FT_3　151
FT_4　151
FDP　65
Mたんぱく　126
Mモード法　243
エラスターゼ　97
エラスターゼ1　97
エラスターゼ2　97
LH　148
エルゴメーター負荷　226
エルシニア属　177
LD　86
LDLコレステロール　80
エロモナス属　181
遠隔診断　210
塩基性胎児たんぱく　140
炎症　110
炎症マーカー　110
Enterococcus faecalis　183
Enterococcus faecium　184
エンテロバクター属　178

お

黄色ブドウ球菌　182
黄体形成ホルモン　148
オウム病クラミドフィラ　191
大型血小板　61
OTC　258
音刺激　238
オリエンチア属　190
温式不完全抗体　123

か

外観　40
外部精度管理　16
解剖時の切除体　199
開放性膿瘍　168
芽球の出現　60
芽球の増加　53
核型　70
核形態の異常　60
核酸増幅法　172
核酸プローブ法　172
喀痰　166
拡張期雑音　231
拡張早期奔馬音　231
過呼吸　238
過剰心音　231
下垂体検査　147
下垂体後葉　150
下垂体前葉　147
ガス壊疽菌群　185
ガストリン放出ペプチド前駆体　138
活性化部分トロンボプラスチン時間測定法　65
化膿レンサ球菌　183
過分葉好中球　60
鎌状赤血球　57
カラードプラ法　243
カリウム　102
カルシウム　103
Ca代謝異常　103
簡易検査　6
肝炎ウイルス　193
肝炎ウイルスマーカー　90
肝機能検査　84
肝酵素　84

感作T細胞　130
カンジダ属　192
肝疾患の血液検査　84
肝性脳症関連マーカー　92
関節液　44, 168
関節液検査　44
間接蛍光抗体法　114
感染症　53, 266
感染症検査　266
感染症の血清診断　114
感染症の病原体　173
乾燥固定　208
癌胎児性抗原　133
感度　19
カンピロバクター属　180
γ-グルタミルトランスフェラーゼ　87
γ-GTP　87
寒冷凝集素　123
寒冷凝集反応　123
寒冷溶血素　123

き

期外収縮　221
危険な心電図　224
基準値　17
寄生虫検査　39
偽痛風　44
機能的残気量　234
偽ペルゲル-フエ核異常　60
QRS波　218
球状赤血球　57
急性肝炎　93
急性期たんぱく　110
QT時間　219
凝固線溶系検査　63
狭心症　224
胸水　168
行政解剖　197
胸部誘導　218
巨赤芽球性貧血　105
巨大血小板　61
キラーT細胞　130
筋強直性電位　241
筋電図検査　239

く

クラミジア科　190
クラミジア属　191
クラミドフィラ属　191
グラム陰性杆菌　176
グラム陰性球菌　181
グラム陰性小杆菌　179
グラム染色　169
グラム陽性杆菌　184
グラム陽性球菌　182
グリコアルブミン　76
グリコヘモグロビン　76
クリプトコックス・ネオフォルマンス　192
グルタミン酸オキサロ酢酸トランスアミナーゼ　84
グルタミン酸ピルビン酸トランスアミナーゼ　84
クレアチニン　100
クレアチニンクリアランス　101
gray platelet症候群　61
クレブシエラ属　176
クロール　101
クロストリジウム属　185
クロスマッチテスト　142
群化放電　241

け

蛍光抗体法　201
系統解剖　197
K　102
外科病理　202
血液　167
血液ガス　262
血液型検査　141
血液凝固因子　63
血液凝固検査　61
血液凝固のスクリーニング検査　64
結核菌　187
結合型PSA　140
結晶　44
血小板　54
血小板顆粒の分布異常　61
血小板機能検査　63

血小板減少　55
血小板サイズの異常　61
血小板数　63
血小板数算定　54
血小板像　60
血小板増加　55
血漿レニン活性　163
血漿レニン濃度　163
血清アミロイドAたんぱく　111
血清K濃度　102
血清Ca濃度　103
血清Cl　101
血清コリンエステラーゼ　93
血清CRP　110
血清診断　114
血清総たんぱく　94
血清Na　101
血清Na濃度　102
血清尿酸値　104
血中カテコールアミン　159
血中グルコース　74
血中CPR　162
血中C-ペプチド　162
血糖　264
血糖値測定機器　264
ケトン体　32
嫌気培養　171
検査　2
検査エラーの原因　16
検査センター　252
検査値の施設間差　16
検査の性能　15
検体運搬　6
検体検査　10, 252
検体採取　6
検体の採取法　198
検体の種類　198
検体の保存法　169, 202
原虫検査　39
原発性免疫不全症　130
顕微鏡的血尿　30

こ

抗RNP抗体　119
抗アセチルコリンレセプター抗体　121
抗胃壁細胞抗体　122
抗SS-A抗体　119
抗SS-B抗体　119
抗Sm抗体　119
抗Scl-70抗体　119
好塩基性斑点　58
抗横紋筋抗体　121
光学顕微鏡的検査法　200
抗核抗体　91, 118
高Ca血症　103
交感神経の化学伝達物質　158
高Cl血症　102
抗血小板抗体　122
抗原抗体複合体　124
抗甲状腺抗体　121
抗甲状腺ペルオキシダーゼ抗体　153
抗サイログロブリン抗体　153
交差適合試験　142
好酸球　52
好酸球数算定　52
好酸球増加　53
抗酸菌　186
抗Jo-1抗体　120
抗糸球体基底膜抗体　122
高脂血症　78
高脂血症関連検査　78
甲状腺検査　150
甲状腺刺激ホルモン　148, 152
甲状腺ペルオキシダーゼ　153
甲状腺ホルモン　150
甲状腺ホルモン合成酵素　153
高振幅電位　241
酵素抗体法　114, 201
酵素免疫定量法　108
好中球核型の移動　59
好中球増加　53
抗TSHレセプター抗体　152
抗dsDNA抗体　119
抗DNase-B抗体　114
抗DNA抗体　119
抗Tg抗体　153
抗TPO抗体　153
抗内因子抗体　122
高Na血症　102
高尿酸血症　104
抗平滑筋抗体　91, 120

抗ミトコンドリア抗体　91, 120
抗ランゲルハンス島細胞質抗体　122
抗利尿ホルモン　150
呼吸　232
呼吸器系の腫瘍マーカー　136
呼吸機能検査　12, 232
呼吸機能検査の種類　233
個人の基準値　18
骨髄癌腫症　53
骨髄検査　66
骨髄検査の合併症　69
骨髄検査の手順　69
骨髄検査の方法　67
骨髄生検　66
骨髄線維症　53
骨髄穿刺　66
骨転移マーカー　132
コリネバクテリウム属　184
コルチゾール　155
混合リンパ球反応　131
コンタクトサーモグラフィ　249

さ

サーモグラフィ　248
サーモグラフィ熱画像記録法　248
再感染　112
採血　12, 19
サイトケラチン　137
サイトケラチン・フラグメント　137
細胞検査士　205
細胞質の異常　59
細胞診　204
細胞診検査　196
細胞診検体の固定法　207
細胞診の検体　199
細胞数　40
細胞性免疫　130
細胞性免疫能の検査　130
細胞内K濃度　102
サイロキシン　150
サイログロブリン　154
サイログロブリン抗体　121

サプレッサー T細胞　130
サルモネラ属　177

し

CRP　110
GRP　138
CEA　134
CEAの検査　134
Ca　103
CA19-9　136
CA125　138
CF抗体　113
GH　147
Cl　101
GOT　84
CD4　130
CD8　130
CBC　261
GPT　84
CYFRA　137
刺激伝導系　214
止血検査　61
止血栓形成のメカニズム　62
シゲラ属　177
試験切除検体　199
自己抗体　91
自己免疫関連の検査　118
自己免疫疾患　108
自己免疫性肝炎　91
視算法　48, 52, 54
脂質抗体　116
四肢誘導　217
実験動物の切除検体　199
湿固定　207
自動血球計数器　49, 52, 55
シトロバクター属　178
ジフテリア菌　184
司法解剖　197
収縮期クリック　231
収縮期雑音　231
集団の基準値　18
シュードモナス属　178
12誘導心電図検査　259
手術切除検体　198
出血時間　63
腫瘍マーカー　132
循環機能検査　12, 214

消化器系の腫瘍マーカー　132
小球性低色素性貧血　51
脂溶性ビタミン　105
小赤血球　56
女子性腺　160
心音図検査　230
腎機能検査　99
真菌　191
心筋梗塞　222
真空採血管　13
神経筋検査　12, 236
神経特異エラノーゼ　137
深在性真菌症の原因菌　192
心雑音　231
診察前検査　4, 255
滲出液　43
真性多血症　53
心臓超音波検査　243
心電図　259
心電図検査　214
心電図の誘導法　215
心房細動　222
心房性ナトリウム利尿ペプチド　164
心房粗動　222

す

髄液　40, 168
髄液検査　11, 40
膵外分泌機能検査　97
膵機能検査　96
膵臓ホルモン検査　162
髄膜炎菌　182
睡眠時無呼吸症候群　247
睡眠時無呼吸症候群の種類　248
睡眠賦活　238
水溶性ビタミン　105
Stenotrophonas maltophilia　178
スパイロメトリー　233
スピロヘータ目　188

せ

生化学検査　11
正球性正色素性貧血　51

正常心音図　230
正常針筋電図　240
正常心電図　218
正常赤血球　56
正常脳波　238
成人T細胞白血病　53
性腺検査　159
生体検査　6, 252
成長ホルモン　147
精度管理　16
生物学的偽陽性反応　116
生理機能検査　12
赤芽球　59
セクレチンテスト　98
赤血球凝集像　59
赤血球凝集抑制試験　113
赤血球形態　56
赤血球自己抗体　123
赤血球数算定　48
赤血球増加　50
赤血球断片　58
赤血球内構造物　58
赤血球の色調　56
セラチア属　178
セレウス菌　184
線維束自発電位　241
潜血　30
全血検査　48
穿刺液検査　11, 41
穿刺吸引細胞診　205
染色体異常　71
染色体検査　70
染色体分染法　70
染色法　169
選択培地　170
線溶系マーカーの産生　62
前立腺特異抗原　140

そ

臓器特異性自己抗体　120
臓器非特異性自己抗体　118
総コレステロール　80
足関節上腕血圧比　245
即時型アレルギー　129
続発性免疫不全症　130
組織化学的検査法　201
組織培養法　201

ソマトメジンC　163

た

体液性免疫　129
体液性免疫能の検査　129
大球性高〜正色素性貧血　51
体腔　41
体腔液　168
体腔穿刺液　41
体腔穿刺液の外観　42
大赤血球　56
楕円赤血球　57
多クローンの免疫グロブリン増加　126
多血症　50
多相性電位　241
多尿　24
単一クローンの免疫グロブリン増加　126
単球増加　53
単極胸部誘導法　216
単極肢誘導法　216
男子性腺　159
短持続時間電位　241
胆汁　168
男性ホルモン　157
炭疽菌　184
たんぱく尿の分類　29
たんぱく分画　94

ち・つ

知覚神経伝導速度　241
蓄尿　25
中央検査室制度　4
中毒性顆粒　59
虫卵検査　39
中和抗体　113
超音波検査　12, 242
超音波診断装置　243
超音波の表示法　243
腸管ウイルス感染症　194
腸球菌属　183
腸内細菌科　176
調律異常　220
痛風　44
つつが虫病病原体　190

て

TRAb　152
TSAb　152
TSH　148, 152
TSHレセプター抗体　121
DNA　172
DNA増幅法　172
DNAプローブ　172
DNAプローブ法　172
DL抗体　123
T細胞　130
T細胞の機能　130
T細胞の種類　130
T細胞の非特異的マイトジェン　131
T細胞の役割　130
T_3　150
Tg　154
D-ダイマー　65
T波　219
TPHA法　116
TPO　153
TP抗体　116
T_4　150
低K血症　102
低γグロブリン血症　127
低Cl血症　102
低呼吸　247
低振幅電位　241
低Na血症　102
ディフィシル菌　185
デーレ小体　60
テストステロン　159
鉄欠乏性貧血　51
テレサーモグラフィ　249
電解質　262
電解質検査　101
電気泳動法　126
電子顕微鏡的検査法　200

と

糖鎖抗原19-9　136
糖鎖抗原125　138
洞性徐脈　221
洞性頻脈　221
洞性不整脈　221

糖尿病関連検査　74
洞房ブロック　222
特異的幼若化反応　131
特異度　19
特発性高尿酸血症　104
ドプラ法　243
塗抹検査　169
トラコーマクラミジア　191
トリグリセリド　82
トリヨードサイロニン　150
努力性肺活量　233
トレッドミル負荷　226
トレッドミル負荷心電図　226
トレポネーマ科　189

な

ナイセリア属　181
内部精度管理　16
ナトリウム　101

に

肉眼的血尿　30
肉眼的検査法　199
2次スクリーニング　78
24時間蓄尿　14
日本紅斑熱病原体　190
乳酸脱水素酵素　86
乳腺の腫瘍マーカー　138
ニューモシスチス・イロベチイ　193
尿　166
尿検査　24, 260
尿検査の方法　260
尿混濁の原因　27
尿酸　104
尿酸検査　104
尿酸ナトリウム結晶　45
尿試験紙　29
尿素窒素　99
尿中カテコールアミン　158
尿中CPR　162
尿中C-ペプチド　162
尿沈渣　35
尿沈渣検査　11
尿定性検査　10, 28
尿の基本的色調　27
尿pH　31

尿量　24
妊娠反応　34

ね・の

粘液性検体　207
脳性ナトリウム利尿ペプチド　164
脳波　236
脳波検査　236
脳波賦活法　238
ノカルジア属　187
ノロウイルス　194

は

パーセント肺活量　233
肺炎球菌　183
肺炎クラミドフィラ　191
肺炎マイコプラズマ　188
肺拡散能　235
肺活量　233
梅毒の確定診断　116
梅毒の血清診断　116
培養温度　171
培養検査　170
培養時間　171
ハウエル-ジョリー小体　58
バクテロイデス属　186
剝離細胞診　205
波形異常　222
破砕赤血球　58
破傷風菌　185
バシラス属　184
バソプレシン　150
初感染　112
白血球　33，51
白血球減少　54
白血球数算定　51
白血球像　59
白血球増加　53
白血球の基準値　52
白血球分画　52
パッペンハイマー小体　58
バニリルマンデル酸　159
パパニコロウ分類　208
針刺し事故　20

ひ

PRA　163
PRL　147
PR時間　218
PSA　140
PSGの検査法　248
BNP　164
PFDテスト　98
BFP　140
POCT　7，252
POCTコーディネータ　257
POCTコーディネータ研修制度　257
B型肝炎ウイルス　116
B型肝炎の病態診断　116
B群溶血性レンサ球菌　183
PTH　154
P波　218
Bモード法　243
BUN　99
光刺激　238
非結核性抗酸菌　187
微好気培養　171
微小血小板　61
微生物検査　11，169
非選択培地　170
ビタミン　105
ビタミンK欠乏性たんぱく-Ⅱ　135
ビタミンの検査　105
ヒト絨毛性ゴナドトロピン　139
ヒト免疫不全ウイルス　193
泌尿器系の腫瘍マーカー　139
菲薄赤血球　56
皮膚糸状菌　191
PIVKA-Ⅱ　135
皮膚テスト　129
ビブリオ属　180
ビュルケル-チュルク式　54
病原微生物の種類　173
標準四肢誘導法　216
標準12誘導　215
標準的感染予防策　20
標的赤血球　57
表皮ブドウ球菌　182
病理解剖　197，209
病理学的検査　196
病理学的検査の種類　196
病理検査　196
病理検査の外部委託　210
病理組織検査　196
ビリルビン　32，88
ピロリン酸カルシウム結晶　45
貧血　51

ふ

VMA　159
フィブリン・フィブリノゲン分解産物　65
フォニオ法　54
不規則抗体　142
副甲状腺検査　154
副甲状腺ホルモン　154
副腎　155
副腎検査　155
副腎髄質　158
副腎髄質ホルモン　158
副腎性アンドロゲン　157
副腎性男性ホルモン　157
副腎皮質　155
副腎皮質刺激ホルモン　148
腹水　168
婦人科系の腫瘍マーカー　138
不整脈　220
不整脈の分類　220
フゾバクテリウム属　186
ブドウ球菌属　182
ブドウ糖非発酵性グラム陰性杆菌　178
フランシセラ属　179
ブランハメラ属　182
フリーT_3　151
フリーT_4　151
フルクトサミン　76
プレジオモナス属　181
ブレッカー-クロンカイト法　54
フローボリューム曲線　235
プロゲステロン　161
ProGRP　138
プロテウス属　178
プロトロンビン時間測定法　64

プロラクチン　147
糞便検査　10, 38

へ

ペア血清　112
閉鎖性膿瘍　168
ベッドサイド検査　7
ペプトストレプトコッカス属　186
ヘマトクリット値　49
ヘマトクリット値測定　49
ヘモグロビン濃度　49
ヘモグロビン量測定　49
ヘモフィルス属　179
ヘリコバクター属　180
ペルゲル-フエ核異常　60
ヘルパーT細胞　130
便　167
ベンス・ジョーンズたんぱく　128
偏性嫌気性菌　185
便潜血検査　38

ほ

剖検　209
房室ブロック　222
房室弁開放音　231
放射性同位元素　146
放射免疫測定法　108
放線菌　187
乏尿　24
補体　124
補体価CH50　124
補体結合試験　113
補体結合反応　124
補体C3　124
補体C4　124
ボツリヌス菌　185
ポリソムノグラフィ　247
ホルター心電図　228
ボルデテラ属菌　179
ポルフォビリノーゲン　34
ホルモン　144
ホルモンの測定　144
ボレリア科　189

ま

マイクロゾーム抗体　121
マイコプラズマ科　188
マイコプラズマ属　188
Mycoplasma hominis　188
マスター2段階試験　225
末梢血液検査　48, 261
末梢血液像　55
マラリア原虫　59
慢性肝障害　93
慢性骨髄性白血病　53
慢性リンパ性白血病　53

み・む

ミクロヘマトクリット法　49
脈波速度　245
ムーコル　192
無芽胞嫌気性菌　186
無呼吸　247
無侵襲検査　3
無尿　24

め

メイ-ギムザ染色　55
免疫学的検査　172
免疫学的測定法　146
免疫グロブリン　125
免疫グロブリンの検査　125
免疫グロブリンの低下　127
免疫血清検査　11, 108
免疫電気泳動　127
免疫電気泳動法　127
免疫複合体　123, 124

も

毛細血管抵抗試験　63
網赤血球　50
モニター心電図　259

や・ゆ・よ

薬剤感受性検査　171
有芽胞嫌気性菌　185
有棘赤血球　58
有口赤血球　58

U波　219
遊離型PSA　140
輸血検査　11, 141
溶連菌感染症の血清診断　114

ら

ライト-ギムザ染色　55
ライム病病原体　189
RAST　129
卵胞刺激ホルモン　149

り

リウマトイド因子　120
リケッチア科　189
リケッチア属　190
リステリア菌　184
リステリア属　184
リポたんぱく　82
緑色レンサ球菌　183
淋菌　181
臨床血液検査　11
臨床検査　2
臨床検査技師　4
臨床検査データの読み方　17
臨床検査の仕組み　4
臨床検査の実際　15
臨床検査の自動化　210
臨床検査の種類　10
臨床検査の進め方　10
臨床検査を実施する組織　4
リンパ球機能の検査　131
リンパ球増加　53
リンパ球の異常　60
リンパ球の検査　129
リンパ球幼若化反応試験　131

る・れ・ろ

涙滴赤血球　58
レジオネラ属　181
レプトスピラ科　189
レンサ球菌属　183
連銭形成　59
連続性雑音　232
漏出液　43
ロタウイルス　194

新体系 看護学全書　別巻
臨床検査

2006年12月13日　第1版第1刷発行
2025年 2月10日　第1版第22刷発行

定価（本体2,600円＋税）

編　集　池田　斉ⓒ　　　　　　　　　　　　　　　　　　　　　　　＜検印省略＞

発行者　亀井　淳

発行所　株式会社 メヂカルフレンド社

https://www.medical-friend.jp
〒102-0073　東京都千代田区九段北3丁目2番4号　麹町郵便局私書箱48号　電話(03)3264-6611　振替00100-0-114708

Printed in Japan　落丁・乱丁本はお取り替えいたします　印刷／港北メディアサービス(株)　製本／(有)井上製本所
ISBN978-4-8392-3254-2　C3347　　　　　　　　　　　　　　　　　　　　　　　　　　　　　000654-046

- 本書に掲載する著作物の著作権の一切〔複製権・上映権・翻訳権・譲渡権・公衆送信権（送信可能化権を含む）など〕は，すべて株式会社メヂカルフレンド社に帰属します。
- 本書および掲載する著作物の一部あるいは全部を無断で転載したり，インターネットなどへ掲載したりすることは，株式会社メヂカルフレンド社の上記著作権を侵害することになりますので，行わないようお願いいたします。
- また，本書を無断で複製する行為（コピー，スキャン，デジタルデータ化など）および公衆送信する行為（ホームページの掲載やSNSへの投稿など）も，著作権を侵害する行為となります。
- 学校教育上においても，著作権者である弊社の許可なく著作権法第35条（学校その他の教育機関における複製等）で必要と認められる範囲を超えた複製や公衆送信は，著作権法に違反することになりますので，行わないようお願いいたします。
- 複写される場合はそのつど事前に弊社（編集部直通TEL03-3264-6615）の許諾を得てください。

新体系看護学全書

専門基礎分野

- 人体の構造と機能❶ 解剖生理学
- 人体の構造と機能❷ 栄養生化学
- 人体の構造と機能❸ 形態機能学
- 疾病の成り立ちと回復の促進❶ 病理学
- 疾病の成り立ちと回復の促進❷ 感染制御学・微生物学
- 疾病の成り立ちと回復の促進❸ 薬理学
- 疾病の成り立ちと回復の促進❹ 疾病と治療1 呼吸器
- 疾病の成り立ちと回復の促進❺ 疾病と治療2 循環器
- 疾病の成り立ちと回復の促進❻ 疾病と治療3 消化器
- 疾病の成り立ちと回復の促進❼ 疾病と治療4 脳・神経
- 疾病の成り立ちと回復の促進❽ 疾病と治療5 血液・造血器
- 疾病の成り立ちと回復の促進❾ 疾病と治療6 内分泌／栄養・代謝
- 疾病の成り立ちと回復の促進❿ 疾病と治療7 感染症／アレルギー・免疫／膠原病
- 疾病の成り立ちと回復の促進⓫ 疾病と治療8 運動器
- 疾病の成り立ちと回復の促進⓬ 疾病と治療9 腎・泌尿器／女性生殖器
- 疾病の成り立ちと回復の促進⓭ 疾病と治療10 皮膚／眼／耳鼻咽喉／歯・口腔
- 健康支援と社会保障制度❶ 医療学総論
- 健康支援と社会保障制度❷ 公衆衛生学
- 健康支援と社会保障制度❸ 社会福祉
- 健康支援と社会保障制度❹ 関係法規

専門分野

- 基礎看護学❶ 看護学概論
- 基礎看護学❷ 基礎看護技術Ⅰ
- 基礎看護学❸ 基礎看護技術Ⅱ
- 基礎看護学❹ 臨床看護総論
- 地域・在宅看護論 地域・在宅看護論
- 成人看護学❶ 成人看護学概論／成人保健
- 成人看護学❷ 呼吸器
- 成人看護学❸ 循環器
- 成人看護学❹ 血液・造血器
- 成人看護学❺ 消化器
- 成人看護学❻ 脳・神経
- 成人看護学❼ 腎・泌尿器
- 成人看護学❽ 内分泌／栄養・代謝
- 成人看護学❾ 感染症／アレルギー・免疫／膠原病
- 成人看護学❿ 女性生殖器
- 成人看護学⓫ 運動器
- 成人看護学⓬ 皮膚／眼
- 成人看護学⓭ 耳鼻咽喉／歯・口腔
- 経過別成人看護学❶ 急性期看護：クリティカルケア
- 経過別成人看護学❷ 周術期看護
- 経過別成人看護学❸ 慢性期看護
- 経過別成人看護学❹ 終末期看護：エンド・オブ・ライフ・ケア
- 老年看護学❶ 老年看護学概論／老年保健
- 老年看護学❷ 健康障害をもつ高齢者の看護
- 小児看護学❶ 小児看護学概論／小児保健
- 小児看護学❷ 健康障害をもつ小児の看護
- 母性看護学❶ 母性看護学概論／ウィメンズヘルスと看護
- 母性看護学❷ マタニティサイクルにおける母子の健康と看護
- 精神看護学❶ 精神看護学概論／精神保健
- 精神看護学❷ 精神障害をもつ人の看護
- 看護の統合と実践❶ 看護実践マネジメント／医療安全
- 看護の統合と実践❷ 災害看護学
- 看護の統合と実践❸ 国際看護学

別巻

- 臨床外科看護学Ⅰ
- 臨床外科看護学Ⅱ
- 放射線診療と看護
- 臨床検査
- 生と死の看護論
- リハビリテーション看護
- 病態と診療の基礎
- 治療法概説
- 看護管理／看護研究／看護制度
- 看護技術の患者への適用
- ヘルスプロモーション
- 現代医療論
- 機能障害からみた成人看護学❶ 呼吸機能障害／循環機能障害
- 機能障害からみた成人看護学❷ 消化・吸収機能障害／栄養代謝機能障害
- 機能障害からみた成人看護学❸ 内部環境調節機能障害／身体防御機能障害
- 機能障害からみた成人看護学❹ 脳・神経機能障害／感覚機能障害
- 機能障害からみた成人看護学❺ 運動機能障害／性・生殖機能障害

基礎分野

- 基礎科目 物理学
- 基礎科目 生物学
- 基礎科目 社会学
- 基礎科目 心理学
- 基礎科目 教育学